U0305191

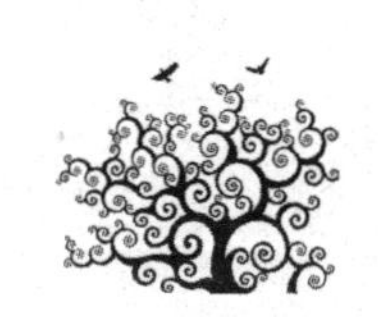

做自己的心理医生

连山◎编著

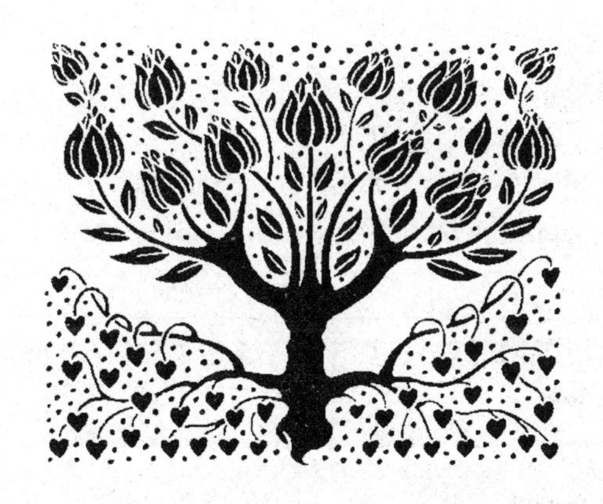

中國華僑出版社

图书在版编目（CIP）数据

做自己的心理医生：全新升级版 / 连山编著. —北京：中国华侨出版社，2014.8（2014.11重印）

ISBN 978-7-5113-4826-5

I.①做… Ⅱ.①连… Ⅲ.①心理保健—通俗读物 Ⅳ.①R161.1-49

中国版本图书馆CIP数据核字（2014）第182310号

做自己的心理医生：全新升级版

编　　著：连　山
责任编辑：艾　涛
封面设计：王明贵
文字编辑：胡　青
美术编辑：潘　松
经　　销：新华书店
开　　本：720mm × 1020mm　1/16　印张：28　字数：486千字
印　　刷：北京中创彩色印刷有限公司
版　　次：2014年10月第1版　2017年4月第3次印刷
书　　号：ISBN 978-7-5113-4826-5
定　　价：58.00元

中国华侨出版社　北京市朝阳区静安里26号通成达大厦3层　邮编：100028
法律顾问：陈鹰律师事务所
发 行 部：（010）65772781　传真：（010）65756570
网　　址：www.oveaschin.com
E-mail：oveaschin@sina.com

前言

什么是健康？大部分人都会说健康就是身体强壮不生病。其实这样的观点是片面的。健康的定义，已经不仅包括传统的身体健康，更增加了心理健康的含义。世界卫生组织提出：健康是身体上、精神上和社会适应上的完好状态，而不仅仅是没有疾病和不虚弱。目前，心理健康已成为现代健康概念中一个不可缺少的部分。

健康的心理对一个人的人生有着至关重要的影响。心理学教授乔治·斯格密指出："如果说人生的成功是珍藏在宝塔顶端的桂冠，那么，健康的心理就是握在我们手中的一柄利剑。只有磨砺好这柄利剑，才能一路披荆斩棘，最终夺取成功的桂冠。"健康的心理，是人们事业成功的基础、家庭幸福的根基、人际关系和谐的保证，更是人生美满的护身符。但目前，大部分人的心理状况让人堪忧。有资料显示，全世界至少 1/3 的人有心理问题，有 75% 的人由于心理问题而处于亚健康状态。这不禁让我们想起了一位心理学家曾经的预言："随着社会向商业化的变革，人们面临的心理问题对自身生存的威胁，将远远大于一直困扰于人们的生理疾病……"我们不得不佩服这位心理学家的远见卓识。的确，曾经的预言如今成了不争的事实。

我们承认，人们之所以出现这些心理问题，与我们生活的社会大环境是分不开的。我们生活在一个复杂且不断变化的时代，现实的压力总是迫使我们不停地前行，以至于让我们没有时间停下来好好审视自己的心灵。而随着人们生活节奏的加快、竞争的日趋激烈、人际关系的愈加复杂，这一系列问题也常常使人们的心理处于失衡状态，人群中充满了焦虑、烦躁、愤怒、失落、紧张和恐惧，以至于有人说："人类进入了心理负重年代。"

不健康的心理就像一枚定时炸弹，如果不及时排除掉，便时时威胁着人们的身心健康。现代医学表明不良的心理状态是造成身体各种疾病的一个重要原因。如忧郁、紧张等都有可能使人体的心血管系统、呼吸系统、消化系统等发生一系列的病变，从而直接影响人的健康和寿命，而不良的心理状态还是正常细胞向癌细胞转化的催化剂。有资料显示：在当今社会，引起各种疾病的原因中，有70% ~ 80% 与心理因素有关。如果不能及时有效地处理，心理问题还会导致伤害自己或伤害他人的悲剧出现，严重者甚至危害社会。

正所谓“解铃还须系铃人”，“心病还需心药医”。所以，对于个人来说，很有必要掌握一些心理学知识，自己为自己“把脉”，自己做自己的心理医生，以便能及时发现自身存在的心理问题和缺陷，“对症下药”，积极调适，把心理问题的危害消除在萌芽状态，避免给自己和他人带来不必要的伤害，为美好的人生打下坚实的基础。

为此，我们编订了《做自己的心理医生》一书。它是一本为面临种种社会压力、处于心理危机、心理困境中的现代人提供解决方案及心理服务的心理解压书。本书将深奥的心理学理论深入浅出地进行分析，同时针对目前人们的心理现状，剖析了常见不良心态、人格障碍等各种异常心理产生的根源，并根据人生各阶段出现的不同的心理危机，结合身边发生的典型心理案例，提出了管理情绪、应对压力、常见心理疾病的自我诊断与治疗等各种简单易行、卓有实效的具体解决方法，将各种常见心理问题一网打尽。我们还精心挑选了很多自我心理测试题，以让读者能有针对性地了解自己的心理，解读心灵的迷茫，科学调适身心，保持心理健康。

拥有本书，你就能化解心中的困惑，能清楚准确地自我诊断存在的心理问题，纠正不良心理倾向，化解心理危机，从而保持心理平衡，并以健康的心态迎接人生的挑战，享受安宁、快乐的幸福生活。

愿本书能成为驱散你心中阴云的和风，成为你走向美好人生的法宝。

目录

·第一篇·

常见不良心态、人格障碍的心理自疗

·第二篇·

管理好情绪，轻松前行

·第三篇·

人生各阶段的心理危机与应对之道

·第四篇·

心理疾病的自我诊断与治疗

·第五篇·

自我心理测试大全

第一篇

常见不良心态、人格障碍的心理自疗

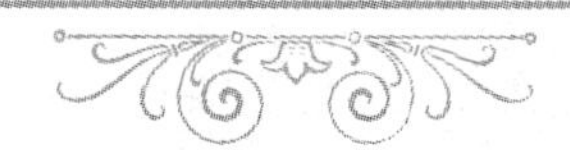

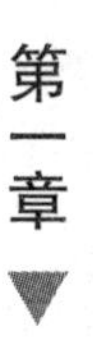

常见不良心态的心理自疗

每个人在不同程度上都有一定的心理问题。由于社会的不断变革，人们的情感、思维方式、知识结构、人际关系也在发生变化，所以引发心理问题的因素也是多种多样的，这也决定了心理问题的多样性。理论上讲，一般的心理问题都可以自我调节，每个人都可以用各种形式自我放松，面对“心病”，去认识它，以正确的心态面对它。只有这样，你才能学会心理自我调节，在某些阶段成为自己的“心理医生”。

·第一节·

跨越虚荣的樊篱

莫泊桑的小说《项链》中的玛蒂尔德，因为一次虚荣耗尽自己的青春岁月。小说从一个侧面告诉我们：虚荣是一种被扭曲了的自尊心，是自尊心的过分表现。小说揭示的是一种追求虚表的心理缺陷，具备虚荣心理的人，竭力追慕浮华，以掩饰这种缺陷，实际内心早已痛苦不堪。所以，从现在开始，让我们跨越虚荣的樊篱，与一切浮华说再见。

何以要打肿脸充胖子

关于虚荣心，《辞海》上有这样的解释：表面上的荣耀、虚假的荣誉。心理学认为，虚荣心是自尊心的过分表现，是为了取得荣誉和引起普遍注意而表现出来的一种不正常的社会情感。虚荣心是一种常见的心态，因为虚荣与自尊有关。人人都有自尊心，当自尊心受到损害或威胁时，或过分自尊时，就可能产生虚荣心，如珠光宝气地招摇过市、哗众取宠等。

虚荣心是一种递增的发展事物，好像一只被吹起来的气球一样，总是希望越吹越大。生命的虚荣心是无限的，俗话说“做了皇帝还想成仙”。满足了一个愿望，随之又产生了第二、第三个愿望。满足了这个小的愿望，很快又新生了那些大的愿望。由此可见，虚荣心具有一种强烈的渴求的力量。求而得之，则满足快乐；求而不得，便苦恼愁闷，便寻求新的获得途径。

虚荣心不同于功名心。功名心是一种竞争意识与行为，是通过扎实的工作与劳动取得功名的心向，是现代社会提倡的健康的意识与行为。而虚荣心则是通过炫耀、显示、卖弄等不正当的手段来获取荣誉与地位。虚荣心很强的人往往是华而不实的浮躁之人。这种人在物质上讲排场、搞攀比；在社交上好出风头；在人格上很自负、嫉妒心重；在学习上不刻苦。

虚荣心最大的后遗症之一是促使一个人失去免于恐惧的自由；因为害怕羞辱，所以不定时地活在恐惧中，经常没有安全感，不满足。而虚荣心强的人，与其说是为了脱颖而出、鹤立鸡群，不如说是自以为出类拔萃，所以不惜玩弄欺骗、诡诈的手段，使虚荣心得到最大的满足。

从近处看，虚荣仿佛是一种聪明；从长远看，虚荣实际是一种愚蠢。虚荣者常有小狡黠，却缺乏大智慧。虚荣的人不一定少机敏，却一定缺远见。虚荣的女人是金钱的俘虏，虚荣的男人是权力的俘虏。太强的虚荣心，使男人变得虚伪，使女人变得堕落。

虚荣的心理与戏剧化人格倾向有关。爱虚荣的人多半为外向型、冲动型、反复善变、做作，具有浓厚、强烈的情感反应，装腔作势、缺乏真实的情感，待人处世突出自我、浮躁不安。虚荣心的背后掩盖着的是自卑与心虚等深层心理缺陷。虚荣只是一种补偿作用，竭力追慕浮华以掩饰心理上的缺陷。

几十年前，林语堂先生在《吾国吾民》中认为，统治中国人的“三女神”是“面子、命运和恩典”。“讲面子”是中国社会普遍存在的一种民族心理，面子观念的驱动，反映了中国人尊重与自尊的情感和需要，丢面子就意味着否定自己的才能，这是万万不能接受的，于是有些人为了不丢面子，通过“打肿脸充胖子”的方式来显示自我。

林语堂先生的“打肿脸充胖子”和叔本华的哲学大有相似之处，叔本华说:“虚荣的人被智者所轻视、愚者所倾服、阿谀者所崇拜，而为自己的虚荣所奴役。”

他还说：“虚荣心使人多嘴多舌；自尊心使人沉默。”

由此可见，无数名人早已经为我们敲响了警钟，让我们知道虚荣心要不得，“打肿脸充胖子”更是要不得。

爱慕虚荣埋祸根

生活中面子问题让许多人变得虚荣，也因此为日后的生活和工作埋下了隐患和祸根。而人们在爱慕虚荣的心理刚刚开始时，就疏忽了这种完全可以导致病态的心理现象，当然适度的虚荣不会带来很大的危害，甚至会推动人的前进，但虚荣若超过了一定限度，那么危害就显而易见了。事实上，许多悲剧和社会问题皆源于此。

现代人都追求漂亮的外表和美丽的面容，“爱美之心，人皆有之”，这也许无可厚非。然而，现代社会却流行一种“整容”的时尚。鼻子较塌可以变得挺直，眼睛小可以整成大眼睛，脸庞方的可以整成极有棱角。这完全超过了追求美丽的限度。

有这样一个故事：一位女青年为了让男友大吃一惊，便跑到整容院做了腮红。可是，她原本想要的是“白里透红，与众不同”的效果，谁知手术做完后，期望值远远低于她的想象，她发现腮红的面积很大，跟羞红了脸没多少区别。但若想去除，却已不可能了。一气之下她就把这家美容院告上法庭，而后她便整天忙着找何种证据压倒对方，男友也不想见了。这难道不是虚荣造成的悲剧吗？

更可悲的是，一些年少无知的孩子们十分注重衣服首饰以及哥们儿间的吃喝玩乐，但家长又不给太多的钱任其挥霍，于是他们便开始小偷小摸，起初偷父母的、同学的、老师的，最后甚至走上抢劫的邪恶之路。

由此可见，虚荣心一旦形成后，伴随而来的诸多不良的心态、习惯和行为，便会相应而生，它只会让人们看到眼前的利益，而成功却与之相去甚远。

虚荣会让你变得自负，你错误地以为自己的能力很强。也许私下你常常窘迫不已，但还是拼命想出尽风头，也许最终你将什么也得不到。一旦失败到来，你只有无地自容、厌恶自己、失去信心，放弃使自己变得更有价值的机会。到头来虚荣带给你的只是失败。

现在你应该了解：虚荣只是一种令人沮丧的游戏，一场注定要失败的竞争，你将变成一个固执己见的小小的独裁者，你将处处碰壁、神经紧张、夜不成寝。所以，你就应该考虑如何戒除虚荣心。

戒除虚荣心是有方法可循的，只要你平心静气地观察一下自己，不要贪婪地盯着成功，先成为自己的良友，然后成为别人的良友，对任何人都坦诚相待，这样，你便于无形之中远离了虚荣。

与虚荣斗争到底

人很容易掉进自己给自己设置的陷阱中去，而这个陷阱往往是由虚荣建造而成的。过度的虚荣，可以让人们成为一只无头苍蝇，明明知道自己的举动没有任何意义，解决不了任何实际问题，但是由于虚荣心的作祟，依然汲汲营营，最终只能落得两手空空。

日本的福富太郎在《智慧赚钱法》中提到获得财运的第48种方法是“勿一味追求时尚”。而前人认为吸引女性的要素有下列5项：一、胆量；二、金钱；三、面貌；四、才干；五、幽默感。可是现在的年轻人却本末倒置，觉得能言善道、仪表堂堂最为重要，因此无数人去整形动手术，如此爱慕虚荣的人，怎么可能节俭致富呢？这类人在公司虽抱怨薪水太低太少，但却不知如何争取合理的薪水，瞻前顾后，也没魄力脱离公司，独立经营事业，他们若能受到人们欢迎，也是不会长久的。

英国的乐坛巨匠最初的披头士本意不在模仿，他们所企盼的是摇滚乐能成为旷世之音。而无心插柳柳成阴，他们的披肩长发竟也成为时尚注目的焦点，甚至为英国赚进大量的外汇。他们的流行是走在时代前端的，他们对音乐的狂热和不肯随俗的胆量，不同于一味地模仿，故能致富。但是有这样胆量的实在是寥寥无几。一个虚荣心重的人所欲求的东西，莫过于名不副实的荣誉；所畏惧的东西，莫过于突如其来的羞辱。

虚荣心给人们带来的麻烦和苦恼也是有目共睹的，所以，我们一定不要成为虚荣的奴隶，那么如何摆脱虚荣的奴役呢？

首先，要认识虚荣心的危害。一些虚荣心很强的人，意识不到自己的虚荣，不肯承认自己的虚荣，所以很难克服虚荣。因此，要正确认识自己，清醒地分析虚荣的危害。虚荣是一种虚假的荣誉，它可能使你得到一时的满足，填补一下内心的空虚，但它会使你背上沉重的包袱，时刻担心失去给你带来虚荣的事物，一旦失去，就会痛苦不堪。所以，只有认识到自己身上的虚荣以及虚荣的危害，才能下决心克服虚荣。

其次，要克服个人主义的私心。虚荣的人过于关注自己的名字和荣誉，很少考虑别人的感受和评价，有较强的自我表现欲，只要能给自己带来表现的机会，他都不会放过，争强好胜、不计后果，是一种个人主义自私心理的表现。所以，要克服虚荣心，还要克服个人主义的自私心理和自我表现欲。

最后，培养脚踏实地、实事求是的思想作风。过于虚荣的人往往都缺乏脚踏实地的思想作风和工作作风、情绪不稳，能满足虚荣心时就有很高的热情，一旦虚荣心得不到满足，情绪就会一落千丈。因此，要克服虚荣心，还要从实际出发，踏实工作，培养锻炼自己的真才实学和良好的心理品质。

甩掉虚荣，你的生活更美丽

现实中你也许把非常多的时间用在了努力征得他人的同意上，或者说用在了担心他人不同意你做的那些事情上。如果他人的赞同或同意成了你生命中的“必需”，那么，你又多了一件要干的事。你可能开始时认为，我们都喜欢掌声、恭维和表扬。别人拍我们的马屁时，我们感觉都非常好。谁不愿意被人奉承、恭维呢？没有必要不允许人们这样做。他人的赞同本身并没有害处，事实上，献媚使人感到愉悦。寻求他人的赞许只有在它成了一种必需而非一种渴望的时候才是一种误区，才成为一种爱慕虚荣的表现。

如果你渴望他人的赞许或同意，那么，一旦获得了他人的认可，你就会感到幸福、快乐。但是，如果你陷入这种无法摆脱的虚荣之中，那么，一旦没有得到它，你就会感到身价暴跌。这时候，自暴自弃的因素就会潜入进来。同样，一旦征求他人的同意成了你的一种“必需”，那么，你就把你自己的一大部分交给了“外人”。在爱慕虚荣心理的驱使下，为得到他人的认可，“外人”的任何主张你都必须听从，甚至在很小的事情上。如果“外人们”不同意，你就不敢轻举妄动。在这种情况下，虚荣心使得你选择的是让他人去申诉你的尊严或留给你面子。只有当他们给予你表扬时，你才会感觉良好。

这种征得他人同意的虚荣心极其有害，但是，真正的麻烦随着事事必须请示他人而来。如果你果真有这样一种虚荣心，那么，你的人生就注定会有许多痛苦和挫折。而且，你会感到自己的形象是软弱无力的，是没有社会地位的。

如果你想获得个人的幸福，你必须将这种征得他人同意的虚荣心从你的生命中根除掉。这种虚荣心是心理上的死胡同，绝不可能使你从中得到任何好处。

自古到今，人类的舞台都在上演着虚荣的故事。无怪诗人要说：“虚荣，虚荣，世界上一切都是虚荣！”

虚荣是一种特性，是取攻势不是取守势的，所以虚荣的人，不但会拿利刃刺进自己，而且还会把利刃掉转头去，去刺别的人。所以凡是虚荣的人，他们周围便都是他们的仇敌，因此他享受不到生活上互助的快乐。

由于虚荣引发的惨烈竞争，是最不幸、最恶劣的事。人们因虚荣的竞争而送掉性命的惨例是举不胜举的，而虚荣的人能够永远维持他的虚荣的例子却屈指可数！凡虚荣的人，总有一天，他会和他的邻人、同事、老婆、儿女甚至不知虚荣为何物的自然界发生冲突，最后一败涂地。虚荣虽然可以自欺欺人，但它欺骗不了自然。虚荣是对自然的一种侮辱，但自然是不容许任何侮辱的。

人类的虚荣之心，已经是根深蒂固、难以铲除的了。自古以来，许多哲学家、宗教家都曾提出警告，还加以道德的攻击，然而都无用，它不但不曾因此而稍减其威，而且越来越猖獗了。要想从根本上解决人类的虚荣问题，不在于如何破坏它，而在于如何改善它，诱导它走向有用的方面去。虚荣只要用到对人类社会有利的路上去，它就不但无害，而且有益。

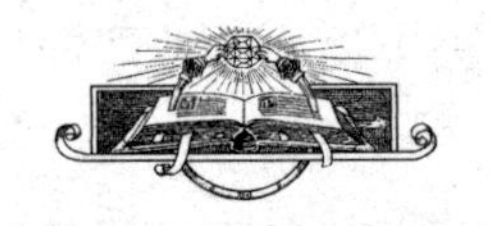

·第二节·

走出自卑的泥潭

自卑是一种压抑，一种对自我潜能的人为压抑，更是一种恐惧，一种损害自尊和荣誉的恐惧，所以在生活中，只有比别人更相信并且珍爱自己，我们才能发挥自己最大的潜力，创造出属于自己的天地。当我们遭到冷遇时，当我们受到侮辱时，一定要自尊自爱，把羞辱作为奋发的动力，激励自己去战胜一个个难关。

自卑是心灵的钉子

世上大部分不能走出生存困境的人都是因为对自己信心不足，他们就像一棵脆弱的小草一样，毫无信心去经历风雨，这就是一种可怕的自卑心理。所谓自卑，就是轻视自己，自己看不起自己。自卑心理严重的人，并不一定是其本身具有某些缺陷或短处，而是不能悦纳自己，自惭形秽，常把自己放在一个低人一等、不被自我喜欢，进而演绎成别人也看不起自己的位置，并由此陷入不能自拔的痛苦境地，心灵笼罩着永不消散的愁云。

自卑的人，情绪低沉，郁郁寡欢，常因害怕别人看不起自己而不愿与人来往，只想与人疏远，缺少朋友，顾影自怜，甚至自疚、自责、自罪；自卑的人，缺乏自信，优柔寡断，毫无竞争意识，抓不住稍纵即逝的各种机会，享受不到成功的乐趣；自卑的人，常感疲倦，心灰意懒，注意力不集中，工作没有效率，缺少生活情趣。

如果一个人总是沉迷在自卑的阴影中，那无异于给自己套上了无形的枷锁。但是如果你认清了自己，懂得换个角度看待周围的世界和自己的困境，那么许多问题就会迎刃而解了。

一位父亲带着儿子去参观梵·高故居，在看过那张小木床及裂了口的皮鞋之后，儿子问父亲：“梵·高不是位百万富翁吗？”父亲答：“梵·高是位连妻子都没娶上的穷人。”

第二年，这位父亲带儿子去丹麦，在安徒生的故居前，儿子又困惑地问：“爸爸，安徒生不是生活在皇宫里吗？”父亲答：“安徒生是位鞋匠的儿子，他就生活在这栋阁楼里。”

这位父亲是一个水手，他每年往来于大西洋各个港口；这位儿子叫伊东·布拉格，是美国历史上第一位获普利策奖的黑人记者。20年后，在回忆童年时，他说：“那时我们家很穷，父母都靠卖苦力为生。有很长一段时间，我一直认为像我们这样地位卑微的黑人是不可能有什么出息的。好在父亲让我认识了梵·高和安徒生，这两个人告诉我，上帝没有轻看卑微。”

富有者并不一定伟大；贫穷者也并不一定卑微。上帝是公平的，他把机会放到了每个人面前。自卑的人也有相同的机会。

每一个事物、每一个人都有其优势，都有其存在的价值。自卑是一种没有必要的自我埋没，一个人如果陷入了自卑的泥潭，他能找到一万个理由说自己如何如何不如别人，比如：“我个矮”、“我长得黑”、“我眼睛小”、“我不苗条”、“我嘴大”、“我有口音”、“我汗毛太多”、“我父母没地位”、“我学历太低”、“我职务不高”、“我受过处分”、“我有病”，乃至“我不会吃西餐”，等等，可以找到无数种理由让自己自卑。由于自卑而焦虑，于是注意力分散了，从而破坏了自己的成功，导致失败。即失败——自卑——焦虑——分散注意力——失败，这就是自卑者制造的恶性循环。一个人如果陷入了自卑，在人际交往中除了封闭自己以外，就有可能会奴颜婢膝、低三下四。

一个人如果自卑，他不仅不敢有远大的目标，同时他将永远不会出类拔萃；一个民族和国家，如果自卑，只能当别国的殖民地，站不起来，也不敢站起来，只能跟在别国后边当附庸。

自卑是麻痹药，自卑是落后丹，自卑是自杀的剧毒品！

驱赶自卑的良药是接受自信心训练，建立自信。

自卑是悲剧的根源

对自身的蔑视和残忍可以有不同的表现方式，自卑感便是最常见的对自我的憎恨。在生活中，很多人缺少某种能力，却认为他人都拥有那种能力，这是经常发生的事。我们当中很多人因此会感到自卑，与自己过不去，轻视自己，这是许多悲剧的根源所在。我们希望像他人那样去生活，买相同的衣服、相同的家具，像他们一样地说话、做事。我们将自我置于别人的人格之下，鞭打自己的灵魂，批判自己，我们无限夸大别人的能力，这种夸大又反衬出自己的渺小，这是伤害自我的致命武器。我们会觉得自己的人格极不完善，有各种各样的缺点和不足，而别人却完美无瑕，显得沉着自信。这种感觉是极其荒谬的。我们应该明白，别人的内心世界也同样残留着过去失败所留下的伤疤。懂得了这一点，我们就不会再把自己破裂的伤口看得那么严重。

李白在《将进酒》中吟道："天生我材必有用！"这是何等豪迈的气势！心理学家读到此句的时候，肯定还会再加上一句：这是何等的自信！现代人周围充满竞争，眼前常有机遇，尝试成了现代人相当时髦的人生信条。每当人们走向新的挑战之前，总是向挑战者或竞争者显示：天生我材必有用，这次胜利非我莫属！但是，在人生舞台上，有些人却低低哀叹：天生我材……没用。这种自卑的"自白"与自信者产生了强烈的反差：自信者相信自己的力量，竭力去做人生舞台上的主角；自卑者认为自己没有能力，只适合当观众。自卑是个人由于某些生理缺陷或心理缺陷及其他原因而产生轻视自己、认为自己在某个方面或其他各方面不如他人的情绪体验，表现在交往活动中就是缺乏自信，想象失败的体验多。自卑是影响交往的严重的心理障碍，它直接阻碍了一个人走向群体，去与其他人交往。

湖南有一位大学生，毕业后被分配在一个偏远闭塞的小镇任教。昔日的同窗有的分配到大城市，有的分配到大企业，有的投身商海，他充满梦想的象牙塔坍塌了，好似从天堂掉进了地狱，于是自卑和不平衡油然而生，从此不愿与同学或朋友见面，不参加公开的社交活动，为了改变自己的现实处境，他寄希望于报考研究生，并将此看作唯一的出路。但是，强烈的自卑与自尊交织的心理让他无法平静，在路上或商店偶然遇到一个同学，都会好几天无法安心，他痛苦极了。为了考试，为了将来，他每每拿起书本，却又因极度的厌倦而毫无成效。据他自己说："一看到书就头疼。一个英语单词记不住两分钟；读完一篇文章，头脑仍是一片空白。最后连一些学过的常识也记不住了。我的智力已经不行了，这可恶的环境让我无法安心，我恨我自己，我恨每一个人。"几次失败以后他停止努力，荒废了学业，当年的同学再遇到他，他已因过度酗酒而让人认不出他了。他彻底崩溃了，短短的几年却成了他一生的终结。

我们应该把和这位大学生一样的人群称作"人牛"，因为他们不仅十分自愿地甘心于命运的支配，而且还要以自己颇有震撼力的嘲笑作为武器来保证这种秩序的继续存在。他们的生命中已经充满了被奴役的“牛性”，被一根无形的绳子牢牢拴住，不敢也可能没有想过要去做别的尝试，只是理所当然地认为：你开门我就去，你不来开门我就等着。我们常常抱怨命运把通向成功的大门锁住了，却从来没有想过通过的方法有很多种，你尽可以绕行、爬墙甚至是撬开那把锁，但没有什么比接受命运摆布更糟糕的。

“不是牧者，就是羊群。”你不去选择命运，命运才选择了你。做个自信的人，依据自己的判断进行自己的选择，才能免遭成为羊群的厄运。

告诉自己“我能行”

有人说：自卑像一把潮湿的火柴，再也燃不起兴奋的火花。长期被自卑笼罩的人，不仅斗志易被腐蚀，心理失去平衡，而且生理也会出现失调和病变的现象。

自卑的人，总哀叹事事不如意，老拿自己的弱点比别人的强处，越比越气馁，甚至比到自己无立足之地。有的人在旁人面前就脸红耳赤，说不出话；有的人遇上重要的会面就口吃结巴；有的人认为大家都欺负自己因而厌恶他人。因此，若对自卑感处置不妥，无法解脱，将会使人消沉，坠入黑暗的深渊，或走上自毁的道路。

那么到底自卑是怎样形成的呢？有关心理专家总结了以下几点成因：

1. 没有形成成熟的自我概念

学龄前儿童不知道什么叫自卑，因为他还未产生自我意识，还不知道评价“自我”。到了青春期，自我意识迅速形成，然而他还不能一下子成熟。不成熟的表现就是过高或过低地要求“自我”，过低要求自我的人，得过且过，也不知道自卑。问题出在过高要求自我的人的身上，他们要求自己必须十全十美，必须时时处处超过别人。可现实中的自我谁也达不到这个标准，所以，就自卑起来。据研究，自卑的人的智力水平和身材水平大都是中等或中上。可见，自卑的人之所以瞧不起自己，是主观评价标准太高的缘故。

2. 生活中的挫折

通常，自卑感强的人往往是有过某一特别严酷的经历，有过心理创伤。如有个学生，在整个小学期间的成绩都很差，但四年级前完全无忧无虑，然而后来发生的一件事，却使他难以忘却。那天他与同学正兴致勃勃地踢足球，此时有位成绩优良的同班同学故意捣蛋，他对此提出抗议，并据理驳倒了对方。可对方竟大吵大骂起来。这时有位任课老师正经过此地，将他们劝解开了，但老师一味训他，反倒安慰那个同学，并冲着他说："不好好读书，只知道玩！"过去，他不怎么介意学习不好的问题，这时他意识到问题的严重性，并由此产生自卑感。但是，同样的心理创伤，并非所有的人都会产生自卑感，因为心理创伤并不是完全起因于外部的刺激，而还有其主观原因——性格。自卑感较强的人一般具有以下几种性格特征：小心、内向、孤独和偏见、完美主义。更需指出的是，现代社会是个充满竞争的社会，"出人头地"的风气越来越盛行，这也是造成某些人自卑感的重要原因，自卑感往往就在类似入学考试、录用面试、体育比赛等比试优劣的场合产生。

有的人，原本是豪情万丈，一旦遇到困难挫折，便一下子泄了气，觉得自己太无能，因此瞧不起自己。哲学家斯塞说："由于痛苦而将自己看得太低就是自卑。"

3. 身体上的缺陷

相貌、体型、体力、身体功能方面的缺陷常常使一些人感到见不得人，低人一等，因而陷于自卑的泥潭中难以自拔，但是自卑的主要原因依然是心理原因。

有自卑心理的人，并不一定条件很差。也有的是由于生理缺陷或职业原因或有过某些过失而产生的。自卑心理易使个人孤立、离群，不愿在公开场合露面，不愿与异性交往。遇到理想异性时因担心对方看不起自己，不敢大胆追求而失去时机。有这种心态的人要振作精神，树立自信、自强的心理。

无论自卑是怎么形成的，我们都要想办法克服，那么如何克服自卑呢？结合专家的建议我们总结了如下几点：

（1）大哭一场。专家都说伤心一阵子很有作用。这并不可耻，流眼泪不仅是伤心的表现，而且是悲哀或感情的发泄。

即使悲痛在伤心事发生后一段时间才显露出来，也没有关系，只要终究能发泄就行。

（2）参加辅导团体。一旦决定"要好好过日子"，就要找个倾诉对象，跟过来人谈谈也许最有帮助。

（3）阅读。初期的震荡过后，应重新集中心神开始阅读。阅读书刊——尤其是教你自助自疗的书籍——能给你启发，使你放松。

（4）写日记。许多人把遭逢不幸之后的平复过程逐一记载下来，从中获得抚慰。此法甚至可以产生自疗作用。

（5）安排活动。要想到人生中还有你所期盼的事，这样想可以加强你勇往直前再创造前途的态度。不妨现在就决定你拖延已久的旅行日期。

（6）学习新技能。到社区学院去选一门新课，找个新嗜好，可以学打球。你可以有个异于往昔的人生，可以借新技能加以充实。

（7）奖励自己。在极端痛苦的时刻，哪怕是最简单的日常事务——起床、洗澡、做点东西吃——都似乎很难。应把完成每一项工作（不论多么微不足道）都视为成就，奖励自己。

（8）运动。体力活动的疗效特别显著。有个中年女性在21岁的儿子自杀后便心神紊乱，无心做事。她听朋友之劝参加了爵士乐运动班。后来，她说："那只是跟着音乐伸展，身子舒服些，心情也好多了。"

运动能使你抛开心事，抛开烦恼，让你脚踏实地感受自己在做什么。

（9）莫再沉溺。有许多人挨过了创痛期之后，最终会感到必须有所为，也许是创设有关组织，或写书，或是参与促请公众关注的活动。在这个过程中去发现、帮助他人是很有效的自疗方法。

人人都想克服危机，每一个人都想获得一些最美好的事物。没有人会喜欢巴结别人，过平庸的生活，也没有人喜欢自己被迫进入某种情况。

不要总以为别人看不起你而离群索居。你自己瞧得起自己，别人也不会轻易小看你。能不能从良好的人际关系中得到激励，关键还在自己。要有意识地在与周围人的交往中学习别人的长处，发挥自己的优点，多从群体活动中培养自己的能力，这样可预防因孤陋寡闻而产生的畏缩躲闪的自卑感。这样，自卑就被逐步克服了。

鼓起自信的风帆，划动奋斗的双桨，你一定会发现一个生气勃勃的你，一个潇洒自如的你，一个成功的你！

·第三节·

去掉猜疑的枷锁

猜疑心理是一种狭隘的、片面的、缺乏根据的盲目想象。陷入猜疑误区的人活得很累的。如果猜疑发生在朋友之间，会破坏纯真的友谊；发生在恋人之间，会妨碍感情的发展；发生在同事之间，会影响正常的工作。

猜疑别人也是在怀疑自己。猜疑是一种矛盾心理的体现。

过分的猜疑极容易转换为精神病态；猜疑会产生许多痛苦的细胞，使我们长夜难眠，因此，化解那些不必要的猜疑最好的方法就是相信自己。

正常的人是无法摆脱猜疑的。良好心态的猜疑使我们保持高贵的理智；而狭隘的猜疑却使我们丧失信心和斗志。

把猜疑的心窗打开，让黎明的阳光满照进来，这才是猜疑释放后产生出来的真正力量。

猜疑会让人心性大乱

猜疑是在没有确切根据的情况下主观臆断地作出他人不利于自己的判断。当人希望了解事实真相而又无恰当的依据时，往往会猜测、怀疑，有时还会在猜测、怀疑的基础上产生对他人的偏见。在同事、朋友的交往中，在恋人、夫妻的关系中，猜疑心理十分常见。猜疑会使志同道合的合作者分道扬镳，使朋友隔阂，使夫妻反目，是生活中常见的一种心理误区。猜疑的人也因其猜疑影响人际交往，影响生活幸福。

赵君是一家公司的业务经理，年轻而英俊潇洒，搞公关很有办法，办事能力强，公司经常派他出差。这却使其妻颇费心机，生怕帅气的老公在外被别的女人勾引了去。于是，妻子对他采取了以下防范“措施”：一方面，每当赵君要出差时，出差前总是主动示爱，其意一是表达真切的爱意，用情束缚赵君；二却是想在出门前把赵君“喂饱”，以防他万一心血来潮行为出轨。另一方面，每当赵君出差返回时，更是热情伺候，常常迫不及待地与赵君及时情意绵绵一番，其意一是小别胜新婚，“性趣”使然；二是可以“查验”丈夫在外是否有负于她，尽管这办法并不科学，而只是自己的一种感觉。如果赵君归来表现不好，她的心里就直犯嘀咕：丈夫在外是不是有了外遇？

一次，因误了车次，赵君归来已经半夜时分，连日的旅途奔波实在太累了，简单洗漱后就想休息。可妻子还要履行她的“查验”程序，赵君不想扫了妻子的兴致，便强打精神勉强缠绵，显然精力不济，导致最终失败。赵妻不悦，长期隐匿在心头的猜疑顿时变成妒火，喷薄而发。赵君见妻子一点也不体贴人，竟怀疑自己有外遇，想到自己辛辛苦苦地在外奔波还不是为了这个家，顿时也火冒三丈。片刻间，二人你来我往，唇枪舌剑，大吵一番。

事后，二人陷入了冷战，长时间冷眼相对，家庭的温馨荡然无存。赵君的差还是要出的，只是一切都变了，婚姻大厦眼看岌岌可危。

作为妻子，应该信任自己的丈夫，相信丈夫的道德。这也是自信心的具体体现。如果对丈夫的行为无端猜疑，那只会对其产生无端刺激和伤害，从而造成夫妻之间的隔阂。可见，无端的“疑神疑鬼”是有极大害处的。

猜疑的实质是缺乏对他人的基本信任，猜疑者不从他人的行为表现中得出判断，而是认为他人表里不一，有所隐蔽，对自己可能有所欺骗，因而对他人反复考查，希望证实自己的疑心。但在现实中很多事情都是难于查证的，于是猜疑者就更有理由去怀疑。

猜疑对人的心理效应，是给人一种消极的心理暗示，即让人觉得他人是不可靠、有问题的。

猜疑是破坏性极强的毒素

有这样一个寓言：

从前一个人丢失了斧头，怀疑是邻居的儿子偷的。从这个假想目标出发，他观察邻居儿子的言谈举止、神色仪态，无一不是偷斧的样子，思索的结果进一步巩固和强化了原先的假想目标，他断定贼非邻子莫属了。可是，不久在山谷里找到了斧头，再看那个邻居的儿子，竟然一点儿也不像偷斧者。

丢斧子的人一开始就把自己引进了猜疑的死胡同。由此看来，猜疑一般总是从某一假想目标开始，最后又回到假想目标，就像一个圆圈一样，越画越粗，越画越圆。现实生活中猜疑心理的产生和发展，几乎都同这种作茧自缚的封闭思路主宰了正常思维密切相关。

古人云：“长相知，不相疑。”反之，不相知，必定长相疑。不过，“他信”的缺乏，往往又同“自信”的不足相联系。疑神疑鬼的人，看似疑别人，实际上也是对自己有怀疑，至少是信心不足。那些不自信的人总以为别人在背后议论自己，看不起自己，甚至算计自己。这些莫须有的想法让他们陷入了猜疑的泥潭而无法自拔。

有些人以前由于轻信别人，在交往中受过骗，蒙受了巨大的精神损失和感情挫折，结果万念俱灰，不再相信任何人。一个人自信越足，越容易信任别人，越不易产生猜疑心理。这种对环境、对他人、对自己缺乏信任的思想，对交往挫折的自我防卫，又何尝不是在作茧自缚呢?

“疑人偷斧”讽刺了那种疑心重重，戴着有色眼镜看人，甚至毫无根据地猜疑他人的人。在猜疑心的作用下，被猜疑的人的一言一行往往都被罩上可疑的色彩，即所谓“疑心生暗鬼”。有些人疑心病较重，乃至形成惯性思维，导致心理变态。一个人如果心胸过于狭窄，对同事、朋友乃至家人无端猜疑，不但会影响工作、影响人际关系、影响家庭和睦，还会影响自己的心理健康。

猜疑是建立在猜测基础之上的，这种猜测往往缺乏事实根据，只是根据自己的主观臆断毫无逻辑地去推测、怀疑别人的言行。猜疑的人往往对别人的一言一行很敏感，喜欢分析深藏的动机和目的，如看到别的同学悄悄议论就疑心在说自己的坏话，见别人学习过于用功就疑心他有不良企图。好猜疑的人最终会陷入作茧自缚、自寻烦恼的困境中，结果还导致自己的人际关系紧张，失去他人的信任，挫伤他人和自己的感情，对心理健康有极大的危害。为此英国思想家培根曾说过：“猜疑之心如蝙蝠，它总是在黄昏中起飞。这种心情是迷陷人的，又是乱人心智的。它能使你陷入迷惘，混淆敌友，从而破坏人的事业。”

《三国演义》中曹操刺杀董卓败露后，与陈宫一起逃至吕伯奢家。曹吕两家是世交。吕伯奢一见到曹操到来，本想杀一头猪款待他，可是曹操因听到磨刀之声，又听说要“缚而杀之”，便大起疑心，以为要杀自己，于是不问青红皂白，拔剑误杀无辜。

这是由猜疑心理导致的悲剧。猜疑是人性的弱点之一，是害人害己的祸根。一个人一旦掉进猜疑的陷阱，必定处处神经过敏，对他人对自己心生疑窦，损害正常的人际关系。

戒除猜疑的毛病

美国西部电力公司芝加哥分公司的会计部每月都得做非常细密、复杂的职员薪金计算，会计部有一名老职员，这位老职员根据自己的多年经验，想到了一套非常简化的薪金计算法。

但是，他不将自己所发明的方法教给其他同事。他的真实目的是，想让自己长久地成为会计部不可缺少和不可替代的人。

渥路达·基路德从学校一毕业，便不顾父母的反对，进入这个电力公司当新职员。他当时想，既然那位老职员能够想出来简易计算方法，那么，大学毕业的自己当然也能想出来。

此后几个星期中，基路德利用了夜晚的全部时间，来研究简易计算法的发明。结果，他终于也想出了这种方法。

不过，基路德并没有像那位老职员一样，把这一方法保密起来，而是自愿地教给了同事们。由此，他成了可以替代的人，反倒有了可以调升更高职位的机会。

当奥玛哈分公司的经理职位要换新人时，最高管理层没有把职位移交给那位老职员，而是任命了年轻的基路德。

这是他出人头地的第一步，随后便继续步步高升，40 岁时就出任了美国电报电话公司的董事长。

基路德的成功，除了能力卓越这一点外，还因为他并不无端猜忌和防范其他同事，而是与他们坦诚相见，彼此信任，能训练和团结他人为自己工作。

人群中，生性多疑、经常对人抱有防范之心的人，为数实在不少。他们认为，一旦别人盗取了自己的思想并加以评判，那就会和自己对抗或在工作中加害自己。也就是说，他们对别人总是抱着戒备、恐惧的心理。所以，他们从不敢相信别人，也不愿与他人分享某些积极的成果，更不敢委任别人担当重任，凡事都要自己控制，这样他们才会放心。

其实，这种人是心地简单、头脑僵化的孤独者。无端猜疑和防范别人的结果，必将使自己也失去了支持和帮助，这就等于自己阻住了自己前进的道路。

那么，在人际交往中应如何消除猜疑心理呢？

第一，优化个人的心理素质。拓宽胸怀，来增大对别人的信任度和排除不良心理。

第二，摆脱错误思维方法的束缚。猜疑一般总是从某一假想目标开始，最后又回到假想目标。只有摆脱错误思维的束缚，走出先入为主的死胡同，才能促使猜疑之心在得不到自我证实和不能自圆其说的情况下自行消失。

第三，敞开心扉，增加心灵的透明度。猜疑往往是心灵闭锁者人为设置的心理屏障。只有敞开心扉，将心灵深处的猜测和疑虑公之于众，增加心灵的透明度，才能求得彼此之间的了解沟通，增加相互信任，消除隔阂，获得最大限度的谅解。

第四，无视“长舌人”传播的流言。猜疑之火往往在“长舌人”的煽动下才越烧越旺，致使人失去理智、酿成恶果。因此，当听到流言时，千万要冷静，谨防上当受骗。

第五，当我们开始猜疑某个人时，最好能先综合分析一下他平时的为人、经历以及与自己多年共事交往的表现，这样有助于将错误的猜疑消灭在萌芽状态。

产生了猜疑心，你可以有所警惕，但不要表露于外。这样，当猜疑有道理时，你因为做好了准备而免受其害；而当这种猜疑毫无道理时，就可以避免误会好人。

猜疑似一条无形的绳索，会捆绑我们的思路，使我们远离朋友。如果猜疑心过重的话，那么就会因一些可能根本没有或不会发生的事而忧愁烦恼、郁郁寡欢；猜疑者常常嫉妒心重，比较狭隘，因而不能更好地与同学、朋友交流，其结果可能是无法结交到朋友，变得孤独寂寞，对身心健康都有危害。

希望朋友们能拨开心头的疑云，摘下有色眼镜，将爱和信任传递给别人，这样才能拥有朋友，获得快乐，幸福地生活。

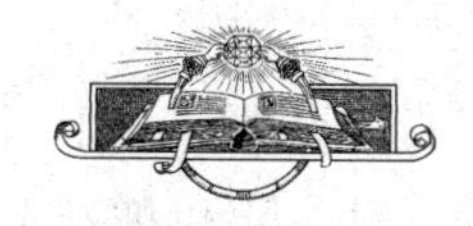

·第四节·

打开嫉妒的桎梏

嫉妒是来自地狱的一块嘶嘶作响的灼煤。它像一条蛆虫，蛀蚀和毁害着他人和自己。

但芸芸众生中，总有那么一些人技不如人，却对别人的成绩嗤之以鼻，“妒人之能，幸人之失”，从而上演了一场场丑陋的嫉妒闹剧。在现实生活中，因为别人评上了比自己高的职称而指桑骂槐、因为某人得到领导的厚爱而愤愤不平、因为别人的生活条件比自己好而郁郁寡欢的也大有人在，给本已不太平静的生活平添了几多烦恼和些许纷扰。

每个凡人难免不嫉妒，但是杰出的人往往能用理性去抑制嫉妒，在难免产生嫉妒的地方，用它去刺激自己的努力，而不是阻挠对方的努力，但是那些被嫉妒之火燃烧而迷乱理智的人，往往会被内心这种疯狂的激情点燃，使他人和自己两败俱伤。

嫉妒是焚毁你的毒火

《三国演义》中，有位英才盖世、文武双全的大英雄叫周瑜。这位当时很了不起的风度翩翩的美男子，年纪轻轻就执掌江东（吴国）的统兵大都督要职。尤其他在赤壁大战中，更显出叱咤风云、谋略高人、指挥得当的政治军事奇才。他居然以少量东吴和刘备之师，取得大破曹操八十三万大军的辉煌胜利，在历史上留下千古绝唱的赫赫声名。据说，此人不仅披挂上马，能征善战，运筹帷幄、决胜千里，文韬武略亦堪称上乘，是位难得的英俊奇才。而且，周瑜还熟谙音律。有传闻说他听音乐演奏时，若谁奏错一个音符，他便即刻能耳辨明详。为此，有“曲有误，周郎顾”之说。当后人对周瑜其人的褒奖盛赞之际，人们也同时看到了这位英才早逝者的两大致命弱点，那就是他的量窄和嫉才。

周瑜一生肚量太窄，人人皆知。比如，在取得火烧赤壁大战成功后，竟容不下与他共同抗曹的诸葛亮的存在，并密令部将丁奉、徐盛击杀诸葛亮。不料孔明早有准备，密杀不成。为此，周瑜万分气愤。如此不能容人的周瑜，密除同盟，过河拆桥，实在让人心寒并为之深感可悲。

周瑜为什么容不下诸葛亮？原来，足智多谋的诸葛亮处处高周瑜一着，尤其在关键时刻，事事想在周瑜之前，且能将周瑜内心活动看得入骨三分。正因如此，才使得量窄、嫉才的周瑜妒忌得寝食难安，并随时想除掉才智高于自己的诸葛亮。而孔明总先于周瑜谋害前就有了防备，这更使量窄、嫉才的周瑜一次比一次气憋于心。嫉才、欲加害孔明的结果是反把周瑜自己给活活“气死”。

有道是：“人之将死，其言也善。”可周瑜在临死之前，非但未能悔悟自己的致命弱点，反而含恨仰天长叹，曰：“既生瑜，何生亮？”连叫数声而亡。

一代英雄就这样自掘坟墓，害人而最终害己。莎士比亚曾经说过：“像空气一样轻的小事，对于一个嫉妒的人，也会变成天书一样的确证；也许这就可以引起一场是非。”一旦你被嫉妒的毒蛇所缠上，那么生活中就会有太多的事引起你的不平和愤恨。别人衣着比你的光鲜，你会愤愤不平；别人比你多和上司说了一句话，你会郁闷一整天；别人的男朋友比你的帅，你会恼怒不止……日常生活中每一件事都有可能成为你心情烦躁的源泉，你会终日饱受嫉妒的折磨，最后被它灼伤。

嫉妒使你自毁前程

嫉妒往往来源于和他人的比较中，一旦认为他人在某方面比自己强，便会时刻想着如何打击、诋毁他人，这样的人不可能埋头专注于自己的事业，而是把所有的精力都放在关注他人的一举一动上，那个被他所嫉妒的对象就像一个长在他心头的刺，这个刺成了他生活的中心，他因此而意乱神迷，无法掌控自己的人生方向。

王松是某大学社会学专业大三的学生，他是以优异的成绩考入这所名牌大学的。刚上大学时，他与班上同学的关系非常融洽，这当然与他的热情大方、乐于助人的性格分不开。同学们都喜欢朴素、热情的他。

可慢慢地，他产生了严重的不平衡心理。只要别的同学哪方面比他强，他就眼红；只要老师在同学面前表扬别的同学，他心里就酸溜溜的；他看见别的同学家境很好，不用勤工俭学就能过上很宽裕的生活，他心里就特别不平衡，他时常怨恨自己没有生在一个富裕的家庭；他看见别的同学得了奖学金或被评为“三好学生”，他就嫉妒得夜里辗转反侧，暗暗埋怨上天的不公。

王松尤其看不惯与他来自同一所高中的一位老乡同学。原来两个人在高中时各方面都不差上下，上大学后，老乡的成绩越来越好，而且被选为班干部，他就更加妒火中烧了。于是他的注意力不在读书学习上，而是时刻注视着老乡的一举一动，妄图从中抓住把柄。他开始到处给那位老乡散布流言蜚语、造谣中伤，大家都开始讨厌他。他为了争口气，把老乡比下去，在竞选班干部时竟然在下面做小动作、拉选票，结果他的阴谋被同学们识破，唱票时只有他自己投了自己一票，搞得十分狼狈。一计不成他又生一计，在期末考试中，他知道凭自己的水平是拿不了高分的，于是，他就采用夹带纸条的方式作弊。在最先的两门考试中，他的计谋得逞了。正当他自鸣得意、觉得胜利在望时，在第三门考试中被监考老师抓个正着。老师说：“我早就注意你了，以为你会有所收敛，没想到你一而再、再而三地作弊。我再也不能容忍你的作弊行为了。”王松当下便痛哭流涕地求监考老师手下留情，可是学校的制度是无情的，王松的名字上了作弊的名单。当天，学校教务处就作出了开除其学籍的处分决定。

王松没想到自己的大学生活会是以被开除告终。他觉得无颜面对自己的父母。于是，他一个人背着简单的行囊去了另外一个陌生的城市，开始了流浪生涯。

法国作家拉罗什富科曾说：“生来就具有某些伟大品质的人的最可靠标志是生来就没有嫉妒。”每一个埋头专注于自己事业的人，是没有工夫去嫉妒别人的，而凡是好嫉妒的人常常不能把精力集中到自己的生活中，而是投入到一些与自己的生活、工作无关紧要的小事中：比如这个人的生活作风啦，这个人的学识啦，这个人的穿衣戴帽啦，甚至这个人脸上的几颗雀斑、头上的一根白发，一旦被这些人发现了，他们也会为此而兴奋不已，并且会大惊小怪地议论纷纷：哈哈，原来他也不过如此呀！原来他……嫉妒的人是在不断地对别人的打击中寻找乐趣，以求内心平衡，而他们自己的生活却因此而搞得一团糟。正如古希腊哲学家德谟克利特所说：“嫉妒的人常自寻烦恼，这是他自己的敌人。”与其说是别人的成功妨碍了他，倒不如说是他自己的关注点发生了偏离，自愿从生活轨道上滑落而自毁前程。

去除嫉妒的毒瘤

罗素在谈到嫉妒时曾说："嫉妒尽管是一种罪恶，它的作用尽管可怕，但并非完全是一个恶魔。它的一部分是一种英雄式的痛苦的表现；人们在黑夜里盲目地摸索，也许走向一个更好的归宿，也许只是走向死亡与毁灭。要摆脱这种绝望，寻找康庄大道，文明人必须像他已经扩展了他的大脑一样扩展他的心胸。他必须学会超越自我，在超越自我的过程中，学得像宇宙万物那样逍遥自在。"化解嫉妒心理，去除这颗毒瘤的良方是：

1. 自我认知，客观评价自己和他人

要正确地认识自我，评价别人。"金无足赤，人无完人。"一个人限于主客观的条件，不可能万事皆通，样样比别人好，时时走在别人前面。要接纳自己，认识自己的优点与长处，也要正确地评价、理解和欣赏别人。在因为嫉妒心理而给自己的精神带来一些烦恼与不安时，不妨冷静地分析一下嫉妒的不良作用，同时正确地评价一下自己，从而找出一定的差距，做到有"自知之明"。只有正确地认识了自己，才能正确地认识别人，嫉妒的锋芒就会在正确的认识中钝化。

2. 开阔心胸，宽厚待人

19 世纪初，肖邦从波兰流亡到巴黎。当时匈牙利钢琴家李斯特已蜚声乐坛，而肖邦还是一个默默无闻的小人物。然而李斯特对肖邦的才华却深为赞赏。怎样才能使肖邦在观众面前赢得声誉呢？李斯特想了个妙法：那时候在演奏钢琴时，往往要把剧场的灯熄灭，一片黑暗，以便使观众能够聚精会神地听演奏。李斯特坐在钢琴面前，当灯一灭，就悄悄地让肖邦过来代替自己演奏。观众被美妙的钢琴演奏征服了。演奏完毕，灯亮了。人们既为出现一位钢琴演奏的新星而高兴，又对李斯特推荐新秀深表钦佩。

3. 学会正确的比较方法

一般说来，嫉妒心理较多地产生于原来水平大致相同、彼此又有许多联系的人之间。特别是看到那些自认为原先不如自己的人都冒了尖，于是嫉妒心油然而生。因此，要想消除嫉妒心理，就必须学会运用正确的比较方法，辩证地看待自己和别人。要善于发现和学习对方的长处，纠正和克服自己的短处。而不是以自己之长比别人之短。这样，嫉妒心也就不那么强烈了。

4. 充实自己的生活，寻找新的自我价值，使原先不能满足的欲望得到补偿

当别人超过自己而处于优越地位时，你若是聪明者就应当扬长避短，寻找和开拓有利于充分发挥自身潜能的新领域，以便能“失之东隅，收之桑榆”。这会在一定程度上补偿先前没满足的欲望，缩小与嫉妒对象的差距，从而达到减弱以至消除嫉妒心理的目的。例如，某人虽无真才实学，却善于钻营，官运亨通，成为你的上司。对此，你大可不必猝发妒情，而应发挥自己的专长，在业务上刻苦钻研，精益求精，同样可以令别人刮目相看。

5. 升华嫉妒，化嫉妒为动力

不管是在学校还是在工作单位，每个人都要在具有竞争的环境中客观地对待自己。不要把比自己优秀的同学或同事当成与自己有竞争关系的对手，要当成自己前进的动力。学会赞美别人，把别人的成就看作是对社会的贡献，而不是对自己权利的剥夺或地位的威胁，将别人的成功当成一道美丽的风景来欣赏，你在各方面将会达到一个更高的境界。

总之，如同钢铁被铁锈腐蚀一样，人很容易被嫉妒折磨得遍体鳞伤，我们要时刻提防它对我们心灵的腐蚀，远离它，从而获得内心的自由与超脱。

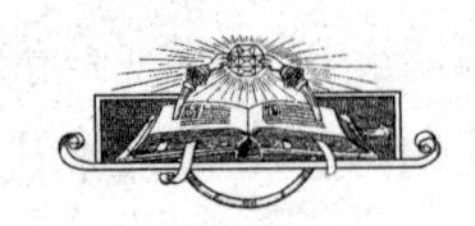

·第五节·

告别悲观的阴云

悲观是人对自己言行自觉产生不满的一种情绪。人群中，我们经常可以看到有些人面容沮丧、精神萎靡，眼神中总有那么一种抹不去的凄凉，这就是悲观人群的统一表象。在悲观者的心中，现实或多或少地被丑化了，他们对过去、对未来，都持有迷茫的心理。悲观的人还容易产生沮丧、困惑、气愤和挫折心理。解决这种状况的唯一办法，是要保持乐观健康的情绪，以积极的态度看待人生的每一次起伏，要相信自己完全有能力设计一条属于自我的幸福之路，只有这样，悲观的人才能渐渐走出悲观的阴云，拥抱生活中灿烂的阳光。

悲伤是一种自戕

任何一种心态都是每个人对生活的不同看法。在现实生活中，每个人都可能遭受这样或那样的打击和挫折：因为高考落榜而精神萎靡或是因为失恋而忧伤，因为无法适应快节奏的工作而垂头丧气……这些心理多半是人们意志薄弱、心态不成熟的一种表现。而这些异常的悲观的心理往往导致磨难痛苦的人生，往往影响人们对世界的正确看法。悲观者实际上是以自己悲观消极的想法看客观世界，在悲观者心中，现实是或多或少地被丑化了的。社会上有许多人，对未来和生活，往往持有一种悲观的迷茫心理。对自己的过去，无论辉煌与否，都一概加以否定，心理上充满了自责与痛苦，口中有说不完的遗憾和悔恨；他们还对未来缺乏信心，认为自己一无是处，什么事都干不好，认知上否定自己的优势与能力，无限放大自己的缺陷。

他们经常出现食欲下降、失眠多梦、嗜睡懒动，或觉得自己比平时更敏感、更爱掉眼泪等，重者自我意象消极，时常出现自怨自艾，或心境悲哀、待人冷漠等种种失常心态。

有一位年老的父亲，他有两个儿子，他们都很可爱。在圣诞节来临前，父亲分别送给他们完全不同的礼物，在夜里悄悄把这些礼物挂在圣诞树上。第二天早晨，哥哥和弟弟都早早起来，想看看“圣诞老人”给自己的是什么礼物。哥哥的圣诞树上礼物很多，有一把气枪，有一辆崭新的自行车，还有一个足球。哥哥把自己的礼物一件一件地取下来，并不高兴，反而忧心忡忡。父亲问他：“是礼物不好吗？”哥哥拿起气枪说：“看吧，这支气枪我如果拿出去玩，没准会把邻居的窗户打碎，那样一定会招来一顿责骂。还有，这辆自行车，我骑出去倒是高兴，但说不定会撞到树干上，会把自己摔伤。而这个足球，我总是会把它踢爆的。”父亲听了没有说话。

弟弟的圣诞树上除了一个纸包外，什么也没有。他把纸包打开后，不禁哈哈大笑起来，一边笑，一边在屋子里到处找。父亲问他：“为什么这样高兴？”他说：“我的圣诞礼物是一包马粪，这说明肯定会有一匹小马驹在我们家里。”最后，他果然在屋后找到了一匹小马驹。父亲也跟着笑起来：“真是一个快乐的圣诞节啊！”

其实，在工作和生活中，很多事情也是这样，乐观情绪总会带来快乐明亮的结果，而悲观的心理则会使一切变得灰暗。

尼采说：“受苦的人，没有悲观的权利；失火时，没有怕黑的权利；战场上，只有不怕死的战士才能取得胜利；也只有受苦而不悲观的人，才能克服困难，脱离困境。”的确，我们不仅要知道在快乐的时候微笑，更要学会在面对困难的时候微笑，因为，只有这样，你才能在挫折面前精神不倒；只有这样，你才能告别悲伤的凄凉，迎接生活的春日暖阳。

人生不是梦，俯仰勿悲悸

爱默生说：“一个人就是他整天所想的那些。”

卡耐基说：“我们内心的平静和我们由生活所得到的快乐，并不在于我们在哪里、我们有什么，或者我们是什么人，而只在于我们的心境如何。”

我国古代哲人也说“境由心造”。的确，如果我们想的都是快乐，我们就能快乐；如果我们想的都是悲伤的事情，我们就会悲伤；如果我们在做事情之前想着一定能够成功，那么我们就会充满信心；如果我们满脑子的失败情形，我们就会失败；如果我们沉浸在自怜里，大伙都会有意躲开我们……

这里要说明的就是一种最常见的特殊心理现象：暗示。

巴甫洛夫认为：暗示是人类最简化、最典型的条件反射。

暗示是指自己用某种观念影响自己，对自己的心理施加某种影响，使情绪与意志发生作用。例如，有的人早晨在上班前或出去办事前照照镜子、整整衣服、理理头发。有的人从镜子里看到自己脸色不太好看，并且觉得上眼睑浮肿，恰巧昨晚睡眠又不好，这时马上有不快的感觉，顿疑自己是否得了肾病，继而觉得自己全身无力、腰痛，于是觉得自己不能上班了，甚至到医院就医。这就是对健康不利的消极自我暗示作用。而有的人则不是这样。当在镜子里看到自己脸色不好，由于睡眠不好而精神有些不振、眼圈发黑时，马上用理智控制自己的紧张情绪，并且暗示自己：到户外活动活动，做做操，练练太极拳，呼吸一下新鲜空气就会好的，于是精神振作起来，高高兴兴去工作了。这种积极的自我暗示有利于身心健康。

暗示对人的作用是很大的。它有时也给人体带来不良的影响。例如“假孕”，它是指有的女性结婚后很想怀孕，由于焦虑而十分害怕月经按时来潮，使怀孕失败。由于这种迫切心情，所以当自己月经过期未来，就觉得自己怀孕了。很快又觉得自己开始厌食、恶心、呕吐，喜吃带刺激性的食物，于是到医院就诊。但经医生检查和化验后，发现并不是怀孕。这是因为想怀孕的强烈愿望及焦虑的心理因素，破坏了人体内分泌功能的正常进行，尤其是影响下丘脑垂体对卵巢功能的调节，使体内的孕激素增高和排卵受到抑制，从而出现暂时闭经的结果。

当然，这里并不是说暗示对于我们的生活有绝对的控制权。因为生命不是这么单纯，所以我们在遇到困难时应该选择积极的态度，用心去找出问题的起源，然后果断地采取各种措施加以解决，而不至于发疯似的在小圈子里打转，像一艘在大海中迷失方向的小船。卡耐基说：“一个人，如果能够在面对困难的时候，在衣襟上插着花，昂首阔步地向前走，那么他就永远不会成为失败者。”

300 年前，弥尔顿在双目失明后，也发现了同样的真理：“思想的运用和思想本身，就能把地狱变成天堂，把天堂变成地狱。”

蒙坦，这位伟大的法国哲学家也说，一个人因发生的事情所受到的伤害，不及他对发生的事情所持的心境来得深。

因为我们对事情的态度，完全要看我们自己怎样来决定。

正如蒙坦所言，詹姆斯·纳斯美瑟少校正是通过不停止地思考，度过了他战俘营里九死一生的艰难岁月，并使自己的高尔夫球技达到了一个新水平。

詹姆斯·纳斯美瑟梦想着在高尔夫球技上突飞猛进，所以他发明了一种独特的方式以达到目标。然而在他被关进战俘营的7年中他并没有机会碰高尔夫球杆，并且在设定目标时他的水平也只是在中下游，但是在他复出后第一次踏上高尔夫球场时，他就打出了叫人惊讶的74杆！虽然比自己以前打的平均杆数还多20杆，可他已7年未上场！真是难以置信。不只如此，他的身体状况也比7年前好。

纳斯美瑟少校的秘密何在？就在于“心像”。

纳斯美瑟少校是在越南的战俘营度过他人生的7年的。7年间，他被关在一个只有4尺半高、5尺长的笼子里。

这7年中绝大部分的时间他看不到任何人，没有机会说话，也没有任何体能活动。刚开始的几个月他灰心至极，只祈求着赶快脱身。后来他了解他必须发现某种方式，使之占据心灵，否则他会发疯至死，于是他学习建立“心像”。

他选择了他最喜欢的高尔夫球，并在想象中开始打起高尔夫球。每天，他在梦想中的高尔夫乡村俱乐部打18洞。他体验了一切，包括细节。他看见自己穿着高尔夫球装，闻到绿树的芬芳和草的香气。他体验了不同的天气状况——阳光和煦的春天、昏暗的冬天和阳光普照的夏日早晨。在他的想象中，球台、绿草、碧树、啼叫的鸟、跳来跳去的松鼠、球场的地形……都历历在目了。

他感觉自己手握着球杆，练习各种推杆与挥杆的技巧。他看到球落在修整过的草坪上，跳了几下，滚到他所选择的特定点上，一切都在他心中发生。

在真正的世界中，他无处可去。所以他步步向着他心中的小白球走，好像他的身体真的在打高尔夫球一样。在他心中打完18洞的时间和现实中一样。一个细节也不能省略，他一次也没有错过挥杆左曲球、右曲球和推杆的机会。

一周7天，一天24个小时，18个洞，7年，看起来他什么都没有做，但在心理上，他却完完整整地打了7年的高尔夫球，这才使他只多了20杆，打出74杆的好成绩。

这就是思想的威力，这就是积极暗示的作用。

在这似梦非梦的人生中，只有做到不以物喜，不以己悲，才能洒脱过活。处于困厄之中，只有为自己寻找一种方式，走出悲观的禁锢，漫步在快乐的林阴大道，你就会发现心情突然变了，怒气和沮丧也消失了，心中充满了宁静，自然的色彩给人带来阵阵的快意。所以，为自己的情绪和心境安个转换器吧，让自己在人生中俯仰均无悲悸。

告别悲观，潇洒上路

人的一生很像是在雾中行走，远远望去，只是迷茫一片，辨不出方向和吉凶。可是，当你鼓起勇气，放下悲伤和沮丧，一步一步向前走去的时候，你就会发现，每走一步，你都能把下一步路看得清楚一点。“放下悲观往前走，别站在远远的地方观望！”你就可以潇洒上路，最终找到你的方向。

很久以前，为了开辟新的街道，伦敦拆除了许多陈旧的楼房。

然而新路却久久没能开工，旧楼房的废墟晾在那里，任凭日晒雨淋。

有一天，一群自然科学家来到这里，他们发现，在这一片多年未见天日的旧地基上，这些日子里因为接触了春天的阳光雨露，竟长出了一片野花野草。

奇怪的是，其中有一些花草却是在英国从来没有见过的，它们通常只生长在地中海沿岸国家。这些被拆除的楼房，大多都是在古罗马人沿着泰晤士河进攻英国的时候建造的。

这些花草的种子多半就是那个时候被带到了这里，它们被压在沉重的石头砖瓦之下，一年又一年，几乎已经完全丧失了生存的机会。但令人感到意外的是，一旦它们见到阳光，就立刻恢复了勃勃生机，绽开了一朵朵美丽的鲜花。

其实，人生也是如此。一个人，不管他经受了多少苦难，一旦爱的阳光照耀在他的身上，他便能治愈创伤，便能获得希望，哪怕是在荒凉恶劣的环境里，也依然能够放射出自己的光和热。

本田公司创始人本田宗一郎的事迹，就有力地证明了这一点。

1938年本田先生还是一名学生时，就变卖了所有家当，全心投入研究心目中所认为理想的汽车活塞环。他夜以继日地工作，与油污为伍。累了，倒头就睡在工厂里。他一心一意期望早日把产品制造出来，以卖给丰田汽车公司。为了继续这项工作，他甚至变卖妻子的首饰。最后产品终于出来了，被送到丰田去，但是却被认为品质不合格而打了回来。为了求取更多的知识，他重回学校苦修两年。这期间，他经常因为自己的设计而被老师或同学嘲笑，被认为不切实际。

他无视这一切痛苦，仍然咬紧牙关朝目标前进，终于在两年之后取得了丰田公司的购买合约，完成了他长久以来的心愿。此后一切并不就一帆风顺，他又碰上了新问题。当时因为第二次世界大战，一切物资吃紧，政府禁卖水泥给他建造工厂。他是否就此放手了呢？没有。他是否怨天尤人了呢？他是否认为美梦破碎了呢？一点都没有！相反地，他决定另谋它途，而和工作伙伴研究出新的水泥制造方法，建好了他们的工厂。战争期间，这座工厂遭到美国空军两次轰炸，毁掉了大部分的制造设备，本田先生是怎么做的呢？他立即召聚了一些工人，去捡拾美军飞机所丢弃的汽油桶，作为本田工厂制造用的材料。在此之后，他们又碰上了地震，整个工厂被夷平。这时，本田先生不得不把制造活塞环的技术卖给丰田公司。

本田宗一郎实在是个了不起的人，他清楚地知道迈向成功该怎么走，除了要有好的制造技术，还得对所做的事深具信心与毅力，不断尝试并多次调整方向，虽然目标还不见踪影，但他始终不屈不挠。

本田宗一郎的事迹告诉我们：人生最大的挑战就是挑战自己，生命中其他敌人都容易战胜，唯独自己是最难战胜的。有位哲人说："自己把自己说服了，是一种理智的胜利；自己被自己感动了，是一种心灵的升华，自己把自己征服了，是一种人生的成熟。大凡说服了、感动了、征服了自己的人，就有力量征服一切挫折、痛苦和不幸。"

不错，当我们面对困境时，不要小视自己的力量，调整好自己的心态，告别悲观。当前景不太光明的时候，试着向上看——阳光总是那么灿烂，这样你一定会获得成功的。

乐观向上，笑对生活

英国作家萨克雷说："生活是一面镜子，你对它笑，它就对你笑，你对它哭，它也对你哭。"

的确，如果我们心情豁达、乐观，我们就能够看到生活中光明的一面，即使在漆黑的夜晚，我们也知道星星仍在闪烁。一个心理健康的人，思想高洁，行为正派，能自觉而坚决地摒弃病态的想法。我们既可以坚持错误、执迷不悟，也可能痛改前非、改过自新，这都取决于我们自己。这个世界是大家创造的，因此，它属于我们每一个人，而真正拥有这个世界的人，是那些热爱生活、乐观向上的人。也就是说，那些真正拥有快乐的人才会真正拥有这个世界。

但是快乐也是有成本的。要得到快乐，必须先磨炼自己的耐性，先付出艰苦和等待。我们必须先播下种子，然后用不求收获的、理智的心情去等待快乐的果实。

因为人的心理活动没有一刻的平静，间或兴奋、欢乐，间或沮丧、消极。快乐的人也有不幸与烦恼。有的人大部分的生活被消极情绪占领，或哀叹不已、灰心丧气，或牢骚满腹、怨天尤人，不善于解脱排遣。

开朗人的特点是把眼光盯在未来的希望上，把烦恼抛在脑后。培养乐观、豁达的性格，将会对你终生有益。

遇到情绪扭不过来的时候，不妨暂时回避一下，打破静态体验，用动态活动转换情绪。只要一曲音乐，就能将你带到梦想的世界。如果你能跟随欢乐的歌曲哼起来、手脚拍打起来，无疑，你的心灵会与音乐融化在纯净之中。同样，看场电影、散散步、和孩子玩玩都能把你带到另一个情绪世界。

具有乐观、豁达性格的人，无论在什么时候，他们都感到光明、美丽和快乐的生活就在身边。他们眼睛里流露出来的光彩使整个世界都溢彩流光。在这种光彩之下，寒冷会变成温暖；痛苦会变成舒适。这种性格使智慧更加熠熠生辉，使美丽更加迷人灿烂。那种生性忧郁、悲观的人，永远看不到生活中的七彩阳光，春日的鲜花在他们的眼里也顿时失去了娇艳，黎明的鸟鸣变成了令人烦躁的噪音，无限美好的蓝天、五彩纷呈的大地都像灰色的布幔。在他们眼里，创造仅仅是令人厌倦的、没有生命和没有灵魂的苍茫空白。

乐观像一股永不枯竭的清泉，乐观像一首没有歌词的永无止境的欢歌。它使人的灵魂得以宁静，使人的精力得以恢复，使美德更加芬芳。人的精神、灵魂、美德都从这种愉悦的心情中得到滋润，尽管烦恼和不安总在时时吞噬着这种美好的心情，各种挫折和磨难会一点一滴地消耗它，但这如清泉甘露般的美丽心情永远不会枯竭，而是历久弥坚以至永远。

所以要保持乐观的心态，微笑着面对生活，还必须注意以下几条原则：

1. 要朝好的方向想

有时，人们变得焦躁不安是由于碰到自己所无法控制的局面。此时，你应承认现实，然后设法创造条件，使之向着有利的方向转化。此外，还可以把思路转到别的什么事上，诸如回忆一段令人愉快的往事。

2. 不要过于挑剔

大凡乐观的人往往是“憨厚”的人，而愁容满面的人，又总是那些不够宽容的人。他们看不惯社会上的一切，希望人世间的一切都符合自己的理想模式，这才感到顺心。

挑剔的人常给自己戴上是非分明的桂冠，其实是在消极地干涉他人。怨恨、挑剔、干涉是心理软弱、“老化”的表现。

3. 偶尔也要屈服

当你遇到重创时，往往变得浮躁、悲观。但是，浮躁、悲观是无济于事的。你不如冷静地承认发生的一切，放弃生活中已成为你负担的东西，终止不能实现的希望，并重新设计新的生活。大丈夫能屈能伸，只要不是原则问题，不必过分固执。

4. 要意识到自己是幸福的

有些想不开的人，在烦恼袭来时，总觉得自己是天底下最不幸的人，谁都比自己强。其实，事情并不完全是这样，也许你在某方面是不幸的，在其他方面依然是很幸运的。如上帝把某人塑造成矮子，但却给他一个十分聪颖的大脑。请记住这样一句话："我一直为自己没有鞋而感到不幸，直到遇到一个没有双足的人。"生活就是这样捉弄人，但又充满着希望，想到这些，你也许会感到轻松和愉快。

·第六节·

走出完美的误区

追求完美是人类正常的渴求，也是人类最大的悲哀，因为现实生活中“完美”这个字眼的诞生原来就伴有缺憾。世界上本无完美之事物，如果你一味地将追求完美的茧一层一层地套在身上，那么你最终也会死在这重重的包裹之中。“完美”实在是生命中没有必要一定要承载的重量，所以，人生旅途中，你永远不要背负“完美”的包袱上路，否则你将永远陷入无法自拔的矛盾之中，最后也只能在哀叹中终老而亡。

追求完美反不完美

生活中，有很多人忙忙碌碌一辈子，可是到最后却一事无成，究其原因就在于他们做事非要等到所有情况都完美时，才肯动手去做。然而人间的事情没有一件是绝对完美的，所以，这些人也只有在等待完美中耗尽他永远无法完美的一生。

在远方的城市里，来了一个老人。这老人一看便知是来自远地的旅人，他背着一个破旧不堪的包袱，他的脸上布满了风霜，他的鞋子因为长期的行走破了好几个洞。

老人的外表虽然狼狈，却有着一双炯炯有神的眼睛，不论是行走或躺卧，他总是仔细而专注地观察着来来往往的人。

老人的外貌与双眼组合成了一个极不统一的画面，吸引了所有人的目光，人们窃窃私语：这不是普通的旅人，他一定是一个特殊的寻找者。

但是，老人到底在寻找什么呢?

一些好奇的年轻人忍不住问他：“您究竟在寻找什么呢？”

老人说：“我像你们这个年纪的时候，就发誓要寻找到一个完美的女人，娶她为妻。于是我从自己的家乡开始寻找，一个城市又一个城市，一个村落又一个村落，但一直到现在都没有找到一个完美的女人。”

“您找了多长时间呢？”一个年轻人问道。

“找了60多年了。”老人说。

“难道60多年来都没有找到过完美的女人吗？会不会这个世界上根本就没有完美的女人呢？那您不是找到死也找不到吗？”

“有的！这个世界上真的有完美的女人，我在30年前曾经找到过。”老人斩钉截铁地说。

“那么，您为什么不娶她为妻呢？”

“在30年前的一个清晨，我真的遇到了一个最完美的女人，她的身上散发出非凡的光彩，就好像仙女下凡一般，她温柔而善解人意，她细腻而体贴，她善良而纯净，她天真而庄严，她……”

老人边说，边陷入深深的回忆里。

年轻人更着急了：“那么，您为何不娶她为妻呢？”

老人忧伤地流下眼泪：“我立刻就向她求婚了，但是她不肯嫁给我。”

“为什么？”

“因为，因为她也在寻找这个世界上最完美的男人！”

生活中许多人就像这位老人一样，终身都在寻找一位最完美的伴侣，寻找一份完美的工作，寻找一种完美的生活，然后日子就在这种寻找中如白驹过隙般流走了。完美是一座心中的宝塔，你可以在内心中向往它、塑造它、赞美它，但你切切不可把它当作一种现实存在，这样只会使你陷入无法自拔的矛盾之中。

的确，事事追求完美，万事皆要拼命做好，表面上这确是一件好事，但它却会使你自己陷入一种生活的瘫痪。从某种程度上来讲，等待尽善尽美实际上是一种惰性，实际上，一个人在为自己制定一些尽善尽美的标准时，本身就已经意味着不会去尝试任何事情，因为只有尽善尽美的时候才能执行，没有尽善尽美，当然就不去执行。人不可能完美，但需要不断追求，不断接近完美。但是在追求过程中，人们需要走出完美的误区，去善待他人，善待自己，认识到自己的长处与短处，不走极端，从而获得轻松快乐的每一天。

世事本不完美，人生当有不足

世界并不完美，人生当有不足。没有遗憾的过去无法链接未来。对于每个人来讲，不完美是客观存在的，无需怨天尤人。

著名的音乐家托马斯·杰斐逊其貌不扬，他在向妻子玛莎求婚时，还有两位情敌也在追求玛莎。

一个星期天，杰斐逊的两个情敌在玛莎家的门口碰上了。于是，他们准备联合起来羞辱杰斐逊。可是，这时门里传来优美的小提琴声，还有一个甜美的声音在伴唱。

如水的乐曲在房屋周遭流淌着，两个情敌此时竟然没有勇气去推玛莎家的门，他们心照不宣地走了，再也没有回来过。

上帝对谁都是公平的，它赐给了音乐家才华，就不再赐给他容貌，可是其貌不扬又如何呢？重要的是你能发现自己的价值，绽放出自己的光芒。

曾经有这样一个故事，它给了我们很多启示。

一个被劈去了一小片的圆想要找回一个完整的自己，到处寻找自己的碎片。由于它是不完整的，滚动得非常慢，从而欣赏了沿途美丽的鲜花，它和虫子们聊天，它充分地感受到阳光的温暖。它找到许多不同的碎片，但它们都不是它原来的那一块，于是它坚持着找寻……直到有一天，它实现了自己的心愿。然而，作为一个完美无缺的圆，它滚动得太快，错过了花开的时节，忽略了虫子。当它意识到这一切时，它毅然舍弃了历尽千辛万苦才找到的碎片。

这个故事告诉我们，也许正是失去，才令我们完整；也许正是缺陷，才体现我们的真实。

智者再优秀也有缺点，愚者再愚蠢也有优点。对人多作正面评估，不以放大镜去看缺点，生活中对己宽、对人严的做法，必遭别人唾弃。避免以完美主义的眼光去观察每一个人，以宽容之心包容其缺点。责难之心少有，宽容之心多些。

完美主义的人表面上很自负，内心深处却很自卑，因为他很少看到优点，总是关注缺点。如果总是不知足，很少肯定自己，自己就很少有机会获得信心，当然会自卑了。不知足就不快乐，痛苦就常常跟随着他，周围的人也会不快乐。学会欣赏别人和欣赏自己是很重要的，这是使人更进一步实现下一个目标的基石。

缺陷和不足是人人都有的，但是作为独立的个体，你要相信，你有许多与众不同的甚至优于别人的地方，你要用自己特有的形象装点这个丰富多彩的世界。

很多人因为自己的缺陷和不足自怨自艾，从而丧失了自信，变得自卑。

人无完人，金无足赤。没有一个人是完美无瑕的，难道有缺点和不足就注定要悲哀，要默默无闻，无法成就大事吗？其实，只要你把“缺陷、不足”这块堵在心口上的石头放下来，别过分地去关注它，它也就不会成为你的障碍。假如能善于利用你那已无法改变的缺陷、不足，那么，你仍然是一个有价值的人。

不要因为不完美而恨自己。你有很多的朋友，他们没有一个是十全十美的。那些伪装完美、追求完美的人，其实正在拿自己一生的幸福开玩笑。

世界上一切完美都是有缺憾的，正视这一点，正是直面人生的开始。

苛求完美会绷断你人生的琴弦

一个人有一张出色的由檀木做成的弓，他非常珍惜这张弓——用它射箭又远又准。

有一次，这个人一边观察一边想：还是有些笨重，外观也无特色，请艺术家在弓上雕一些图画就好了。他请艺术家在弓上雕了一幅完整的行猎图。

这个人拿着这张完美的弓心中充满了喜悦。“你终于变得完美了，我亲爱的弓！”

这个人一面想着一面拉紧了弓，这时，弓“咔”的一声断了。

人生就像这个人手中的弓，追求完美唯一的结果就是让这张弓毁于一旦。

有一个人非常热衷于登山，他有幸加入了攀登珠穆朗玛峰的活动。到了7800米的高度时，他支持不住了，便停了下来。当他回去讲起这段经历时，大家都替他惋惜：为什么不再坚持一下呢？再往上攀一点点，就能爬到顶峰了！

“不，我最清楚，7800米的海拔是我登山生涯的极限，我不会为此感到遗憾的。”他很平淡地说。

这个人是明智的。他了解自己的能力，没有为了追求完美而勉强自己，所以能够平安归来。而那些追求完美的人，往往都在还没有衡量清楚自己的能力、兴趣之前，便一头栽在一个过于高远的目标里，每天受着辛苦和疲惫的折磨。他们希望获得他人的掌声和赞美，博得别人的羡慕，为此，便将自己推向完美的边界，做什么事都要尽善尽美。久而久之，生活便成了负担，工作当然也毫无意义可言。

“金无足赤，人无完人”，我们都应该认识到自己的不完美。全世界最出色的足球选手，10次传球，也有4次失误；最棒的股票投资专家，也有马失前蹄的时候。既然连最优秀的人做自己最擅长的工作都不能尽善尽美，那么一个普通的人有失误又有什么不能原谅的呢？

只要你知道这世界上没有什么会达到“完美”的境地，你就不必设定荒谬的完美标准来为难自己。你只要尽自己最大的努力去干好每件事，就已经是很大的成功了。

从前有一位画家，想画出一幅人人都喜欢的画。经过几个月的辛苦工作，他把画好的作品拿到市场上去，在画旁放了一支笔，并附上说明：亲爱的朋友，如果你认为这幅画哪里有欠佳之笔，请在画中标上记号。

晚上，画家取回画时，发现整个画面都涂满了记号——没有一笔一画不被指责。画家心中十分不快，对自己的画技深感失望。他决定换一种方法再去试试，于是他又摹了一张同样的画到市场上展出。可这一次，他要求每位观赏者将其最为欣赏的妙笔都标上记号。结果是，一切被指责过的地方，如今全又换上了赞美的标记。

最后，画家不无感慨地说："我现在终于明白了，无论自己做什么，只要使一部分人满意就足够了。因为，在有些人看来是丑的东西，在另一些人的眼里恰恰是美好的。"

在人生中，你绝对不可能让所有人都满意，绝对不可能达到至善至美的境界。完美往往只会成为人生的负担，人绷紧了完美的弦，它却可能发不出音来。

抛弃完美，不再等待

世界上根本没有一次完全准备好的旅途。等你全部准备好了，恐怕事情本身已经没有任何意义。一个人要想永远立于不败之地，光有细致周全的计划是不够的，还必须敢于在一次又一次的挑战中战胜自己，这种挑战就包含战胜自己对完美的追求心。

一位胆小如鼠的骑士将要进行一次远途旅行。他竭尽所能准备好应付旅途中可能遇到的各种问题。他带了一把宝剑和一副盔甲，为的是对付他遇到的敌手；一大瓶药膏，为防止太阳晒伤皮肤或被藤条剐伤皮肤；一把斧子，用来砍木柴；一顶帐篷、一条毯子、锅和盘子以及喂马的草料。

他终于上路了——丁丁、当当，咕咕、咚咚，好像一座难以移动的仓库。

当他走到一座破木桥的中间时，桥板突然塌陷，他和他的马都掉入河中，淹死了。临死前那一刻，他很懊悔，他忘了带一个救生筏。

故事中的骑士到死也没有醒悟，他的无论多么完美的想法都无法让他实现对完美的追求，因为，生活中每一件事都想做得完美的人，结局注定悲哀。

心理学研究证明，试图达到完美境界的人与他们可能获得成功的机会恰恰成反比。追求完美会给人带来莫大的焦虑、沮丧和压抑。事情刚开始，他们在担心着失败，生怕干得不够漂亮而辗转不安，这就妨碍了他们全力以赴去取得成功。而一旦遭到失败，他们就会异常灰心，想尽快从失败的境遇中逃避开去。他们没有从失败中获取任何教训，而只是想方设法让自己避免尴尬的场面。

很显然，背负着如此沉重的精神包袱，不用说在事业上谋求成功，而且在自尊心、家庭问题、人际关系等方面，也不可能取得满意的效果。他们抱着一种不正确和不合逻辑的态度对待生活和工作，他们永远无法让自己感到满足，每天都是焦灼不安的。

如何从追求尽善尽美的诱惑中摆脱出来，心理学家认为：

1. 正确评估自己的潜能

对自己既不要估得太高，更不必过于自卑。有一分热发一分光。你如果事事要求完美，这种心理本身就成为你做事的障碍。不要在自己的短处上去与人竞争，而要在自己的长处上培养起自尊、自豪和工作的兴趣。

2. 重新认识“失败”和“瑕疵”

一次乃至多次的失败并不能说明一个人价值的大小。仔细想一下，如果从不经历失败，我们能真正认识生活的真谛吗？我们也许一无所知，沾沾自喜于愚蠢的无知中，因为成功只能坚定期望的信念，而失败则给了我们独一无二的宝贵经验。

人只有经受住失败的悲哀才能达到成功的巅峰，亡羊补牢，犹未为晚。更不必要为了一件事未做到尽善尽美的程度而自怨自艾。没有“瑕疵”的事物是不存在的，盲目地追求一个虚幻的境界只能是劳而无功。我们不妨问一问：“我们真的能做到尽善尽美吗？”既然不行，我们就应该尽快放弃这种想法。

3. 为自己确定一个短期的目标

寻找一件自己完全有能力做好的事，然后去把它做好。这样你的心情就会轻松自然，办事也会较有信心，感到自己更有创造力和更有成效。实际上，你不追求出类拔萃，而只是希望表现良好时，你会出乎意料地取得最佳的成绩。

目标切合实际的好处不仅于此，它还为你提供了一个新的起点，能使你循序渐进地摘取事业上的桂冠。同时你的生活也会因此而丰富起来，变得富有色彩，充满人情味，并不像你原来所想的那样暗淡。

·第七节·

远离贪婪的黑洞

曾经有人说：欲望像海水，喝得越多，越是口渴。欲望过多，不加节制，就变成了贪婪。贪婪并非遗传所致，是个人在后天环境中受病态文化的影响，形成自私、攫取、不满足的价值观而出现的不正常的行为。贪婪没有满足的时候，越加满足，胃口就越大。贪婪的人每天生活在殚精竭虑、费尽心机的算计中，更有甚者可能会不择手段，走向极端。所以在生活中，我们要远离贪婪的黑洞，放平心态，只有这样，我们才能轻松地面对得与失的每一刻，平静地对待人生的每一个起伏。

贪婪滋生祸端

叔本华说，意志创造了世界却对人的自身无补，人们永远无法满足自己的欲望，永远受到欲望的煎熬，而这则是人生悲剧的根源。也有人说，人的心灵之所以走入困惑本质源于欲望。其实欲望并非万恶之源，它既能使人堕落，又是人类进步的阶梯。假如每个人都进入无知无欲的状态，那社会以及整个人类都会倒退，甚至再度回到小国寡民的社会之中去。

但是这里所说的人不能没有欲望并不代表人只能有欲望，最关键的是要做到欲与望的平衡。

然而人的欲望总在潜移默化中膨胀。

有一个男人，经过了自己的艰苦努力，终于拥有了自己的事业和家庭，房子、车子在他的生活中样样齐全，而投身商海这么多年，没日没夜地奔波、操劳的他，有一天终于感觉累了，疲倦了，看着渐渐发福的太太，不由得感叹道：“太太，在这个社会上，我们也算小富有余了，我想好好休整一年，然后去找个简单的工作。”

太太不满："作为男人，要有远大志向，不能小富即安，我们离真正的富翁还差太远。"

太太的话像针般又一次深深地扎进男人的心中，男人的尊严在那一刻激灵了一下，人活着究竟为什么，就为那些花花绿绿的钞票？他头一次迷茫了。

然而未等他再展宏图，他却轰然倒下了，莫名其妙地消瘦，胸部长时间的憋闷，让他不得不去医院检查，检查的结果让他头晕目眩，诊断书清晰地写着两个字：肺癌。他差点跌坐在椅子上，医生握着他的手，安慰他："慢慢调养，保持快乐的心情。"

回到家中，他感觉房子突然间变小了，太太也变得陌生，好像不认识了，整天一句话也不说，常常面对着窗外的小鸟发呆，自己再也飞不高了，什么创业，什么人生，什么追求，此刻都失去了意义。

终于有一天，他头也不回地走了，留给他妻子的只是纸上的一句留言：

"欲望是滋生祸端的根源。"

他的妻子看到这短短的几个字，没有说一句话，只是泪流满面。

欲望，永不满足的欲望，一方面是人们不懈追求的原动力，成就了人往高处走，水往低处流的箴言；另一方面也诠释了"有了千田想万田，当了皇帝想成仙"、"人心不足蛇吞象"的人性中的致命弱点。

正如理学大家程颐所讲："一念之欲不能制，而祸流于滔天。"古往今来，贪婪成性的大有人在，因贪婪而身败名裂，甚至招致杀身之祸的人就更是不胜枚举了。而驱使他们作出种种抉择的唯一动力便是贪婪的心态。恩格斯曾鲜明地指出：卑劣的贪欲是文明时代从它存在的第一日起直至今日的动力；财富，财富，第三还是财富——不是社会的财富，而是这个微不足道的单个的个人的财富。这就是文明时代唯一的、具有决定意义的目的。

不要被贪念打败

适当的物欲能产生上进的动力，但欲望太盛的人也常会因其贪得无厌而被欲望的重负活活压死。

1856年，俄亥俄州的亚历山大商场发生了一起盗窃案，共失窃8只金表，损失16万美元，在当时，这是相当庞大的数目。

就在案子尚在侦破中，纽约商人罗森到此地批货，随身携带了4万美元现金。当他到达下榻的酒店后，先办理了贵重物品的保存手续，接着将钱存进了酒店的保险柜中，随即出门去吃早餐。

在咖啡厅里，他听见邻桌的人在谈论前阵子的金表盗窃案，因为是当时的新闻，这个商人并没有太在意。

中午吃饭时，他又听见邻桌的人谈及此事，他们还说有人用1万美元买了两只金表，转手后净赚3万美元，其他人纷纷投以羡慕的眼光说："如果让我遇上，不知道该有多好！"

然而，罗森听到后，却怀疑地想："哪有这么好的事？"

到了晚餐时间，金表的话题居然再次在他耳边响起，等到他吃完饭，回到房间后，忽然接到一个神秘的电话："你对金表有兴趣吗？老实跟你说，我知道你是做大买卖的商人，这些金表在本地并不好脱手，如果你有兴趣，我们可以商量看看，品质方面，你可以到附近的珠宝店鉴定，如何？"

罗森听到后，不禁怦然心动，他想这笔生意可获取的利润比一般生意优厚许多，所以他便答应与对方会面详谈，结果以4万美元买下了传说中被盗的8只金表中的3只。

但是第二天，他拿起金表仔细观看后，却觉得有些不对劲，于是他将金表带到熟人那里鉴定，没想到鉴定的结果是，这些金表居然都是假货，全部只值2000元而已。直到这帮骗子落网后，罗森才明白，从他一进酒店存钱，这伙骗子就盯上了他，而他一整天听到的金表话题，也是他们故意安排设计的。

歹徒的计划是，如果第一天罗森没有上当，接下来，他们还会有许多花招准备诱骗他，直到他掏出钱为止。

因为贪私而迷失方向的人比比皆是；因为贪图而丧失天良的人也随处可见。贪欲不仅可怕，也是导致许多人失败的原因。

在巴拉圭有一对即将结婚的未婚夫妻，很高兴地大喊大叫、相互拥抱，因为他们中了一张高额彩券，奖金是7.5万美元。

可是，这对马上要结婚的新人，在中奖后隔天，就为了"谁该拥有这笔意外之财"而闹翻了。两人大吵一架，并不惜撕破脸，闹上法庭。为什么呢？因为这张彩券当时是握在未婚妻的手中，但是未婚夫则气愤地告诉法官："那张彩券是我买的，后来她把彩券放入她的皮包内，但我也没说什么，因为她是我的未婚妻嘛！可是，她竟然这么无耻、不要脸，居然敢说彩券是她的，是她买的！”

这对未婚夫妻在公堂上大声吵闹，各说各话，丝毫不妥协、不让步，所以也让法官伤透脑筋。最后，法官下令，在尚未确定谁是谁非之时，发行彩券单位暂时不准发出这笔奖金！而两位原本马上要结婚的佳偶因争夺奖券的归属而变成怨偶，双方也决定取消婚约。

有人说：“结婚，经常不是为了钱；离婚，却是经常为了钱！”

的确，人的私心、贪婪，常使人跌倒，重重地跌在自己恶念的祸害里。

事实上，我们所拥有的，并不少，而仅仅因为欲望太多就使自己不满足，甚至憎恨别人所拥有的或期望比别人拥有更多，以致心里产生忧愁、愤怒和不平衡；欲望太多，就会导致心理贫穷！

托尔斯泰说：“欲望越少，人生就越幸福”，同理，我们也可以说欲望越多，就越容易致祸，的确，古往今来，多少人欲壑难填，多少人被贪婪打败，所以，生活中，我们一定要减轻欲望，懂得舍弃，只有这样才能从贪婪中解脱，从而获得心里安宁。

心灵载不动太多的沉重

汤玛斯·富勒说：“满足不在多加燃料，而在于减少火苗；不在于累积财富，而在于减少欲念。”

贪欲会使人的精力和体力双重透支。放下贪欲，追求平实简朴的生活，是获得快乐的最简单的方法。

当欲望产生时，再多的得到都无法填满，贪多的结果只会带来无穷尽的烦恼和麻烦。学会接纳自己、欣赏自己，使我们从欲念的无底深渊中得到释放与自由，是快乐的始发站。

据说上帝在创造蜈蚣时，并没有为它造脚，它可以爬得和蛇一样快速。有一天，它看到羚羊、梅花鹿和其他有脚的动物都跑得比它还快，心里很不高兴，便嫉妒地说：“哼！脚愈多，当然跑得愈快。”

于是，它向上帝祷告说：“上帝啊！我希望拥有比其他动物更多的脚。”

上帝答应了蜈蚣的请求。他把好多好多的脚放在蜈蚣面前，任凭它自由取用。

蜈蚣迫不及待地拿起这些脚，一只一只地往身体贴上去，从头一直贴到尾，直到再也没有地方可贴了，它才依依不舍地停止。

它心满意足地看着满身是脚的自己，心中暗暗窃喜："现在我可以像箭一样地飞出去了！"

但是，等它一开始要跑步时，才发觉自己完全无法控制这些脚。这些脚劈里啪啦地各走各的，它非得全神贯注，才能使一大堆脚不致互相绊跌而顺利地往前走。

这样一来，它走得比以前更慢了。

过度的欲望让蜈蚣步伐缓慢、举步维艰，而人的心里一旦产生过分的欲望，终有一天，也会产生超载的现象，而这种负荷的结果是不堪设想的。

有一位禁欲苦行的修道者，准备离开他所住的村庄，到无人居住的山中去隐居修行，他只带了一块布当作衣服，就一个人到山中居住了。

后来他想到当他要洗衣服的时候，他需要另外一块布来替换，于是他就下山到村庄中，向村民们乞讨一块布当作衣服，村民们都知道他是虔诚的修道者，于是毫不考虑地就给了他一块布，当作换洗穿的衣服。

当这位修道者回到山中之后，他发觉在他居住的茅屋里面有一只老鼠，常常会在他专心打坐的时候来咬他那件准备换洗的衣服，他早就发誓一生遵守不杀生的戒律，因此他不愿意去伤害那只老鼠，但是他又没有办法赶走那只老鼠，所以他回到村庄中，向村民要一只猫来饲养。

得到了一只猫之后，他又想了——"猫要吃什么呢？我并不想让猫去吃老鼠，但总不能跟我一样只吃一些水果与野菜吧！"于是他又向村民要了一头奶牛，这样那只猫就可以靠牛奶维生。

但是，在山中居住了一段时间以后，他发觉每天都要花很多的时间来照顾那头奶牛，于是他又回到村庄中，他找到了一个可怜流浪汉，于是就带着这无家可归的流浪汉到山中居住，帮他照顾奶牛。

那个流浪汉在山中居住了一段时间之后，他跟修道者抱怨说："我跟你不一样，我需要一个太太，我要正常的家庭生活。"

修道者想一想也有道理，他不能强迫别人一定要跟他一样，过着禁欲苦行的生活……

这个故事就这样继续演变下去，你可能也猜到了，到了后来，也许是半年以后，整个村庄都搬到山上。而这个修道者的最初的愿望也不可能实现了，一切都是因为欲望。欲望就像是一条锁链，一个牵着一个，永远都不能满足。

我们每个人都有欲望，但欲望太多了，人生就会变得疲惫不堪。每个人都应学会轻载，更应当学会知足常乐，因为心灵之舟载不动太多的重荷。

知足常乐，不做欲望的仆人

法国杰出的哲学家卢梭用一句特别精典的话形容现代人的物欲，他说：“10岁时被点心、20岁被恋人、30岁被快乐、40岁被野心、50岁被贪婪所俘虏。人到什么的时候才能只追求睿智呢？”的确，人心不能清净，是因为物欲太盛。人生在世，不能没有欲望，然而，物欲太强，你就会沦为欲望的仆人，一生也不会轻松。

从前，一个想发财的人得到了一张藏宝图，上面标明了在密林深处的一连串宝藏。他立即准备好了一切旅行用具，特别是他还找出了四五个大袋子用来装宝物。一切就绪后，他进入了那片密林。他斩断了挡路的荆棘，淌过了小溪，冒险冲过了沼泽地，终于找到了第一个宝藏，满屋的金币熠熠夺目。他急忙掏出袋子，把所有的金币装进了口袋。离开这一宝藏时，他看到了门上的一行字：“知足常乐，适可而止。”

他笑了笑，心想，有谁会丢下这闪光的金币呢？于是，他没留下一枚金币，扛着大袋子来到了第二个宝藏，出现在眼前的是成堆的金条。他见状，兴奋得不得了，依旧把所有的金条放进了袋子，当他拿起最后一条时，上面刻着：“放弃了下一个屋子中的宝物，你会得到更宝贵的东西。”

他看了这一行字后，更迫不及待地走进了第三个宝藏，里面有一块磐石般大小的钻石。他发红的眼睛中泛着亮光，贪婪的双手搬起了这块钻石，放入了袋子中。他发现，这块钻石下面有一扇小门，心想，下面一定有更多的东西。于是，他毫不迟疑地打开门，跳了下去，谁知，等着他的不是金银财宝，而是一片流沙。他在流沙中不停地挣扎着，可是越挣扎他陷得越深，最终与金币、金条和钻石一起长埋在了流沙下。

如果这个人能在看了警示后离开的话，能在跳下去之前多想一想，那么他就会平安地返回，成为一个真正的富翁了。知足，从某种意义上来讲，是给了自己一个生存的空间，给了自己一条走向成功的道路……

物质上永不知足是一种病态，其病因多是权力、地位、金钱之类引发的。这种病态如果发展下去，就是贪得无厌，其结局是自我爆炸，自我毁灭。

托尔斯泰曾讲过这样的故事：有一个人想得到一块土地，地主就对他说，清早，你从这里往外跑，跑一段就插个旗杆，只要你在太阳落山前赶回来，插上旗杆的地都归你。那人就不要命地跑，太阳偏西了还不知足。太阳落山前，他是跑回来了，但已精疲力竭，摔个跟头就再没起来。于是有人挖了个坑，就地埋了他。牧师在给这个人做祈祷的时候说："一个人要多少土地呢？就这么大。"正像《伊索寓言》里所说的："有些人因为贪婪，想得到更多的东西，却把现在所有的也失掉了。"

所以生活中我们应该明白：即使你拥有整个世界，但你一天也只能吃三餐。这是人生思悟后的一种清醒，谁真正懂得它的含义，谁就能活得轻松，过得自在，白天知足常乐，夜里睡得安宁，走路感觉踏实，蓦然回首时没有遗憾！

唐代伟大的文学家柳宗元曾写过一篇名为《蝜蝂传》的一散文，文中说，有一种善于背负东西的小虫蝜蝂，行走时遇见东西就拾起来放在自己的背上，高昂着头往前走。它的背发涩，堆放到上面的东西掉不下来。背上的东西越来越多，越来越重，不停止的贪婪行为，终于使它累倒在地。

人赤条条地来去于这个世界上，不可能永久地拥有什么，当你煞费心机所获取来的又在自己赤条条地离开之前交给他人的时候，那将是怎样的一种心态呢！相反，假使我们能对我们现有的一切感到满足，那么，我们便会活得洒脱、自得其乐，幸福也在其中。所以有人提出："人生是这样短暂，我们纵然身在陋巷，也应享受每一刻美好的时光。"

·第八节·

跳出挫败的暗沟

《圣经》上说：天堂在你的心中，当然地狱也在。所以，到底是生活在天堂还是地狱，完全取决于你自己。有的人在面对人生的一次挫折时，就消极失落，灰心丧气，甚至跌落痛苦的深渊，而从此一蹶不振，这样的人就是处于挫败心理状态的人。如果永远抱着如此消极的信念，那他的一生将不会再有任何起色，其实，在成败的道路上，失败不可避免，只有放飞心灵，坚定不懈，抱着积极的人生信念，才能战胜挫折，拥有明天。

失败就是自己打败自己

有些人遭受了多次的打击和挫折，就会丧失奋发向上的激情，就会自我压制拼搏的欲望，同时封杀自己的信心和勇气，于是挫败的心理就由此产生了。

有人曾经用两种鱼做了一个实验。实验者用玻璃板把一个水池隔成两半，把一条鲮鱼和一条鲦鱼分别放在玻璃隔板的两侧。开始时，鲮鱼要吃鲦鱼，飞快地向鲦鱼游去，可第一次撞在玻璃隔板上，游不过去。于是鲮鱼又开始了第二次，第三次……一直到第十几次的攻击，可是结果还是一样，它永远也吃不到鲦鱼。于是，最终鲮鱼放弃了努力，不再向鲦鱼那边游去。而让人吃惊的是，当实验者将玻璃板抽出来之后，鲮鱼也不再尝试去吃鲦鱼！鲮鱼失去了吃掉鲦鱼的信心，放弃了已经可以达到目的的努力。

其实生活中，又有多少人在犯着和鲮鱼一样的错误呢？希腊曾经有这样一个故事：自古希腊以来，人们一直试图达到4分钟跑完1英里的目标。人们为了达到这个目标，曾让狮子追赶奔跑者，但是也没能4分钟跑完1英里。于是，许许多多的医生、教练员和运动员断言：要人在4分钟内跑完1英里的路程，那是绝不可能的，因为我们的肺活量不够，风的阻力又太大。

而当所有人都相信这已经成为一个铁的规则时，罗杰·班尼斯特用自己的亲身经历击碎了所有医生、教练和运动员的断言，他开创了4分钟跑完1英里的记录。而更令人惊叹的是，在此之后的一年中，又有300名运动员在4分钟内跑完了1英里的路程。

由此可见，人的潜能和拼搏的欲望完全可以被一次次的挫折扼杀。回到鲮鱼的故事中，我们看到了最可悲的是，玻璃板隔开的不只是一次弱肉强食的自然法则，而是把心灵的行动欲望和进取精神抹杀了，而这种抹杀的元凶却是自己。生活中的挫折随时会有，随处可见，关键看你怎样对待。

尼采曾把他的哲学归为一句至理名言：成为你自己。的确，人生的成功与人生的期望密切相关。一个对生活、对自己失去期望的人，永远不会成功。而一个懂得改变、顺势而生、笑对挫折的人，才会最终把成功拥在怀中。

曾有一次，著名的小提琴家欧利布尔在巴黎举行一场音乐会，他小提琴上的A弦突然断了，可是欧利布尔就用另外的那3根弦演奏完那支曲子。“这就是生活，”爱默生说，“如果你的A弦突然断了，就在其他3根弦上把曲子演奏完。”

不要在心灵上被打败

人最怕的就是胡思乱想，自我设置障碍，因为这会让你失去理智，往往会误入歧途。如果你常在心中对自己说：这样做可能不对，万一失败了怎么办。结果还没去做，就失去信心了，而结局肯定会比你想象的还要糟。

在这样的心理的支撑下，许多人常走进一种“自我失败”的思维模式中。在我们现时的生活中，也有许多人会对自己作出一系列不利的推想，结果就真的把自己置于不利的境地。

拿破仑·希尔认为，不管如何失败，都只不过是不断茁壮发展过程中的一幕。

每逢事业一失败，没等别人说，失败者自己就会想：我失败了，从此阳光离我远去，我再也不会成功了。但如果你知道“一切都不断在茁壮发展”，那么你也许就不会沉浸于失败的黑暗之中，甚至还可以创造出另一个机会来，此时成功也不会离你太遥远了。

很多时候，一个人的苦乐成败，不在于外物的左右，而在于自己的心态和看待世界的角度，如果你用悲伤的眼光看待生活，那么你的生活就会暗无天日；如果你用乐观的眼光看待世界，那么你就会发现，生活到处充满成功的喜悦。

一家铁路公司有一位调车人员杰瑞，他工作相当认真，做事也很负责尽职，得到了老板和同事的肯定。

一天，所有职员都赶着去给老板过生日，大家都下了班就急急忙忙地走了。但由于失误，杰瑞不小心被关在一个待修的冰柜车里。杰瑞在冰柜车里拼命敲打着、喊着，全公司的人都走了，根本没有人听得到。杰瑞的手掌敲得红肿，喉咙叫得沙哑，也没人理睬，最后只是颓然地坐在地上喘息。他愈想愈害怕，心想：冰柜的温度只有华氏零度，如果再不出去，一定会被冻死。他只好用发抖的手，摸出纸笔来，写下遗书。

第二天早上，公司的职员陆续来上班。他们打开冰柜，赫然发现杰瑞倒在地上，他们将杰瑞送去急救，已经没有生命迹象。但是大家都很惊讶，因为冰柜的冷气开关并没有启动，这巨大的冰柜也有足够的氧气，更令人纳闷的是，柜子的温度一直是华氏61度，但杰瑞竟然给“冻”死了！

我们当然可以肯定杰瑞并不是死于冰柜的寒冷，而是死于他内心的冰点，他在潜意识里自己给自己判了死刑。所以由此我们可以看出，影响一个人意志的东西，不在于外界的环境，而在自己的心。

曾经有一个心理学教授见过这样一个姑娘。

她衣衫不整、蓬头垢面，但长得很美，而她的美却被邋遢的外表掩盖了。姑娘成熟了，而心理却很幼稚。

教授跟她聊天，她似听非听。教授沉默了一会儿，突然问她：

“孩子，你难道不知道你是个非常漂亮、非常好的姑娘吗？”

这句问话，使姑娘美丽的大眼睛里放射出一缕亮光。她慢慢抬起头来，久久盯着老教授那布满皱纹的善良面孔，一丝深沉的笑容浮现在她的脸上，如同沉梦方醒，看到了新的天地。

“您说什么？”姑娘惊喜地问。

“我说你很漂亮、很好，可你自己却不知道自己是个漂亮的好孩子。”

姑娘那秀丽的脸上更多地呈现出了舒心的微笑。这样的话她从未听到过，平时充塞她耳际的除了同学们的数落、嘲弄，就是母亲的谩骂，因而，她自己也就破罐破摔了。

教授拉着姑娘的手说：“孩子，今晚我和我的夫人要去剧院看芭蕾舞剧《天鹅湖》，特请你陪我们一块去。现在还有两个小时的时间，如果你愿意，请你回去换换衣服。我们在这儿等你。”

快到时间了，教授听到一阵文雅的、轻轻的敲门声。打开门，他惊呆了：一身晚会的盛装衬托出一位出水芙蓉般的少女，两道如月般的细眉下是一双动人的眼睛，抬起来亮闪闪，低下去静幽幽；那富有表情的面庞，使她显得那么聪明伶俐，体态那么苗条健美。她的一颦一笑、一举一动都是那么文雅、自持、适度。教授简直认不出她就是刚才那位邋里邋遢的少女了。从此，姑娘变了，变得自爱而奋发，后来成了一位著名的舞蹈艺术家。

是教授的一句话改变了姑娘吗？不完全是，最根本还是姑娘来自于内心的改变。心灵黯淡的人，往往容易养成不自知的心态，而要保持一颗活跃的开放之心，就必须在富有自信心的同时解决自己的心理阴霾。改变我们思考的重点，从我们所没有的想到我们所拥有的，不要在心灵上被自己打败。

挫折绽放成功之花

挫折并不是白白经历的，它能使你的人生绽放出最美丽的成功之花。从挫折中汲取教训，是迈向成功的踏脚石。

玛丽·凯在美国可谓家喻户晓，然而在创业之初，她历经失败，走了不少弯路。但她从来不灰心、不泄气，最后终于成为一名大器晚成的化妆品行业的“皇后”。

20世纪60年代初期，玛丽·凯已经退休回家。可是过分寂寞的退休生活使她突然决定冒一冒险。经过一番思考，她把一辈子积蓄下来的5000美元作为全部资本，创办了玛丽·凯化妆品公司。

为了支持母亲实现“狂热”的理想，两个儿子也“跳往助之”，一个辞去一家月薪480美元的人寿保险公司代理商，另一个也辞去了休斯敦月薪750美元的职务，加入到母亲创办的公司中来，宁愿只拿250美元的月薪。玛丽·凯知道，这是背水一战，是在进行一次人生中的大冒险，弄不好，不仅自己一辈子辛辛苦苦的积蓄将血本无归，而且还可能葬送两个儿子的美好前程。

在创建公司后的第一次展销会上，她隆重推出了一系列功效奇特的护肤品，按照原来的想法，这次活动会引起轰动，一举成功。可是，“人算不如天算”，整个展销会下来，她的公司只卖出去15美元的护肤品。

意想不到的残酷失败使她控制不住失声痛哭……

在残酷的事实面前玛丽·凯不禁失声痛哭，而在哭过之后，她反复地问自己："玛丽·凯，你究竟错在哪里？"

经过认真的分析，她终于悟出了一点：在展销会上，她的公司从来没有主动请别人来订货，也没有向外发订单，而是希望女人们自己上门来买东西……难怪在展销会上会有如此的结果。

玛丽擦干眼泪，从第一次失败中站了起来，在抓生产管理的同时，加强了销售队伍的建设……

经过20年的苦心经营，玛丽·凯化妆品公司由初创时的雇员9人发展到现在的5000人；由一个家庭公司发展成为一个国际性的公司，拥有一支20万人的推销队伍，年销售额超过3亿美元。

玛丽·凯终于实现了自己的梦想。

已经步入晚年的玛丽·凯能创造如此的奇迹，并不是上天的怜悯，而是她面对挫折时永不服输的精神。失败很常见，但失败之后，不"偃旗息鼓"，不被困难击倒，不向命运屈服，那么你的人生路上定会绽放无数的成功之花。

不要惧怕挫折，挫折是一个人人格的试金石，在一个人输得只剩下生命时，潜在心灵的力量还有几何？没有勇气、没有拼搏精神、自认挫败的人的答案是零，只有无所畏惧、一往无前、坚持不懈的人，才会在失败中崛起，奏出人生的华章。

世界上有无数人，尽管失去了拥有的全部资产，然而他们并不是失败者，他们依旧有着不可屈服的意志，有着坚忍不拔的精神，凭借这种精神，他们依旧能成功。

真正的伟人，面对种种成败，从不介意，所谓"不以物喜，不以己悲"。无论遇到多么大的失望，绝不失去镇静，只有他们才能获得最后的胜利。正如温特·菲力所说："失败，是走上更高地位的开始。"

许多人所以获得最后的胜利，只是受恩于他们的屡败屡战。一个没有遇见过大失败的人，根本不知道什么是大胜利。事实上，只有失败才能给勇敢者以果断和决心。

第二章

窥视现代人人格上的漏洞

随着社会的发展与进步，越来越多的人产生了人格障碍。人格障碍是指人的性格特征明显偏离正常，它是一种心理上的变异，不属于精神疾病，也不属于智力缺损，但有人格障碍的人群大多不能被人接受。本章从各个方面指出了现代人的人格漏洞，并深入实际讲述了一些解除人格障碍的方法，帮助人们早日走出人格的误区，重新捡拾快乐的时光。

·第一节·

常见的人格障碍

依赖型人格障碍

有一对夫妇晚年得子，十分高兴。他们把儿子视为至宝，捧在手上怕摔了，含在口里怕化了，什么事都不让他干，儿子长大以后连基本的生活也不能自理。一天，夫妇要出远门，怕儿子饿死，于是想了一个办法，烙了一张大饼，套在儿子的颈上，告诉他饿了就咬一口。但是等他们回到家里时，发现儿子已经死了，他是饿死的。原来他只知道吃颈前面的饼，不知道把后面的饼转过来吃。

依赖型人格障碍是日常生活中较为常见的人格障碍，依赖型人格对亲近与归属有过分的渴求。这种渴求是强迫的、盲目的、非理性的，与真实的情感无关。依赖型人格的人宁愿放弃自己的个人兴趣、人生观，只要他能找到一座靠山，时刻得到别人对他的温情就心满意足了。依赖型人格的这种处世方式使得他越来越懒惰、脆弱，缺乏自主性和创造性。由于处处委曲求全，依赖型人格障碍患者会产生越来越多的压抑感，这种压抑感会使他渐渐放弃自己的追求和爱好。

依赖型人格障碍的表现特征

（1）在没有从他人处得到大量的建议和保证之前，对日常事物不能作出决策。

（2）无助感，让别人为自己作大多数的重要决定，如在何处生活、该选择什么职业等。

（3）被遗弃感，明知他人错了，也随声附和，因为害怕被别人遗弃。

（4）无独立性，很难单独展开计划或做事。

（5）过度容忍，为讨好他人甘愿做低下的或自己不愿做的事。

（6）独处时有不适和无助感，或竭尽全力以逃避孤独。

（7）当亲密的关系中止时感到无助或崩溃。

（8）经常被遭人遗弃的念头所折磨。

（9）很容易因未得到赞许或遭到批评而受到伤害。

具有上述特征中的五项，即可诊断为依赖型人格。

心理学家霍妮在分析依赖型人格障碍时，指出这种类型的人深感自己软弱无助，有一种“我真可怜”的感觉。当要他自己拿主意时，便感到一筹莫展，像一只迷失了港湾的小船，又像失去了父母的小孩。他们理所当然地认为别人比自己优秀，比自己有吸引力，比自己能干，无意识地倾向于以别人的看法来评价自己。

依赖型人格障碍的成因

依赖型人格源于个人发展的早期。幼年时期儿童离开父母就不能生存，在儿童印象中，保护他、养育他、满足他一切需要的父母是万能的。他必须依赖他们，总怕失去了这个保护神。这时如果父母过分溺爱，鼓励子女依赖父母，不让他们有长大和自立的机会，以致久而久之，在子女的心目中就会逐渐产生对父母或权威的依赖心理，成年以后依然不能自主。缺乏自信心，总是依靠他人来做决定，终身不能负担起承担各项任务、工作的责任，形成依赖型人格。

依赖型人格障碍的治疗

对依赖型人格障碍的治疗，可以采用如下方法：

1. 习惯纠正法

依赖型人格的依赖行为已成为一种习惯，治疗首先必须破除这种不良习惯。你可以每天做记录，记满一个星期，然后将这些事件按自主意识强、中等、较差分为三等，每周一小结。

对自主意识强的事件，以后遇到同类情况应坚持自己做。例如某一天按自己的意愿穿鲜艳衣服上班，那么以后就坚持穿鲜艳衣服上班，而不要因为别人的闲话而放弃，直到自己不再喜欢穿这类衣服为止。这些事情虽然很小，但正是你改正不良习惯的突破口。

对自主意识中等的事件，你应提出改进的方法，并在以后的行动中逐步实施。例如，在制订工作计划时，你听从了朋友的意见，但你并不欣赏这些意见，便应把自己不欣赏的理由说出来。这样，在工作计划中便渗入了你自己的意见，随着自己意见的增多，你便能从听从别人的意见逐步转为完全自主决定。

对自主意识较差的事件，你可以采取诡控制法逐步强化、提高自主意识。诡控制法是指在别人要求的行为之下增加自我创造的色彩。例如，你从爱人的暗示中得知她喜欢玫瑰花，你为她买一枝花，似乎有完成任务之嫌。但这类事情的次数逐渐增多以后，你会觉得这样做也会给自己带来快乐。你如果主动提议带爱人去植物园度周末，或带爱人去参观插花表演，就证明你的自主意识已大为强化了。

依赖行为并不是轻易可以消除的，一旦形成习惯，你会发现要自己决定每件事很难，可能会不知不觉地回到老路上去。为防止这种现象的发生，简单的方法是找一个监督者，最好是找自己最依赖的那个人。

2. 重建自信法

如果只简单地破除了依赖的习惯，而不从根本上找原因，那么依赖行为也可能复发。重建自信能从根本上矫治依赖型人格障碍。

第一步，消除童年不良印迹。依赖型的人缺乏自信，自我意识十分低下，这与童年期的不良教育在心中留下的自卑痕迹有关。你可以回忆童年时父母、长辈、朋友对自己说过的具有不良影响的话，例如："你真笨，什么也不会做"，"瞧你笨手笨脚的，我来帮你做"，等等，你把这些话语仔细整理出来，然后一条一条加以认知重构，并将这些话语转告给你的朋友、亲人，让他们在你试着干一些事情时，不要用这些话语来指责你，而要热情地鼓励、帮助你。

第二步，重建勇气。你可以选做一些略带冒险性的事，每周做一项，例如：独自一人到附近的风景点做短途旅行，或者独自一人去参加一项娱乐活动或一周规定一天"自主日"，这一日不论什么事情，绝不依赖他人。通过做这些事情，可以增加你的勇气，改变你事事依赖他人的弱点。

回避型人格障碍

古往今来，许多人为了解脱痛苦，成为心如枯木死灰或孤傲冷僻的隐居者。从现代心理学的角度来看，那些遁迹荒野、不食人间烟火的隐居者们则很可能属于回避型人格的人。在现代社会中，隐居者已很难找到一块清静的乐土，于是，他们往往关闭自己的心灵，不与他人做亲密的接触，唯求自安。值得注意的是，渴望一种有意义的孤独与暂时的回避人世并非一种病态，相反，真正具有回避型人格的人并不敢深入到自己心灵的内部去，他们的回避带有强迫性、盲目性和非理智性等特点。回避型人格又叫逃避型人格，其最大特点是行为退缩、心理自卑，面对挑战多采取回避态度或无力应付。

回避型人格障碍的表现特征

（1）很容易因他人的批评或不赞同而受到伤害。

（2）除了至亲之外，没有好朋友或知心人（或仅有一个）。

（3）除非确信受欢迎，一般总是不愿卷入他人事务之中。

（4）行为退缩，对需要人际交往的社会活动或工作总是尽量逃避。

（5）心理自卑，在社交场合总是缄默无语，怕惹人笑话，怕回答不出问题。

（6）敏感羞涩，害怕在别人面前露出窘态。

（7）在做那些普通的但不在自己常规之中的事时，总是夸大潜在的困难、危险或可能的冒险。

只要满足其中的 4 项，即可诊断为回避型人格。

有回避型人格障碍的人被批评指责后，常常感到自尊心受到了伤害而陷于痛苦，且很难从中解脱出来。他们害怕参加社交活动，担心自己的言行不当而被人讥笑讽刺，因而，即使参加集体活动，也多是躲在一旁沉默寡言。在处理某个一般性问题时，他们往往也表现得瞻前顾后、左思右想，常常是等到下定决心，却又错过了解决问题的最佳时机。在日常生活中，他们多安分守己，从不做那些冒险的事情，除了每日按部就班地工作、生活和学习外，很少参加社交活动，因为他们觉得自己的精力不足。这些人在单位一般都“被领导视为积极肯干、工作认真的好职员”，因此，经常得到领导和同事的称赞，可是当领导委以重任时，他们却都想方设法推辞，不肯接受过多的工作。

回避型人格障碍的成因

回避型人格形成的主要原因是自卑心理。心理学家认为，自卑感起源于人的幼年时期，由于无能而产生的不胜任和痛苦的感觉，也包括一个人由于生理缺陷或某些心理缺陷（如智力、记忆力、性格等）而产生的轻视自己、认为自己在某些方面不如他人的心理。具体说来，自卑感的产生有以下几方面原因。

1. 自我认识不足，过低估计自己

每个人总是以他人为镜来认识自己，如果他人对自己做了较低的评价，特别是较有权威的人的评价，就会影响对自己的认识，从而低估自己。有研究发现，性格较内向的人，多愿意接受别人的低评价而不愿接受别人的高评价；在与他人比较的过程中，也喜欢拿自己的短处与他人的长处比，这样越比越泄气，越比越自卑。

2. 消极的自我暗示抑制了自信心

当每个人面临一种新局面时，首先都会自我衡量是否有能力应付。有的人会因为自我认识不足，常觉得“我不行”，由于事先有这样一种消极的自我暗示，就会抑制自信心，增加紧张感，产生心理负担，工作效果必然不佳。这种结果又会形成一种消极的反馈作用，影响到以后的行为，这样恶性循环，使自卑感进一步加重。

3. 挫折的影响

有的人由于神经过程的感受性高而耐受性低，轻微的挫折就会给他们以沉重的打击，变得消极、悲观而自卑。

此外，生理缺陷、性别、出身、经济条件、政治地位、工作单位等都有可能是自卑心理产生的原因。这种自卑心理若得不到妥善调适，久而久之就成了人格的一部分，造成行为的退缩和遇事回避的态度，形成回避型人格障碍。

回避型人格障碍的治疗

对回避型人格障碍的治疗，可以从以下几方面着手：

1. 消除自卑感

（1）要正确认识自己，提高自我评价。形成自卑感的最主要原因是不能正确认识和对待自己，因此要消除自卑心理，须从改变认识入手。要善于发现自己的长处，肯定自己的成绩，不要把别人看得完美无缺，把自己贬得一无是处，“金无足赤，人无完人”。要知道，他人也会有不足之处，自己身上也有优点。只有提高自我评价，才能提高自信心、克服自卑感。

（2）要正确认识自卑感的利与弊，提高克服自卑感的自信心。心理学家认为，

自卑的人需要正确认识自己各方面的优点，正确看待自己的自卑心理。自卑的人往往都很谦虚、善于体谅人，不会与人争名夺利，安分随和、善于思考、做事谨慎，一般人都较信任他们，并乐于与他们相处。指出自卑者的这些优点，不是要他们保持自卑，而是要使他们明白，自卑感也有其有利的一面，不要因自卑感而绝望，认识这些优点可以增强生活的信心，为消除自卑感奠定心理基础。

（3）要进行积极的自我暗示、自我鼓励，相信事在人为。当面临某种情况感到自信心不足时，不妨自己鼓励自己："我一定会成功，一定会的！"或者不妨自问："人人都能干，我为什么不能干？我不也是人吗？"如果怀着"豁出去了"的心理去从事自己的活动，事先不过多地体验失败后的情绪，就会慢慢地培养起自信心。

2. 克服人际交往障碍

回避型人格的人都存在着不同程度的人际交往障碍，因此必须给自己制订一个交朋友的计划。起始阶段的要求比较低，任务比较简单，以后逐步加深难度。例如：

第一周，每天与同事（或邻居、亲戚、室友等）聊天 10 分钟。

第二周，每天与他人聊天 20 分钟，同时与其中某一位多聊 10 分钟。

第三周，保持上周的交友时间量，找一位朋友做不计时的随意谈心。

第四周，保持上周的交友时间量，找几位朋友在周末小聚一次，随意聊天，或家宴，或郊游。

第五周，保持上周的交友时间量，积极参加各种思想交流、学术交流、技术交流等。

第六周，保持上周的交友时间量，在公共场所尝试与陌生人或不太熟悉的人交往。

一般说来，上述梯级任务看似轻松，但认真做起来并不是一件轻松的事。最好找一个监督员，让他来评定执行情况，并督促坚持下去。其实，第六周的任务已超出常人的生活习惯，但作为治疗手段，以在强度上超出常规生活是适宜的。在开始进行梯级任务时，你可能会觉得很困难，也可能觉得毫无趣味，这些都要尽量设法克服，以取得良好的治疗效果。

自恋型人格障碍

希腊神话中，一位名叫纳西索斯的英俊少年，一天，他于水中发现了自己的影子，便一见倾心，再无心恋及他人他事，在水边依依不忍离去，终于憔悴而死。

后来，心理学上便以纳西索斯的名字来命名自恋症。

自恋型人格在许多方面与戏剧型人格的表现相似，如情感戏剧化，有时还喜欢性挑逗。二者的不同之处在于，戏剧型人格的人外向、热情，而自恋型人格的人却内向、冷漠。自恋型的人过分看重自己，对权力与理想式的爱情有非分的幻想。他们渴望引人注目，对批评极为敏感。在人际交往中，这种人很难表现出同情心。

自恋型人格障碍的表现特征

（1）对批评的反应是愤怒、羞愧或感到耻辱（尽管不一定当即表露出来）。

（2）喜欢指使他人，要他人为自己服务。

（3）过分自高自大，对自己的才能夸大其词，希望受人关注。

（4）坚信他关注的问题是世上独有的，不能被某些特殊的人物了解。

（5）对无限的成功、权力、荣誉、美丽或理想爱情有非分的幻想。

（6）认为自己应享有他人没有的特权。

（7）渴望持久的关注与赞美。

（8）缺乏同情心。

（9）有很强的嫉妒心。

只要出现其中的5项，即可诊断为自恋型人格。

自恋型人格的自我中心特点大多表现为自我重视、夸大、缺乏同情心、对别人的评价过分敏感等。他们一听到别人的赞美之辞，就沾沾自喜，反之，则会暴跳如雷。他们对别人的才智十分嫉妒，有一种“我不好，也不让你好”的心理。在和别人相处时，很少能设身处地理解别人的情感和需要。由于缺乏同情心，所以人际关系很糟，容易产生孤独抑郁的心情，加之他们有不切实际的高目标，容易在各方面遭受失败。

自恋型人格障碍的成因

自恋型人格障碍患者通常在童年时期受到过多的关注和无原则的赞赏，同时又很少承担责任，很少受到批评与挫折。自恋型人格障碍的最根本的动机是得到他人的赞赏与爱，然而，因为他们对他人的冷漠和藐视，而常常被他人所拒绝，这恰好是他们害怕得到的恐惧的后果。

自恋型人格障碍的治疗

对自恋型人格障碍的治疗，一般可采用以下方法：

1. 解除自我中心观

自恋型人格的最主要特征是以自我为中心，而人生中最为自我中心的阶段是婴儿时期。由此可见，自恋型人格障碍患者的行为实际上退化到了婴儿期。朱迪斯·维尔斯特在他的《必要的丧失》一书中说道：“一个迷恋于摇篮的人不愿丧失童年，也就不能适应成人的世界。”因此，要治疗自恋型人格，必须了解那些婴儿化的行为。你可把自己认为讨人嫌的人格特征和别人对你的批评罗列出来，看看有多少婴儿期的成分。

还可以请一位和你亲近的人作为你的监督者，一旦你出现以自我为中心的行为，便给予警告和提示，督促你及时改正。

2. 学会爱别人

对于自恋型的人来说，光抛弃自我中心观念还不够，还必须学会去爱别人，唯有如此才能真正体会到放弃自我中心观是一种明智的选择，因为你要获得爱首先必须付出爱。

弗洛姆在他的《爱的艺术》一书中阐述了这样的观点：幼儿的爱遵循“我爱因为我被爱”的原则；成人的爱遵循“我被爱因为我爱”的原则；不成熟的爱认为“我爱你因为我需要你”；成熟的爱认为“我需要你因为我爱你”。维尔斯特认为，通过爱，我们可以超越人生。自恋型的爱就像是幼儿的爱、不成熟的爱，因此，要努力加以改正。

生活中最简单的爱的行为便是关心别人，尤其是当别人需要你帮助的时候。只要你在生活中多一份对他人的爱心，你的自恋症便会自然减轻。

反社会型人格障碍

反社会型人格也称精神病态或社会病态、悖德性人格等。在人格障碍的各种类型中，反社会型人格障碍是心理学家和精神病学家所最为重视的。

1835 年，德国皮沙尔特首先提出了“悖德狂”这一诊断名称。指出患者出现本能欲望、兴趣嗜好、性情脾气、道德修养方面的异常改变，但没有智力、认识或推理能力方面的障碍，也无妄想或幻觉。后来“悖德狂”的名称逐渐被“反社会型人格”所代替，如今狭义的人格障碍，即指反社会型人格障碍。此种人格引起的违法犯罪行为最多，同一性质的屡次犯罪，罪行特别残酷或情节恶劣的犯人，其中 1/3 ~ 2/3 的人都属于此类型人格障碍。其共同心理特征是：情绪的暴发性，行为的冲动性，对社会对他人冷酷、仇视、缺乏好感和同情心，缺乏责任感，缺乏羞愧悔改之心，不顾社会道德、法律准则和一般公认的行为规范，经常发生反社会言行，不能从挫折与惩罚中吸取教训，缺乏焦虑感和罪恶感。

反社会型人格障碍的表现特征

（1）外表迷人，具有中等或中等以上智力水平。初次相识给人很好的印象，能帮助别人消除忧烦、解决困难。

（2）没有通常被认为是精神病症状的非理性和其他表现，没有幻觉、妄想和其他思维障碍。

（3）没有神经症性焦虑，对一般人心神不宁的情绪感觉不敏感。

（4）他们是不可靠的人，对朋友无信义，对妻子（丈夫）不忠实。

（5）对事情不论大小，都无责任感。

（6）无后悔之心，也无羞耻之感。

（7）有反社会行为但缺乏契合的动机；叙述事实真相时态度随便，即使谎言将被识破也是泰然自若。

（8）判别能力差，常常不能吃一堑长一智。

（9）病态的自我中心、自私、心理发育不成熟，没有爱和依恋能力。

（10）麻木不仁，对重要事件的情感反应淡漠。

（11）缺乏真正的洞察力，不能自知问题的性质。

（12）对一般的人际关系无反应。

（13）做出幻想性的或使人讨厌的行为。对他人给予的关心和善意无动于衷。

（14）无真正企图自杀的历史。

（15）性生活轻浮、随便，方式与对象都与本人不相称。

（16）生活无计划，除了老是和自己过不去外，没有任何生活规律，没有稳定的生活目的。他们的犯罪行为也是突然迸发的，而不是在严密计划和准备下进行的。

上述这些反社会人格特征都是在青年早期就出现了，最晚不迟于25岁。

临床心理学家还发现，反社会型人格障碍患者在童年时期就有所表现，如偷窃、任性、逃学、离家出走、积习不改、流浪和对一切权威的反抗行为；少年时期过早出现性行为或性犯罪，常有酗酒和破坏公物、不遵守规章制度等不良习惯；成年后工作表现差，常旷工，对家庭不负责任，在外欠款不还，常犯规违法；30岁以后，大约有30%～40%的患者有缓解或明显的改善。

反社会型人格障碍的成因

根据精神病学家和心理学家研究的成果来看，产生反社会型人格的主要原因有：早年丧父丧母或者双亲离异、养子、先天体质异常、恶劣的社会环境、家庭环境和不合理的社会制度的影响，以及中枢神经系统发育不成熟等。一般认为，家庭破裂、儿童被父母抛弃和受到忽视、从小缺乏父母亲在生活上和情感上的照顾和爱护，是反社会型人格形成和发展的主要社会因素。儿童被父母抛弃和受到忽视包括两种含义：父母对孩子冷淡，情感疏远，这就使儿童不可能发展人与人之间的温顺、热情和亲密无间的关系。随后儿童虽然形式上学习到了社会生活的某些要求，但对他人的情感移入得不到应有的发展。

心理学中所谓情感移入，其一，是指理解他人以及分担他人心情的能力，或从思想情感上把自己纳入他人的心境。其二，是指父母的行为或父母对孩子的要求缺乏一致性。父母表现得朝三暮四，赏罚无定规，使得孩子无所适从。由于经常缺乏可效法的榜样，儿童就不可能发展具有明确的自我同一性。反社会型人格障碍患者对坏人和对同伙的引诱缺乏抵抗力、对过错缺乏内在羞愧心理等现象，都是由于他人赏罚的不一致性，本人善恶价值的判断自相矛盾所造成的。他们的冲动性和无法自制某些意愿及欲望，都是由于家庭成员对于自己的行为无原则、不道德、缺乏控制等恶劣榜样造成的。可见，反社会型人格的情绪不稳定、不负责任、撒谎欺骗，但又泰然而无动于衷的行为，都与家庭、社会环境有重要的关系。

反社会型人格障碍的治疗

由于反社会型人格障碍的病因相当复杂，使用镇静剂和抗精神类药物治疗，只能治标不治本，且疗效不显著。而心理治疗对那些由于中枢神经系统功能障碍而成为反社会型人格的患者又毫无作用。

实践证明，对那些由于环境影响形成的、程度较轻的患者，实施认知领悟疗法有一定疗效。心理医生可帮助患者提高认识，了解自己的行为对社会的危害，培养患者的责任感，使他们担负起对家庭、对社会的责任，提高患者的道德意识和法律意识，使他们明白什么事能做，什么事不能做，努力增强控制自己行为的能力。

少数家庭关系极为恶劣而与社会相处尚可的患者，可以在学校或机关住集体宿舍或到亲友家寄养，以减少家庭环境的负面影响，同时培养其独立生活的能力。个别威胁家庭与社会安全的反社会型人格障碍患者，可送入少年工读学校或成人劳动教养机构，参加劳动并限制其自由。对情节特别恶劣、屡教不改的患者，可采用行为治疗中的厌恶疗法。当患者出现反社会行为时，给予强制性的惩罚（如电击、禁闭等），使其产生痛苦的体验，实施多次以后，患者一产生反社会行为的冲动，就感到厌恶，全身不舒服，通过这样减少其反社会的行为。然后根据其行为矫正的实际表现，放宽限制，逐步恢复其正常家庭生活与社会生活。

强迫型人格障碍

在日常生活中，我们会发现一些儿童或成人会不由自主地去数钟声、台阶，甚至天上的星星；全神贯注地思考某个名词、韵律或典故；一遍遍认真推敲写就的文稿；废寝忘食地探索某个公式、假说或定理；一丝不苟地按顺序起床、进食、上班和入睡；反复洗手等，这些现象就叫强迫现象。这些人难以容忍些微的过错和失误，不允许丝毫的杂乱和污秽。他们讲究整洁和秩序，一切都要仔细检查，反复核实。这实际上成了他们的优点：做事认真可靠，遵时守信，井井有条，只不过灵活性有些逊色而已。这些固定刻板的行为对他们而言已经习以为常，不会给他本人带来任何痛苦，并且可以通过注意力的转移或外界的影响而中断，也不会伴有焦虑。

其实，在我们每个正常人身上，都会多多少少地出现一定程度的强迫现象，这些属于正常的心理现象。当强迫思考或行为总是纠缠着你，操纵着你，使你欲罢不能，无从回避，就有可能演变成为强迫性人格障碍，甚至强迫性神经症。强迫型人格障碍是一种性格障碍，多见于尚属成功的男性，男女比例约为2 ∶ 1，主要特征是苛求完美。

强迫型人格障碍的表现特征

强迫型人格障碍者特征如下：

（1）做任何事情都要求完美无缺、按部就班、有条不紊，因而有时反会影响工作的效率。

（2）不合理地坚持别人也要严格地按照他的方式做事，否则心里很不痛快，对别人做事很不放心。

（3）犹豫不决，常推迟或避免作出决定。

（4）常有不安全感，穷思竭虑，反复考虑计划是否得当，反复核对检查，唯恐疏忽和差错。

（5）拘泥细节，甚至生活小节也要“程序化”，不遵照一定的规矩就感到不安或要重做。

（6）完成一件工作之后常缺乏愉快和满足的体验，相反容易悔恨和内疚。

（7）对自己要求严格，过分沉溺于职责义务与道德规范，无业余爱好，拘谨吝啬，缺少友谊往来。

患者状况至少符合上述项目中的3项，方可诊断为强迫型人格障碍。

强迫型人格的最主要特征就是苛求严格和完美，容易把冲突理智化，具有强烈的自制心理和自控行为。这类人在平时有不安全感，对自我过分克制，过分注意自己的行为是否正确、举止是否适当，因此表现得特别死板、缺乏灵活性。责任感特别强，往往用十全十美的高标准要求自己，追求完美，同时又墨守成规。在处事方面，过于谨小慎微，常常由于过分认真而重视细节、忽视全局。怕犯错误，遇事优柔寡断，难以作出决定。他们的情感以焦虑、紧张、悔恨时多，轻松、愉快、满意时少。不能平易近人，难以热情待人，缺乏幽默感。由于对人对己都感到不满而易招怨恨。

强迫型人格具体行为表现有3个方面：

（1）心里总笼罩着一种不安全感，常处于莫名其妙的紧张和焦虑状态。如门锁上后还要反复检查，担心门是否锁好，写完信后反复检查邮票是否已贴好、地址是否写对了，等等。

（2）思虑过多，对自己做的事总没把握，总以为没达到要求，别人一怀疑，自己就感到不安。

（3）行为循规蹈矩，不知变通。自己爱好不多，清规戒律倒不少。处理事情有秩序、整洁、守时，但对节奏明快、突然来的事情显得不知所措，很难适应，对新事物接受慢。

强迫型人格障碍的成因

强迫型人格障碍一般形成于幼年时期，与家庭教育和生活经历直接相关。父母管教过分苛刻，要求子女严格遵守规范，绝不准许其自行其是，造成孩子生怕做错事而遭到父母的惩罚的心理，从而做任何事都思虑甚多，优柔寡断，过分拘谨和小心翼翼，逐渐形成经常性紧张、焦虑的情绪反应。一些家庭成员的生活习惯，也可能对孩子产生影响，如医生家庭，由于过分爱清洁，对孩子的卫生特别注意，容易使孩子形成“洁癖”，产生强迫性洗手等行为。另外，幼年时期受到较强的挫折和刺激，也可能产生强迫型人格。有研究还表明，强迫型人格与遗传也有关系，家庭成员中有患强迫型人格障碍的，其亲属患强迫型人格障碍的概率比普通正常家庭要高。

强迫型人格障碍的治疗

1. 顺其自然法

强迫型人格的主要表现是把冲突理智化，过分压抑和控制自己，因此强迫型人格障碍的纠正主要是减轻和放松精神压力，最有效的方法是顺其自然，不要对做过的事进行评价。比如担心门没有关好，就让它没关好；桌上的东西没有收拾干净，就让它不干净；字写得别扭，也由它去，与自己无任何关系。开始时可能会由此带来焦虑的情绪反应，但由于患者的强迫行为还远没有达到强迫症的无法自控的程度，所以经过一段时间的训练和自己意志的努力，症状是会消除的。

2. 当头棒喝法

“棒喝”是借用禅宗中的“德山棒，临济喝”的说法。德山常以大棒惊吓学生，使执迷不悟的学生顿然开悟，而临济则以模棱两可的问题问学生，学生犹豫不能作答时，临济则大喝一声以示警醒。当一个人过分执著于经典与规矩时，就会对多变的现实感到无所适从。强迫型人格障碍患者已经习惯于按教条办事，在某种程度上像个机器人。而要改变这种状况，就要发现生活中的独特事件，用新的观念和解决问题的新思路、新方法，来改变墨守成规、循规蹈矩的习惯。

攻击型人格障碍

攻击型人格是青少年期和中青年期常见的一种人格障碍。患者情绪高度不稳定，极易产生兴奋的冲动，办事鲁莽，缺乏自制、自控能力，稍有不顺便大打出手，不计后果。患者心理发育不成熟，判断分析能力差，容易被人调唆怂恿，对他人和社会表现出敌意、攻击和破坏行为。

攻击型人格障碍是一种以行为和情绪具有明显冲动性为主要特征的人格障

碍，又称为暴发型或冲动型人格障碍。

攻击型人格障碍的表现特征

（1）情绪急躁易怒，存在无法自控的冲动和驱动力。

（2）性格上常表现出向外攻击、鲁莽和盲动性。

（3）冲动的动机形成可以是有意识的，亦可以是无意识的。

（4）行动反复无常，可以是有计划的，亦可以是无计划的。行动之前有强烈的紧张感，行动之后体验到愉快、满足或放松感，无真正的悔恨、自卑或罪恶感。

（5）心理发育不健全和不成熟，经常导致心理不平衡。

（6）容易产生不良行为和犯罪的倾向。

上述表现是主动攻击型的表现。还有一种被动攻击型，其主要特征是以被动的方式表现其强烈的攻击倾向。这类人外表表现得被动和服从、百依百顺，内心却充满敌意和攻击性，例如，故意拖延时间、故意晚到、故意不回电话或回信、故意拆台使工作无法进行，顽固执拗，不听调动。他们的仇视情感与攻击倾向十分强烈，但又不敢直接表露于外，他们虽然牢骚满腹，但心里又很依赖权威。

主动攻击型人格障碍与前面提到的反社会型人格障碍类似，但又有区别。一般说来，主动攻击型人格呈现较为持久的攻击言行，缺乏自控能力，以对他人攻击冲动为主要表现；反社会型人格主要表现对他人和社会的反抗言行，常屡教不改、明知故犯，常以损人不利己的失败结局告终，不能吸取经验教训。简言之，主动攻击型人格的行为以自控能力低下为特点，而反社会型人格则以行为不符合社会规范为特征。

攻击型人格障碍的成因

攻击型人格障碍产生的原因不是单一的，而是主要有以下几个方面原因综合作用的结果：

1. 生理原因

大量动物实验与临床资料表明，攻击行为有其生理基础。一些生理学家提出，小脑成熟延迟，传递快感的神经道路发育受阻，因而难以感受和体验愉快与安全，可能是攻击行为发生的因素。有报告称暴力犯罪者中脑电波多见异常，特别是慢波活动与正相尖波，在普通人群中为2%，在攻击型人格患者中则为14%。另外，攻击行为还与人体内分泌腺和雄性激素分泌过多有关。

2. 心理原因

患者对自我角色的认同与攻击性有很大的相关性。进入青春期的男孩，自以为已经长大成人了，而且特别热衷于男子汉角色的认同和片面理解，强调男子汉的刚毅、果断、义气、力量、善攻击等特征。因此，他们会在同龄人面前，特别是有异性在场时会表现出较强的攻击性，以证明自己是一个男子汉。心理原因的第二个方面是由于自卑心理与其后产生的补偿效应。每个人都会因自己身体状况、家庭出身、生活条件、工作性质等产生自卑心理，有自卑心的人常寻求自卑的补偿方式。当以冲动、好斗作为补偿的方式时，其行为就表现出较强的攻击性。另外，青年男子的自尊心特别强。一旦经受挫折，往往反应特别敏感、强烈。挫折是导致攻击行为的一个重要原因，“挫折攻击”理论提醒我们：生活中每个人或多或少都会有挫折，因而每个人都有攻击性，挫折越大，越有可能出现攻击行为，甚至使用暴力。

3. 社会原因

目前，电视、互联网已成为全球最有影响力的传播媒介，带有武打、凶杀等暴力内容的影视作品使得缺乏分析能力的青年人容易产生认同感和模仿行为。另外，社会上流行的“老实人吃亏”的观念也常使青年人产生攻击性行为。

4. 家庭原因

一般说来，攻击性与家庭教育有很大的关系。被父母溺爱的孩子往往个人意识太强，受到限制就容易采取暴力行为发泄不满。在专制型的家庭，或者家长有暴力行为，儿童常遭打骂，受到压抑，长期郁结于内心的不满情绪一旦爆发出来，往往会选择较为激烈的行为来发泄积怨。而且，孩子很容易会模仿家长的攻击行为。

攻击型人格障碍的治疗

对攻击型人格障碍的治疗，可以从以下几个方面着手：

（1）开展青春期有关生理、心理方面的教育，使其能正确认识自己，认识自己外部的变化和心理的变化。进入青春期的男孩不能仅仅停留在对自己身体的某些外部特征和外部行为表现的认识上，还要鼓励他们经常反躬自问和独立反省，完善自我，把精力用到学习、成才上去。

（2）开展形式多样的业余文艺、体育活动，让青春期男孩体内的内在能量寻找一个正常的释放渠道。另外，培养各种爱好和兴趣，使其情操得到陶冶，从而健康成长。

（3）进行深入细致的心理访谈，使其正确对待挫折。人生在世会有这样或那样的挫折，要正视挫折，总结经验，找到受挫的原因并加以分析，而不是一遇挫折就采取攻击行为。通过各种手段培养他们的承受能力，并能对挫折采取积极的富有建设性的措施。①培养必要的涵养。大事化小，小事化了；将心比心，互相尊重；适度容忍，宽以待人，避免产生攻击行为。②升华作用。即使受挫，也要尽量转移到较高的需要与目的上去，把攻击的能量转移到学习、工作上来。③补偿作用。受挫后，尽量用另一个可能成功的目标来补偿代替，以获得集体、他人对自己的承认，充分表现自己的能力，获得心理上的安慰。④积极的表率作用。“榜样的力量是无穷的”，让他们学习好的行为榜样，从积极的方面引导他们。

表演型人格障碍

小艾是一家公司客户服务部的普通员工，工作很努力，可有一点与众不同，她喜欢高谈阔论，时常有意无意标榜自己。在爱情方面，吹嘘帅哥们是如何欣赏她，追求她，而她又是如何刁难他们，大放厥词。为了招人注意，甚至不顾个人尊严。而且，平时喜怒无常，高兴时嘻嘻哈哈、劲头十足，稍不顺心即大吵大闹，弄得人际关系十分紧张。一天，正当她瞎吹时，经一位朋友提醒，她顿时觉得自己并非魅力超群，立刻萎靡不振，非常难过。然而伤心归伤心，事后她依然我行我素。

小艾的“毛病”，就是一种较为典型的表演型人格障碍。

表演型人格又称癔症型人格或歇斯底里人格，其典型的特征表现为心理发育的不成熟性，特别是情感过程的不成熟性。具有这种人格的人的最大特点是做作、情绪表露过分，总希望引起他人注意。此类型人格障碍多见于女性，各种年龄层次都有，尤以中青年女性为常见，一般年龄都在25岁以下。

表演型人格障碍的表现特征

表演型人格障碍的诊断症状：

（1）表情夸张像演戏一样，装腔作势，情感体验肤浅。

（2）暗示性高，很容易受他人的影响。

（3）以自我为中心，强求别人符合他的需要或意志，稍不如意就给别人难堪或强烈不满。

（4）经常渴望表扬和同情，感情易波动。

（5）寻求刺激，过多地参加各种社交活动。

（6）需要别人经常注意，为了引起注意，不惜哗众取宠、危言耸听，或者在外貌和行为方面表现得过分夸张而吸引他人。

（7）情感反应强烈易变，完全按个人的情感判断好坏。

（8）说话夸大其词，掺杂幻想情节，缺乏具体的真实细节，难以核对。

患者状况至少符合上述项目中的3项，方可诊断为表演型人格障碍。

表演型人格障碍的表现一般有以下几个方面：

（1）引人注意，情绪带有戏剧化色彩。这类人常喜欢表现自己，有较好的艺术表现才能，并有一定的感染力。他们常常表现出过分做作和夸张的行为，甚至装腔作势，以引人注意。

（2）高度的暗示性和幻想性。这类人常爱幻想，把想象当成现实，当缺乏足够的现实刺激时便利用幻想激发内心的情绪体验。

（3）情感易变化。这类患者情感变化无常，容易心理失衡。对于轻微的刺激，有情绪激动的反应，缺乏固有的心情，情感活动几乎都是反应性的。由于情绪反应过分，往往给人一种肤浅、没有真情实感和装腔作势甚至无病呻吟的印象。

（4）喜欢捉弄别人。玩多种花招使人就范，如任性、强求、说谎欺骗、献殷勤、谄媚，有时甚至使用操纵性的自杀威胁。他们的人际关系较浅，表面上热情、好客、令人心动，实际上完全不顾他人的需要和利益，自私自利。

（5）自我中心意识强。这类患者喜欢别人的注意和夸奖。只有投其所好和取悦他时才合其心意，并表现出欣喜若狂的态度，否则会强烈攻击他人。

（6）性心理不成熟。此类患者表现为性冷淡或性过分敏感，女性患者往往天真地展示性感，用过分娇羞样的诱惑勾引他人而不自觉。

表演型人格障碍的成因

表演型人格障碍产生的原因目前尚缺乏研究，一般认为与早期家庭教育有关，父母溺爱孩子，使孩子受到过分的保护，造成生理年龄与心理年龄不符，心理发展严重滞后，停留在少儿期的某个水平，因而表现出癔症型人格特征。另外，患者的心理常有暗示性和依赖性，也可能是本类型人格障碍产生的原因之一。

表演型人格障碍的治疗

对此类型人格障碍可从如下几个方面加以治疗：

1. 提高认识，帮助患者了解自己人格中的缺陷

只有正视自己，才能扬其长避其短，适应社会环境。如果不能正视自己的缺陷，自我膨胀，放任自流，就会处处碰壁，导致病情发作。

2. 情绪自我调整法

表演型人格的情绪表达太过分，旁人常无法接受。具有此种人格的人要改变这种情况，首先要做的便是向自己的亲朋好友做一番调查，听听他们对这种情绪表达的看法。对他们提出的看法，千万不要反驳，要扪心自问，这些情绪表现哪些是有意识的，哪些是无意识的，哪些是别人喜欢的，哪些是别人讨厌的。对别人讨厌的要坚决予以改进，而别人喜欢的则在表现强度上力求适中，对无意识的表现，可将其写下来，放在醒目处，不时自我提醒。

此外，还可请好友在关键时刻提醒一下，或在事后请好友对自己今天的表现作一评价，然后从中体会自己情绪表达过火之处，以便在以后的情绪表达上适当控制，达到自然、适度的效果。

3. 升华法

表演型人格患者有一定的艺术表演才能，我们不妨“将计就计”，让他们把兴趣转移到表演艺术中去，使患者原来的淤积能量在表演中得到升华。事实上，许多艺术表演都有一定的夸张成分，为了使观念沉浸到剧情中去，演员必须用自己的表情、语言去打动他们。因此，表演型人格的人投身于表演艺术是一条很有效的自我完善之路。

·第二节·

不再自私，快乐与人共享

自私是一种潜藏在心灵深处的人的本能欲望，它的存在与表现不为本人所察觉，私欲强的人不顾社会和他人的利益，一味地满足自己的需求，而在自己私欲得到满足的时候却心安理得地享受，所以，自私的人，没有人愿意与其共事，因而他也永远难以取得成功。

世间成大事的人一般都是做事坦荡、能克制私欲的君子。

自私就是自毁

卢克莱修说：自私是人类的一种本性，高尚者和卑劣者的区别在于：前者能够克制这种本性而代之以无私的给予，而后者则任其肆意横行。

自私是一种极端利己的心理，自私的人不顾他人和社会的利益，只计较个人得失，不讲公德；更有甚者会为私欲铤而走险，最后受到法律的制裁。自私也是诱发贪婪、嫉妒、报复等病态心理的根源。

历史一再证明，自私的人是没有好的结局的，从某种意义来说，自私就是自毁，自私者到最后只能独自吞噬恶果。

一个美国士兵在越南战争中受伤，成了残疾人，他不知道父母还肯不肯接受自己，就先给家里打一个电话："爸爸，妈妈，我要回家了。但是我有一个战友在那可恶的战争中踩响了一个地雷，少了一条腿和一只手。他已无处可去，我希望他能和我们一起生活。"

"我们为他感到遗憾，孩子。不过他恐怕不能和我们住在一起，他会给我们造成很大的拖累，我们有我们的生活。"父亲的话没说完，儿子的电话就断了。几天后，父母接到警察局打来的电话，被告知他们的儿子跳楼自杀了。悲痛欲绝的父母在停尸房内认出了他们的儿子，他们惊愕地发现：他们的儿子少了一条腿和一只手。

我们无法想象留给那对父母的是怎样的悔恨与悲哀，但我们却能够深深地意识到自私留给自己心灵以及生活的惨重戕害，然而自私之心不分时空，不分人群，它如影随形般存在于我们的生活中。

从前，有两位很虔诚、很要好的教徒，决定一起到遥远的圣山朝圣。两人背上行囊，风尘仆仆地上路，誓言不达圣山朝拜，绝不返家。

两位教徒走啊走，走了两个多星期之后，遇见一位白发年长的圣者。这圣者看到这两位如此虔诚的教徒千里迢迢要前往圣山朝圣，就十分感动地告诉他们：“从这里距离圣山还有十天的脚程，但是很遗憾，我在这十字路口就要和你们分手了。而在分手前，我要送给你们一个礼物！什么礼物呢？就是你们当中一个人先许愿，他的愿望一定会马上实现；而第二个人，就可以得到那愿望的两倍！”

此时，其中一教徒心里一想：“这太棒了，我已经知道我想要许什么愿，但我不要先讲，因为如果我先许愿，我就吃亏了，他就可以有双倍的礼物！不行！”而另外一教徒也自忖：“我怎么可以先讲，让我的朋友获得加倍的礼物呢？”于是，两位教徒就开始客气起来，“你先讲嘛！”“你比较年长，你先许愿吧！”“不，应该你先许愿！”两位教徒彼此推来推去。“客套地”推辞一番后，两人就开始不耐烦起来，气氛也变了：“你干吗！你先讲啊！”“为什么我先讲？我才不要呢！”

两人推到最后，其中一人生气了，大声说道：“喂，你真是个不识相、不知好歹的人，你再不许愿的话，我就把你的狗腿打断，把你掐死！”

另外一人一听，没有想到他的朋友居然变脸，竟然来恐吓自己！于是想，你这么无情无意，我也不必对你太有情有义！我没办法得到的东西，你也休想得到！于是，这一教徒干脆把心一横，狠心地说道：“好，我先许愿！我希望——我的一只眼睛——瞎掉！”

很快地，这位教徒的一个眼睛马上瞎掉，而与他同行的好朋友，也立刻两个眼睛都瞎掉！

原本，这是一件十分美好的礼物，可以让两位好朋友共享，但是人的狭隘、自私，左右了自己心中的情绪，所以使得“祝福”变成“诅咒”，使“好友”变成“仇敌”，更是让原来可以“双赢”的事，变成两人瞎眼的“双输”！

同样的时间，不同的地段，自私仍在上演。

有两个重病人，同住在一家大医院的小病房里。房间很小，只有一扇窗子可以看见外面的世界。其中一个人，在他的治疗中，被允许在下午坐在床上一个小时（有仪器从他的肺中抽取液体）。他的床靠着窗，但另外一个人终日都得平躺在床上。

每当下午睡在窗旁的那个人在那个小时内坐起的时候，他都会描绘窗外景致给另一个人听。从窗口可以看到公园里的湖，湖内有鸭子和天鹅，孩子们在那儿撒面包片、放模型船，年轻的恋人在树下携手散步，在鲜花盛开、绿草如茵的地方人们玩球嬉戏，后头一排树顶上则是美丽的天空。

另一个人倾听着，享受每一分钟。一个孩子差点跌到湖里，一个美丽的女孩穿着漂亮的夏装……他朋友的述说几乎使他感觉自己亲眼目睹外面发生的一切。

然而，在一个天气晴朗的午后，他心想：为什么睡在窗边的人可以独享看外头的权利呢？为什么我没有这样的机会？他觉得不是滋味，他越这么想，就越想换位子。他一定得换才行！有天夜里他盯着天花板瞧，另一个人忽然惊醒了，拼命地咳嗽，一直想用手按铃叫护士来。但这个人只是旁观而没有帮忙——尽管他感觉同伴的呼吸已经停止了。第二天早上，护士来的时候那人已经死了，只能静静地抬走他的尸体。

过了一段时间后，这人开口问，他是否能换到靠窗户的那张床上。他们搬动了他，帮他换位子，使他觉得很舒服。他们走了以后，他用手肘撑起自己，吃力地向窗外望去……窗外只有一堵空白的墙。

自私，让他失去了一个伙伴，自私让他再也无法领略那如画的风景，自私让他的人生之路越走越狭隘！自私，只会让我们步入生命的死谷，在人性阴暗的“无间道”中经受着炼狱般的痛苦与煎熬，永远得不到阳光与雨露的滋润……

学会付出，学会与人分享

俗语说：“赠花予人，手上留香！”学会付出是美好人性的体现，同时也是一种处世智慧和快乐之道。有一句名言说：“人活着应该让别人因为你活着而得到益处。”学会分享、给予和付出，你会感受到舍己为人不求任何回报的快乐和满足。幸福犹如香水，你不可能泼向别人而自己却不沾几滴。的确，在生活中，超越狭隘、帮助他人、撒播美丽、善意地看待这个世界……快乐、幸福和丰收会时时与我们相伴。对此，罗曼·罗兰说得很精彩：“快乐和幸福不能靠外来的物质和虚荣，而要靠自己内心的高贵和正直。”

贝尔太太是美国一位有钱的贵妇人，她在亚特兰大城外修了一座花园。花园又大又美，吸引了许多游客，他们毫无顾忌地跑到贝尔太太的花园里游玩。

年轻人在绿草如茵的草坪上跳起了欢快的舞蹈；小孩子扎进花丛中捕捉蝴蝶：老人蹲在池塘边垂钓；有人甚至在花园当中支起了帐篷，打算在此过他们浪漫的盛夏之夜。贝尔太太站在窗前，看着这群快乐得忘乎所以的人们，看着他们在属于她的园子里尽情地唱歌、跳舞、欢笑。她越看越生气，就叫仆人在园门外挂了一块牌子，上面写着：私人花园，未经允许，请勿入内。可是这一点也不管用，那些人还是成群结队地走进花园游玩。贝尔太太只好让她的仆人前去阻拦，结果发生了争执，有人竟拆走了花园的篱笆墙。

后来贝尔太太想出了一个绝妙的主意，她让仆人把园门外的那块牌子取下来，换上了一块新牌子，上面写着：欢迎你们来此游玩，为了安全起见，本园的主人特别提醒大家，花园的草丛中有一种毒蛇。如果哪位不慎被蛇咬伤，请在半小时内采取紧急救治措施，否则性命难保。最后告诉大家，离此地最近的一家医院在威尔镇，驱车大约50分钟即到。

这真是一个绝妙的主意，那些贪玩的游客看了这块牌子后，对这座美丽的花园望而却步了。可是几年后，有人再往贝尔太太的花园去，却发现那里因为园子太大，走动的人太少而真的杂草丛生，毒蛇横行，几乎荒芜了。孤独、寂寞的贝尔太太守着她的大花园，她非常怀念那些曾经来她的园子里玩的快乐的游客。

篱笆墙是农家用来把房子四周的空地围起来的类似栅栏的东西，有的上面还有荆棘，不小心碰上会扎人。篱笆墙的存在是向别人表示这是属于自己的“领地”，要进入必须征得自己的同意。贝尔太太用一块牌子为自己筑了一道特别的“篱笆墙”，随时防范别人的靠近。这道看不见的篱笆墙只是一种自私的表象，而它隔开的不只是人的脚步，更是心与心的距离，当所有朋友都远离，当所有脚步都绕路而行，那么再美的花又有什么用，无人分享，就永远无法实现它们本身的价值。

有一年的圣诞节，保罗的哥哥送给他一辆新车作为圣诞礼物。圣诞节的前一天，保罗从他的办公室出来时，看到街上一个小男孩在他闪亮的新车旁走来走去，并不时触摸它，满脸羡慕的神情。

保罗饶有兴趣地看着这个小男孩。从他的衣着来看，他的家庭显然不属于自己这个阶层。就在这时，小男孩抬起头，问道：“先生，这是你的车吗？”

“是啊，”保罗说，“这是我哥哥送给我的圣诞礼物。”

小男孩睁大了眼睛：“你是说，这是你哥哥给你的，而你不用花一角钱？”

保罗点点头。小男孩说：“哇！我希望……”

保罗原以为小男孩希望的是也能有一个这样的哥哥，但小男孩说出的却是：“我希望自己也能当这样的哥哥。”

保罗深受感动地看着这个男孩，然后问他：“要不要坐我的新车去兜风？”

小男孩惊喜万分地答应了。

逛了一会儿之后，小男孩转身向保罗说：“先生，能不能麻烦你把车开到我家门前？”

保罗微微一笑，他想他理解小男孩的想法：坐一辆大而漂亮的车子回家，在小朋友的面前是很神气的事。但他又想错了。

“麻烦你停在两个台阶那里，等我一下好吗？”

小男孩跳下车，三步并作两步地跑上台阶，进入屋内。不一会儿他出来了，并带着一个显然是他弟弟的小孩。这个小孩因患小儿麻痹症而跛着一只脚。他把弟弟安置在下边的台阶上，紧靠着坐下，然后指着保罗的车子说：“看见了吗？就像我在楼上跟你讲的一样，很漂亮对不对？这是他哥哥送给他的圣诞礼物，他不用花一角钱！将来有一天我也要送你一部和这一样的车子，这样你就可以看到我一直跟你讲的橱窗里那些好看的圣诞礼物了。”

保罗的眼睛湿润了，他走下车子，将小弟弟抱到车子前排座位上。他的哥哥眼睛里闪着喜悦的光芒，也爬了上来。于是三个人开始了一次令人难忘的假日之旅。

在这个圣诞节，保罗明白了一个道理：给予真的比接受更令人快乐。

即使你拥有金钱、爱情、荣誉、成功和刺激，也许你还不会有快乐。快乐是人生的至高追求，只有给予和付出，你才能实现这一追求。

海伦·凯勒曾说：“任何人出于他的善良的心，说一句话有益的话，发出一次愉快的笑，或者为别人铲平粗糙不平的路，这样的人就会感到欢欣是他自身极其亲密的一部分，以至使他终身去追求这种欢欣。”的确，在生活中，从一个表情、一句问候、一个眼神、一件小事开始，学会付出，善意地看待这个世界，快乐会时时与我们相伴。说到底，拥有快乐其实很简单。

付出爱心，你就种下希望

哈伯德说：“聪明人都明白这样一个真理——帮助自己的唯一办法，就是去帮助别人。”的确，为别人付出爱心，就种下一片希望，也就会品尝到丰收的喜悦。

帮助别人，给予别人方便，才会得到别人的帮助，给自己也带来方便。因为人们都有“相互回报”的心理，你对别人的慷慨付出往往也会得到别人的无偿回报。

一天，一个贫穷的小男孩为了攒够学费正挨家挨户地推销商品。劳累了一整天的他此时感到十分饥饿，但摸遍全身，却只有一角钱。怎么办呢？他决定向下一户人家讨口饭吃。当一位美丽的女孩打开房门的时候，这个小男孩却有点不知所措了，他没有要饭，只乞求给他一口水喝。这位女孩看到他很饥饿的样子，就拿了一大杯牛奶给他。男孩慢慢地喝完牛奶，问道：“我应该付多少钱？”年轻女子回答道：“一分钱也不用付。妈妈教导我们，施以爱心，不图回报。”男孩说：“那么，就请接受我由衷的感谢吧！”说完男孩离开了这户人家。此时，他不仅感到自己浑身是劲儿，而且还看到上帝正朝他点头微笑。其实，男孩本来是打算退学的。

数年之后，那位年轻女子得了一种罕见的重病，当地的医生对此束手无策。最后，她被转到大城市医治，由专家会诊治疗。当年的那个小男孩如今已是大名鼎鼎的霍华德·凯利医生了，他也参与了医治方案的制定。当看到病历上所写的病人的来历时，一个奇怪的念头霎时间闪过他的脑际。他马上起身直奔病房。

来到病房，凯利医生一眼就认出床上躺着的病人就是那位曾帮助过他的恩人。他回到自己的办公室，决心一定要竭尽所能来治好恩人的病。从那天起，他就特别地关照这个病人。经过艰辛努力，手术成功了。凯利医生要求把医药费通知单送到他那里，他在上面签了字。

当医药费通知单送到这位特殊的病人手中时，她不敢看，因为她确信，治病的费用将会花去她的全部家当。最后，她还是鼓起勇气，翻开了医药费通知单，旁边的那行小字引起了她的注意，她不禁轻声读了出来：“医药费——一满杯牛奶。霍华德·凯利医生”。

梵界讲究善恶轮回，因果报应。其实在现实生活中，这种所谓的“因果报应”

只不过是心存感激的受惠者对施惠者的一种报偿而已。对他人施予善行，往往能收到别人更加丰厚的回报。明智的父母都懂得让孩子奉献自己的爱心，帮助别人。帮助别人，就是帮助自己，而我们为别人付出的时候，本身就体验到了生命的快乐和富足。下面要讲的一个故事，再一次说明了这一点。

多年以前，在荷兰一个小渔村里，一个勇敢的少年以自己的实际行动使全世界的人们懂得了无私奉献的报偿。

由于全村的人们都以打鱼为生，而海面上瞬息万变，危机四伏。因此为了应对突发海难，人们建立了自愿紧急救援队。

在一个漆黑的夜晚，海面上乌云翻滚，狂风怒吼，巨浪掀翻了一条渔船，船员的生命危在旦夕。他们发出了 SOS 的求救信号。救援队的船长听到了警报，火速召集自愿紧急救援队的成员，乘着划艇，冲入了汹涌的海浪中。忧心忡忡的村民们都聚集在海边，翘首眺望着云谲波诡的海面，他们每人都举着一盏提灯，为救援队照亮返回的路。

一个小时之后，救援队的划艇终于冲破浓雾，乘风破浪，向岸边驶来。村民们喜出望外，欢呼着跑上前去迎接。当他们精疲力竭地跑到海滩后，却听到自愿救援队的队长宣布：由于救援船容量的限制，无法搭载所有遇险的人，无奈只得留下其中的一个人；否则救援船就会翻覆，那样所有的人都活不了了。

刚才还欢欣鼓舞的人们顿时安静下来，才落下的心又悬到了嗓子眼儿，人们又陷入了慌乱与不安之中。这时，救援队长开始组织另一队自愿救援者前去搭救那个最后留下来的人。16 岁的汉斯自告奋勇地报了名。他的母亲忙抓住了他的胳膊，用颤抖的声音说："汉斯，你不要去。你知道，10 年前，你的父亲就是在海难中丧生的，而3个星期前你的哥哥保罗也出了海，可是到现在连一点消息也没有。孩子，你现在是我唯一的依靠了！求求你千万不要去！"

看着母亲那日见憔悴的面容和近乎乞求的眼神，汉斯心头一酸，泪水在眼中直打转，但是他强忍住没让它流下来。"妈妈，我必须去！"他坚定地答道，"妈妈，您想想，如果我们每个人都说'我不能去，让别人去吧！'那情况将会怎样呢?妈妈，您就让我去吧，这是我的责任。只要有人要求救援，我们就得竭尽全力地去履行我们的义务。"汉斯张开双臂，紧紧地拥吻了一下他的母亲，然后义无反顾地登上了救援队的划艇，冲人无边无际的黑暗之中。10 分钟过去了，20 分钟过去了……一小时过去了。这一个小时，对忧心忡忡的汉斯的母亲来说，真是太漫长了。终于，救援船再次冲破迷雾，出现在人们的视野中。只见汉斯正站在船头向岸上眺望。救援队长把手握成喇叭状，向汉斯高声喊道："汉斯，你找到留下来的那个人了吗？"

汉斯高兴地大声回答："我们找到他了，队长。请您告诉我妈妈，他就是我的哥哥——保罗！"

只有你付出爱心，你才能有收获希望，只有在别人困难的时候，毫不犹豫地伸出救援的双手，在你困难时，你才能得到更多的帮助。

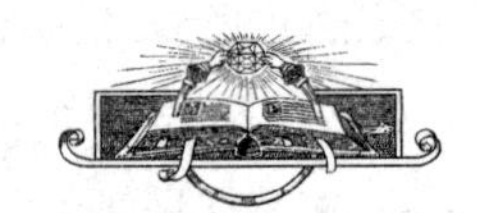

·第三节·

告别自负，不学夜郎自大

自负心理就是盲目自大，过高地不切实际地评估自己的能力，以致失去自知。自负者通常以自我为中心，孤傲、自大是他们惯有的常态，但是自负最终会让人付出惨重的代价。所以，只有握别自负，从孤芳自赏中清醒过来，才能开创人生辉煌。

自负能夺走生命

有人说，自负是我们自掘的一个陷阱，当我们得意忘形的时候，常常堕入其中。自负的人往往自欺欺人，吞掉了苦果还要装出甜蜜的样子；自负害人，它甚至能夺走人的生命。

当许明自杀的消息传遍整个大学校园的时候。人们不禁为之震惊，尤其是熟悉许明的同学、老师和老乡，更为他的轻率而备感痛心。

许明 4 年前以省第一的成绩考入这所重点大学。进校后，学校领导、老师对他倍加重视，他们说“终于有机会发放 5000 元的状元奖金了”。仅他个人的宣传就搞了半学期，许明成为了全校闻名的人物，全校无人不知、无人不晓。

老师的宠爱、同学的羡慕以及一些人的吹捧，让许明有了飘飘然的感觉。他想当然地认为自己是最棒的，从此，他变得极其自负高傲。老师的话他有时还能听进去一些，同学的话他从来就不听完，还总是借机嘲笑、贬低别的同学，对什么事都嗤之以鼻。由于他的过分自负，他没有一个朋友，孑然一身更让他谁也瞧不上眼。每天他想着头顶上省状元的桂冠，自鸣得意。他经常因为觉得老师讲课讲得不好而不去上课，他从不参加集体活动。他时常沉浸于武侠小说、言情小说的世界里而混沌度日。老师为他的滑坡而担忧，经常劝导他要戒骄戒躁，可是他总是把老师的话当作耳边风，他自负地认为，自己这么聪明，对付那些考试是小菜一碟。就这样，虽然他从未在期末考试中持“红灯”，但成绩不容他乐观。自己得不到奖学金，他就说别人只会读死书；自己评不上优秀称号，他就说别人只会溜须拍马、笼络人心。

到了大四，保研名单上自然没有他。他只有两条路可以走，考研，或找工作。然而他仍自负地认为，自己是省状元，我不上研究生谁上。于是，他自负地向全班同学宣称他要考上全国最著名大学的计算机硕士研究生。从此，他也能起早贪黑地学习了，无奈，由于大学期间专业功底太差，他学习起来总是力不从心。3月份公布成绩时他的专业课均没有上线，这无疑是当头一棒。他拿到成绩通知单时如霜打的茄子一般。第二天早上，人们在14层高的办公楼前发现了许明的尸体，他的口袋里装着一份浸透了鲜血的成绩通知单和一封遗书。他说：“因为我知道自己再也骄傲不起来了，对我而言，没有了骄傲就如同剥夺了自己的生命。”

我们在深深惋惜许明年轻的生命的同时，更察觉了人性的深处的悲哀，也许许明到最后也不知道是自负让他失去了生存的勇气，是自负剥夺了他的生存的欲望。

大文豪王尔德说：“人们把自己想得太伟大时，正是以显示本身的渺小。”“人外有人，天外有天”，谁也不是常胜将军。自负者习惯沉浸于虚无的胜利幻想中，他们常常因为一次的成功就自我满足，眼前显现的永远是早已逝去的鲜花与掌声。他们把别人给予他们的荣誉看作是理所当然的，他们不能静下心来想一想如今自己都做了些什么，都收获了什么。自负者总认为曾经的成功能长久，总认为别人一直会甘拜下风。所以，他们自视清高、目中无人，更有甚者非但自己不思进取，还伺机嘲讽别人的努力，最终导致了正常心理的扭曲。

盲目自负让你失去更多

许多人总是把自负当成是激励自己继续努力和赖以为生的精神动力，事实上，自负是一种精神与心灵上的盲目。

盲目地自负，会使人看不到自己的不足，容易失败。所以我们应该尽量减少这种盲目的自负，我们可以从以下几方面去做：

第一个方面，对别人的批评虚心接受。自负者的致命弱点是不愿改变自己的态度或接受别人的观点，接受批评即是针对这一弱点提出的方法。它并不是让自负者完全服从于他人，只是要求他们能够接受别人的正确观点，通过接受别人的批评，改变过去固执己见、唯我独尊的形象。

比尔·盖茨曾说："如果我们有了一点成功便觉得了不起，这是不可取的行为。然而如果我们为自己的成功自鸣得意时，有一个人来教训我们一番，那么，我们就可以称之幸运了。"

肖恩是一个刚刚毕业的大学生，不但面貌英俊，而且热情开朗。他决定找一份与人交往的工作，以发挥自己的长处。很快，他就得到一个好机会—— 一家五星级宾馆正在招聘前台工作人员。

肖恩决定去试试，于是第二天清早就去了那家宾馆。主持面试的经理接待了他。看得出来，经理对肖恩俊朗的外表和富有感染力的热情相当满意。他拿定主意，只要肖恩符合这项工作的几个关键指标的要求，他就留下这个小伙子。

他让肖恩坐在自己对面，并且开门见山地说："我们宾馆经常接待外宾，所有前台人员必须会说4国语言，这一指标你能达到吗？"

"我大学学的是外语，精通法语、德语、日语和阿拉伯语。我的外语成绩是相当优秀的，有时我提出的问题，教授们都支支吾吾答不上来。"肖恩回答说。事实上，肖恩的外语成绩并不突出，他是为了获取经理的信赖，自己标榜自己。但显然，他低估了经理的智商。事实上，在肖恩提交自己的求职简历时，公司已经收集了有关的详细信息，其中包括肖恩的大学成绩单。

听了肖恩的回答，经理笑了一下，但显然不是赏识的笑容。接着他又问道："做一名合格的前台人员，需要多方面的知识和能力，你……"经理的话还没说完，肖恩就抢先说："我想我是不成问题的。我的接受能力和反应能力在我所认识的人中是最快的，做前台绝对会很出色的。"

听完他的回答，经理站了起来，并且严肃地对他说："对于你今天的表现，我感到很遗憾，因为你没能实事求是地说明自己的能力。你的外语成绩并不优秀，平均成绩只有70分，而且法语还连续两个学期不及格；你的反应能力也很平庸，几次班上的活动你都险些出丑。年轻人，在你想要夸夸其谈时，最好给自己一个警告。因为每夸夸其谈一次，诚实和谦逊都要被减去10分。"

在我们的生活中，像肖恩这样的人并不少见。很多人只知吹嘘自己曾经取得的辉煌，夸耀自己的能力学识，以为这样可以博得别人的好感和赞扬，赢得别人的信任，但事实上，他们越吹嘘自己，越会被人讨厌；越夸耀自己的能力，越受人怀疑。

谦逊基于力量，自负基于无能。夸耀自己和自我表扬并不会为我们赢得好的机会，只会断送我们的前程。因为一个喜欢标榜自己的人，往往会失去朋友——

没有人喜欢和一个自我表扬的人在一起，失去别人的信任——别人不但对你的能力产生怀疑，更严重的是你的品德和灵魂也会遭人批评。无疑，一个没有好人缘、不可信的人是永远也不会与成功邂逅的。

俄国作家契诃夫曾说："人应该谦虚，不要让自己的名字像水塘上的气泡那样一闪就过去了。"如果你认为自己拥有广博的知识、高超的技能、卓越的智慧，但如果没有谦虚镶边的话，你就不可能取得灿烂夺目的成就。你要永远记住："伟人多谦逊，小人多骄傲。太阳穿一件朴素的光衣，白云却披了灿烂的裙裾。"

谦虚永远有益

达·芬奇曾经说过："浅薄的知识使人骄傲，丰富的知识则使人谦逊，所以空心的禾穗高傲地举头向天，而充实的禾穗则低头向着大地，向着它们的母亲。"谦逊不仅是一种美德，还是你无往不胜的要诀，因为谦和、温恭的态度常常会使别人难以拒绝你的要求，这也是巨大收获的开头，正如亚里士多德所说："对上级谦恭是本分，对平辈谦逊是和善，对下级谦逊是高贵，对所有的人谦逊是安全。"

谦逊就像跷跷板，你在这头，对方在那头。只要你谦逊地压低了自己这头，对方就高了起来，而这最终会为你打开成长之门。

有人问苏格拉底是不是生来就是超人，他回答说："我并不是什么超人，我和平常人一样。有一点不同的是，我知道自己无知。"这就是一种谦卑。无怪乎，古罗马政治家和哲学家西塞罗会说:"没有什么能比谦虚和容忍更适合一位伟人。"

一颗谦逊的心是自觉成长的开始，就是说，在我们承认自己并不知道一切之前，不会学到新东西。许多年轻人都有这种通病，他们只学到一点点，却自以为已经学到一切。他们的心关闭起来，再没有东西进得去，他们自以为是万事通，这就会成为我们所会犯的最严重的错误。

西方哲学家卡莱尔说："人生最大的缺点，就是茫然不知自己还有缺点。"因为人们只知道自我陶醉，一副自以为是、唯我独尊的态度，殊不知这种态度会遭到多数人的排斥，使自己处于不利地位。

老子曾用"水"来叙述处世的哲学："上善若水，水善利万物而不争。"意思是说，上善的人，就好比水一样，水总是利万物的，而且水最不善争。水总是往下流，处在众人最厌恶的地方，注人最卑微之处，站在卑下的地方去支持一切。它与天道一样恩泽万物，所以水没有固定的形状，在圆形的器皿中，它是圆形；

放入方形的容器，则是方形。它可以是液体，也可以是气体、固体。这正是我们必须学习的“谦逊”。

《荀子》中记载了一段故事：

有一天，孔子参观鲁国的宗庙，留意到一种叫“欹器”的装水容器。便叫弟子倒水进去。水一倒满，欹器立刻翻覆。孔子看了，便感慨地说：“啊！是装满就会翻覆的东西。”

《菜根谭》中有句话说：“欹器以满覆。”简单地说，也是告诫人不可太自满，所谓“谦受益，满招损”就是这个道理。《易经》亦云：“人道恶盈而好谦。”你可以豪气万千，但绝不能傲气半分，纵然有超人的才识，也要虚怀若谷。

就整个人类发展史而言，虽说人类已经有几千年的文明史，而实质上我们仍处于创世纪的熹微中。一旦我们意识到我们身边所有的一切——无论是朝阳的灿烂辉煌，还是银河的博大深邃——一种敬畏与谦逊之感怎会不从心底升起?

事实上，谦逊是通往进步之门的钥匙。没有谦逊，我们就会太过自满，以致不敢去面对今后的挑战。没有谦逊，我们就不会睁大两眼满怀好奇地去探索新的领域。如果我们不能保持谦逊的态度，我们或许就不敢承认错误，找出解决问题的方法，重新开始。

谦逊意在表明上帝无限地超越我们曾经对他作出的任何评说，无限地超越人类的理解与悟性。只有我们认识到这一点并且愈加谦逊，我们才能搬开前进道路上由我们的“自我”设置的绊脚石。

只有保持谦逊，我们才可能有相互学习的机会，因为，谦逊使我们相互之间敞开心扉，并使我们能够从他人的角度看待事物；只有保持谦逊，我们才可能坦诚地与他人交换意见；只有保持谦逊，我们才可能避免犯下傲慢与褊狭的罪恶，并避免争端。

·第四节·

鼓起勇气，与羞怯说再见

古代说女子之美，有对“犹抱琵琶半遮面”的羞涩之态的赞叹，也有“女人含而不露、谓之羞也”的说法。现代也有形容女人未见开口先绯红满面的羞态。但是凡事有法度，如果见到什么人遇到什么事，总感到有一种无形的压力，甚至不敢对视对方的目光，面红耳赤，虚汗直冒，心里发慌，那就是一种病态的羞怯心理了。这种心理往往影响自己与他人的正常交流，甚至会成为自己发展的障碍。所以，我们一定要从此时开始，鼓起勇气与羞怯说再见。

脸颊为谁而红

步入社会后，在人前易脸红的毛病不堪其苦。明明知道并没有什么可怕的，也想改变自己，自如地与人交往，但就是做不到。有时同不太熟悉的人交谈，本来还好好的，突然心里“咯噔”一下，心跳加快，一股热血直往脸上冲，自己难堪不说，还叫别人莫名其妙，常常被别人笑话，致使与人交往时几乎成了惊弓之鸟，不敢与人交往。但又渴望与人交往，在你的身体里常常经历着两个不同自我的战争：一个害羞、懦弱、缺乏自信，一个则强迫自己去改变自己。所以感到生活真是太沉重、太累了，这是因为害羞过度，已经发展到了一种病态的羞怯心理。

潘亮是一名刚步入工作岗位的小伙子。尽管已经大学毕业参加了工作，但他对与其他人交往有一种恐惧感，见到人脸就红。尤其是陌生人，如果与他们在一起时，他便会感到一种莫名其妙的紧张，脸红得能够滴出血来。当他与别人并肩而坐的时候，心中总是想要看看别人，这种欲望很强，但又因为恐惧而不敢转过脸去看。如因有事必须与他人接触时，不论对方是男是女，潘亮一走近对方，便感到心慌、神情紧张、面部发热，不敢抬头正视对方。如果与陌生人坐在一起，相距两米左右时，他就开始感到焦虑不安、手心出汗，神情也极不自然。由于这一原因，他很害怕与别人接触，进而害怕到出去做业务，这影响了他的工作成绩和正常的生活，潘亮的内心感到非常痛苦。

每个人在与自己不熟悉或比较重要的人交往时，都会出现一种紧张或激动感，并反射性地引起人体交感神经兴奋，去甲肾上腺素等茶酚胺类物质分泌增加，从而使人的心跳加快，毛细血管扩张，即表现为脸红。这本是人际交往中的一种正常反应，随时间推移会习以为常。但由于你缺乏自信，因而特别注意别人对你的评价，注意自己在别人面前的表现，以致对脸红特别在意。害怕别人会因此议论你，想自己不脸红，但又无法消除，见人脸红便成了你的心病。与人交往前你便担心自己会脸红，交往时更是认真体验自己有无脸红，时间一长，就在大脑的相应区域形成了兴奋点，只要你一进入与人交往的环境，就会出现脸上发热感和内心的焦虑不安，加上别人对此的议论或讥笑，更使你紧张不安，惧怕见人，从而形成一种羞怯的心理。

羞怯心理会阻碍你人生的发展，束缚你前进的脚步。所以，一定要从内心克服羞怯，勇敢地面对生活中的任何人和事。

羞怯为精神作茧

羞怯是一种难以描绘的情感屏障，是人人都能触及到的精神茧壳。而人往往又在这种心理的网罗下作茧自缚，所以，要破茧成蝶，就要打开束缚，勇敢地面对生活。

“真的，我本应该非常快乐，”一位女孩曾经对心理医生这样说道，“但是，我却并不快乐。一种可怕的害羞使我每次发现他人看着我的时候都会羞红了脸。我该怎样做呢？”

马克·吐温说，人类是唯一会羞怯的动物，人类有时也需要羞怯一点。可是，人们却不应该在正常行事的过程中羞怯，但同时也不应该在一个连动物都会害羞的场合下无动于衷。

同样，羞怯是一种痛苦，它使我们变得懦弱、不安、不快。我们会感觉自己很愚蠢，像一只被观赏玩弄的动物一样。但是，害羞是可以克服的。当然，这不是一蹴而就的事情，否则我们就会发展到一个极端，这是更可怕的，尤其是对别人来说。

萧伯纳在年轻的时候非常害羞，有一次，他到一条街去付账，他甚至会在街上来回走，没有勇气去敲门。

今天，人们可以对萧伯纳作出很多种评价，但是没有人会说他害羞。他之所以喜欢做惊人之举，从心理学的角度讲，是为了弥补自己的害羞。

在美国有40%的成年人有羞怯表情，在日本60%的人为自己害羞，在我国则几乎所有的人都有羞怯的时候，连宋代大诗人苏轼也曾有过“归来羞涩对妻子”的尴尬场面。心理学家认为，羞怯心理并不都是消极的，适度的羞怯心理是维护人们自尊自重的重要条件。有人调查表明，羞怯的人能体谅人，比较可靠，容易成为知心朋友；他们对爱情比较忠诚。女性适度的羞怯，可以使之更显得温柔和富有魅力。一个害羞的女大学生对潇洒的男子来说其吸引力可超过一个漂亮的交际花。当然，这里讲的是“适度”，如过于羞怯，那就有了心理障碍。

我们如何才能控制自己害羞的情绪呢？答案就是：不要再考虑自己，下定决心，勇敢地着手做自己不敢做的事情。

下定决心去做自己不敢于做的事情。当然，这样做最初是很困难的，但是，如果我们能够勇敢地面对我们感到害羞的事情，我们可以控制它。摆脱自我约束即便不是最重要的艺术，也是人生的首要艺术。

8种技巧让你远离羞怯

现代社会，交际能力愈来愈显得重要，但相当一部分人有不同程度的羞怯心理，从而给交际带来了障碍。

成年人的害羞比例比青少年要小。但这并不是说随着年龄的增长，羞怯感会自动消失。必须采取一些克服它的办法才行。

先天羞怯的人通常需要进行某种松弛训练，如做深呼吸运动等。他们需要学会如何使自己镇静下来。无论是先天羞怯还是后天羞怯，都需要接受一些社交训练，如练习同陌生人交谈。害羞者可以从非常具体的目标做起：“某天我将向一个陌生人作自我介绍。”然后，就事先背诵或练习谈话内容，想好话题。

后天羞怯的人需要更实际地估价自己。如果他们注意一下其他人，就会发现自己并不是想象的那样糟。

从心理学的角度看，羞怯起因于许多事情，同样，克服羞怯的方法也有很多，以下技巧可以让你远离羞怯。

（1）做一些克服羞怯的运动。例如：将两脚平稳地站立，然后轻轻地把脚跟提起，坚持几秒钟后放下，每次反复做30下，每天这样做二三次，可以消除心神不定的感觉。

（2）害羞使人呼吸急促，因此，要强迫自己做数次深长而有节奏的呼吸，这可以使一个人的紧张心情得以缓解，为建立自信心打下基础。

（3）改变你的身体语言。最简单的改变方法就是SOFTEN——柔和身体语言，它往往能收到立竿见影的效果。所谓“SOFTEN”，S代表微笑；O代表开放的姿势，即腿和手臂不要紧抱；F表示身体稍向前倾；T表示身体友好地与别人接触，如握手等；E表示眼睛和别人正面对视；N表示点头，显示你在倾听并理解它。

（4）主动把你的不安告诉别人。诉说是一种释放，能让当事人心理上舒服一些，如果同时能获得他人的劝慰和帮助，当事人的信心和勇气也会随之大增。

（5）循序渐进，一步步改变。专家告诉我们，克服害羞是一项工程，也是一场我们一定能够打赢的战斗，每一个胜利都是真实可见的，只要我们去做。

（6）学会调侃。首先得培养乐观、开朗、合群的性格，注重语言技术训练和口头表达能力，还要去关注社会、洞察人生，做生活的有心人。

“调侃”，对于害羞的人而言，是一味效果很不错的药剂。服了它，你的一句话，可能就会让生活充满情趣，让你自己也充满自信。

（7）讲究谈话的技巧。在连续讲话中不要担忧中间会有停顿，因为停顿一会儿是谈话中的正常现象。在谈话中，当你感觉脸红时，不要试图用某种动作掩饰它，这样反而会使你的脸更红，进一步增加你的羞怯心理。想到羞怯并不等于失败，这只是由于精神紧张，并非是不能应付社交活动。

（8）学会克制自己的忧虑情绪。凡事尽可能往好的方面想，多看积极的一面。平时注意培养自己的良好情绪和情感，相信大多数人是以信任和诚恳的态度来对待自己的，不要把自己置于不信任和不真诚的假定环境中，那样，对别人就总怀有某种戒备心理，自己偶有闪失或者并无闪失，也生怕别人看破似的，这样自己就会惶惶然，更加重羞怯心理。人们可以通过意志的力量来改变自己性格上的许多东西，克服诸如优柔寡断、神经过敏、胆怯等不良心理。一些知名演员、演说家、教师，在青年时代曾是胆怯害羞的人，但是后来他们却能在大庭广众之下口若悬河，就是他们意识到非克服害羞心理不可所取得的成效，而非佼佼者的得天独厚。事先做好准备，答题时就会应对自如；熟记演讲内容，演讲时便会口若悬河；发言开口时声音洪亮，结束时也会掷地有声。除了这些“策略”与“技巧”之外，更重要的，是要培养自己各方面的能力，因为有能力才会有自信，才能克服自卑、羞怯的心理。

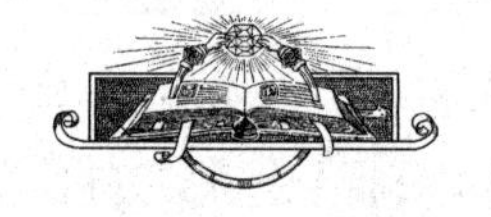

·第五节·

平息暴躁，做事要计后果

俗话说，“怒从心头起，恶向胆边生”。暴躁是一种特殊情况下痛苦和压抑毫无理性的释放。暴躁是在听到不顺耳的话或遇见不如意的事的时候，火气不加克制地喷放。暴躁的人，容易让健康过早地逝去，而且经常表现为精神恍惚、无精打采的状态。平和是化解暴躁的一剂良药，只要拥有了平和，我们就能抚平一颗暴躁心。

暴怒最终伤害的是自己

生活中，到处都充满了忙碌和重复的事情，面对无变化的生存和工作环境，人难免烦躁，从而脾气就随着变坏。然而，一次、两次地爆发后，如果你还不加以克制，那么演变下来，就会养成暴躁的习惯。我们并非生活在真空，因而人生总会有阻力，有逆风，如果遇到不如意的事情就如爆竹一样炸裂，那么恐怕受伤的不仅仅是身体，更是毁了前程。

1943年，二战著名将领巴顿在去战后医院探访时，发现一名士兵蹲在帐篷附近的一个箱子上，显然没有受伤，巴顿问他为什么住院，他回答说：“我觉得受不了了。”医生解释说他得了“急躁型中度精神病”，这是第三次住院了，巴顿听罢大怒，多少天积累起来的火气一下子发泄出来，他痛骂了那个士兵，用手套打他的脸，并大吼道：“我绝不允许这样的胆小鬼躲藏在这里，他的行为已经损坏了我们的声誉！”说完气愤地离开……第二次来，又见一名未受伤的士兵住在医院里，顿时变脸，问：“什么病？”士兵哆嗦着答道：“我有精神病，能听到炮弹飞过，但听不到它爆炸。”（炸弹休克症）巴顿勃然大怒，骂道：“你这个胆小鬼！”接着打他耳光，“你是集团军的耻辱，你要马上回去参加战斗，但这太便宜你了，你应该被枪毙，说着抽出手枪在他眼前晃动……”很快巴顿的行为传到艾森豪威尔耳中，他说：“看来巴顿已经达到顶峰了……”狂躁易怒的性格，使本有前途的巴顿无法再进一步，面对有心理障碍的士兵，不是认真了解情况，加以鼓励，而是大打出手，完全失去了一个指挥官应有的风度修养，破坏了在人们心目中的形象，因此失去了攀上顶峰的机会，为其“遗憾”之余，不禁想起了一句话：性格决定命运。

有这样一个妈妈，她根本不能控制自己的脾气。每当孩子淘气时，她总是大发脾气。可是，她越是发脾气，孩子们就越淘气。她惩罚他们，把他们关在屋里，大声叫骂，激怒不已。她当妈妈，带孩子，就如同带兵打仗一样。她每天重复着大声叫骂，一天天下来，她犹如从战场归来，累得筋疲力尽。

然而，愤怒就是这样捉弄人，孩子们知道淘气妈妈会骂、会惩罚，然而只要妈妈还在骂，他们就继续着他们的淘气。要知道愤怒根本不能改变别人，只能使别人更想控制动怒的人。如果要孩子们说出他们为什么要淘气，他们或许会这样告诉你：

“不管我们做什么，哪怕说一句不好的话，做一点点错事，就可以让妈妈气得发昏。就会在屋里给关一会儿，那是无所谓的，因为一会儿我们又自由了，而且又要挨骂了，骂过之后就好了。我们以这么低的代价就在感情上完全控制了她！既然我们对妈妈仅能施加很小影响，我们应多这样逗逗她，看看她会气成什么样。”

我们暂且不管妈妈与孩子谁是谁非，但我们可以看出，在生活中，不管对什么人暴怒，它只能使对方自行其是。而暴躁脾气的人只能独自忍受因暴躁留给自己的伤害。

暴躁让脾气成为真正的赢家

人生会遇到许多恶意的指控、陷害，如果因为这些而大动肝火，只会让事情越来越不可收拾。所以，生活中，只有能调控自己脾气的人才是真正的主人。然而，稍一放纵，你的脾气就可能战胜了你成为了真正的赢家。

在20世纪60年代早期的美国，有一位很有才华、曾经做过大学校长的人，竞选美国中西部某州的议会议员。此人资历很高，又精明能干、博学多识，看起来很有希望赢得选举的胜利。但是，在选举的中期，有一个很小的谣言散布开来：三四年前，在该州首府举行的一次教育大会中，他跟一位年轻女教师“有那么一点暧昧的行为”。这实在是一个弥天大谎，这位候选人对此感到非常愤怒，并尽力想要为自己辩解。由于按捺不住对这一恶毒谣言的怒火，在以后的每一次集会中，他都要站起来极力澄清事实，证明自己的清白。其实，大部分的选民根本没有听到过这件事，但是，现在人们却愈来愈相信有那么一回事，真是愈抹愈黑。公众们振振有词地反问：“如果你真是无辜的，为什么要百般为自己狡辩呢？”如此火上加油，这位候选人的情绪变得更坏，也更加气急败坏、声嘶力竭地在各种场合下为自己洗刷，谴责谣言的传播。然而，这却更使人们对谣言信以为真。最悲哀的是，连他的太太也开始转而相信谣言，夫妻之间的亲密关系被破坏殆尽。最后他失败了，从此一蹶不振。

在战场所向披靡的拿破仑曾经说过：“我就是胜不了我的脾气。”可见，人往往很难战胜自己的脾气。在怒火中烧、一触即发的时刻，是否会想到“脾气来了，福气就没了”的道理。

有一位脾气暴躁的经理，早上一起床，发现快要来不及上班了，便急急忙忙地开着车往公司急奔。

一路上，为了赶时间，这位经理连闯了几个红灯，终于在一个路口被警察拦了下来，给他开了罚单。

这样一来，上班更是要迟到了。到了办公室之后，这位经理有如吃了火药一般，看到桌上放着几封昨天下班前便已交代秘书寄出的信件，经理更是生气，把秘书叫了进来，劈头就是一阵痛骂。

秘书被骂得颇有些莫名其妙的感觉，拿着未寄出的信件，走到总机小姐的座位，照样是一阵狠批；秘书责怪总机小姐昨天没有提醒她寄信。

总机小姐被骂得心情恶劣之至，便找来公司内职位最低的清洁工，借题发挥，对清洁工的工作没头没脑地又是一连串声色俱厉的指责。

清洁工底下，没有人可以再骂下去，她只得憋着一肚子闷气。

下班回到家，清洁工见到读小学的儿子趴在地上看电视，衣服、书包、零食，丢得满地都是，当下逮住机会，便把儿子好好地修理了一顿。

儿子电视也看不成了，愤愤地回到自己的卧房，见到家里那只大懒猫正盘踞在房门口，儿子一时怒由心中起，立即狠狠地踢了一脚，把猫儿给踢得远远的。

猫儿无言，成了发泄的工具。

由此我们看到脾气暴躁的人，容易迁怒周遭所有的人、事、物，这是自古而然的，所以孔子才会称赞颜回：“不迁怒，不贰过！”

控制自己的暴躁，不要怒火中烧

能够自我控制是人与动物的最大区别之一。脾气的好坏，全在自己。只要懂得克制，脾气这匹烈马就会被紧紧牵住，无法脱缰招惹是非。但克制只是治标不治本的方法，真正的良药在于拥有一个平和的心灵，只有平和才是脾气最好的转换器。

乔治·罗纳在二战期间被迫逃往瑞典，之前他曾在维也纳当过很多年的律师，人生阅历和生活阅历都很丰富。到了瑞典，他已身无分文，他必须找一份工作养活自己。

他学过好几种外语，既能说又能写，因而他想到一家进出口公司找份秘书工作。他给很多公司写信，表明了自己的想法，绝大多数公司回信告诉他，现在处于战争时期，他们不需要这类职员，不过他们已把他的名字存入档案。

其中有一封回信这样写道：“你对我生意的了解完全错误，你既错又笨，我根本不需要任何替我写信的秘书。即使需要，我也不会请你，因为你甚至连瑞典文都写不好，信里全是错字。”

乔治·罗纳读完这封信后怒火中烧，他简直要疯了。这个人也太讨厌了，自己的瑞典文写得狗屁不通，错误百出，还有资格指责别人，太狂妄了。于是他也写了一封信，想气气那个讨厌的家伙。

他转念又想：等一等，我怎么知道这个人说得不对呢？我学过瑞典文，可是它不是我的母语，或许我真犯了很多我不知道的错误。如果这样的话，我想找到一份工作，就必须努力学习。这个人可能帮我一个大忙，尽管他本意并非如此。他用这种难听的话表达意见，或许自有他的道理，我应该写封信感谢他一番。于是，他写了一封感谢信。

后来，他竟然被这家公司聘用了。

平息了怒火，换回了前程，有这样一种交换，你又何必抱着暴躁死守不放？

汽车大王亨利·福特的发迹就源于他的自我克制。

在亨利·福特还是一个修车工人的时候，有一次刚领了薪水，兴致勃勃地到一家他一直十分向往的高级餐厅吃饭。年轻的亨利·福特在餐厅里呆坐了差不多

15 分钟，没有服务生过来招呼他。最后，餐厅中的一个服务生看到亨利·福特独自一人坐了那么久，才勉强走到桌边，问他是不是要点菜。

亨利·福特连忙点头说是，只见服务生不耐烦地将菜单粗鲁地丢到他的桌上。亨利·福特刚打开菜单，看了几行，就听见服务生用轻蔑的语气说道："菜单不用看得太详细，你只适合看右边的部分（意指价格），左边的部分（意指菜名），你就不必费神去看了！"

亨利·福特惊愕地抬起头来，目光正好看到服务生脸上满是不屑的表情，当下使得亨利·福特非常地生气。恼怒之余，不由自主地便想点最贵的大餐。但转念，又想起口袋中那一点点可怜微薄的薪水，不得已，咬了咬牙，亨利·福特只点了一个汉堡。

服务生从鼻孔中"哼"了一声，傲慢地收回亨利·福特手中的菜单。

在服务生离去之后，亨利·福特并没有因为花钱受气而继续恼恨不休。他反倒冷静下来，仔细思考，为什么自己总是只能点自己吃得起的食物，而不能点自己真正想吃的大餐。

亨利·福特当下立志，要成为社会中顶尖的人物。从此之后，他开始朝梦想前进，由一个平凡的修车工人，逐步成为叱咤风云的汽车大王。

人生需要"不以物喜，不以己悲"的平和，要做到处颓势不倒，处逆境不躁，心静若止水才能明察秋毫。静如止水还要守住一份寂寞，忍耐一份孤独。不要随波逐流，别人做成的事，你不要羡慕，因为你不一定能做。守住自己擅长的领域，保持一个平和的心态，不被外界纷扰打乱自己的心情。

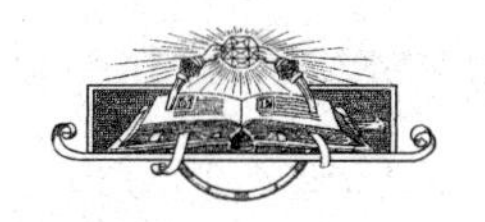

·第六节·

纠正偏执，勿使人生败走麦城

偏执是不可小觑的缺陷。具有偏执性格的人，往往是高度的敏感，对别人小小的伤害和嘲讽常耿耿于怀，而且思想行为极其固执孤僻，对别人的成功常抱怀疑和猜忌的态度，总之，偏执是一种可怕的病态心理。所以我们一定要结束固执的心理，改变能改变的一切，容纳不能改变的一切，摆正心态、从容生活。

偏执诞生“狂妄”

一个人有主见，有头脑，不随声附和，不人云亦云，我们说这是值得称道的好品质。但是固执己见、自以为是就不被人认可了，而且长期的偏执，还会产生刚愎自用的性格。

项羽英勇善战，堪称英雄，但他为人刚愎自用，一意孤行，以至于鸿门宴上失掉机会，关键时刻失掉谋臣，最终一败涂地。

公元前204年初，楚、汉两军在荥阳、成皋一带相持。项羽兵围荥阳，截断汉军粮道，刘邦的形势非常危急。

汉军缺粮，时间一久，就难以固守，于是派出使臣向项羽议和，提出荥阳、成皋一线以东归楚，以西归汉，以鸿沟为界，两国就此罢兵，分而治之。项羽听了使者的话，就想议和。范增进言道：“刘邦即将兵败，今日不杀，日后必悔。当初在鸿门宴上，你已经失了一次机会，此时再不灭掉刘邦，将来就必定要被刘邦所灭。”项羽听了他这番话，觉得十分有道理，于是拒和，发兵猛攻荥阳。

刘邦见议和不成，在荥阳城内整日忧心忡忡。一次他对陈平说：“天下纷纷，究竟何时得了？”陈平说道：“大王所虑无非是那项王，我料项王良将并不多。项羽生性多疑，刚愎自用，不能明察人事，大王若肯捐弃臣金，贿通楚人，流言反间，使项羽君臣相疑，然后乘机进入，破楚就容易了。”

刘邦听后，连说：“金银何足惜，只要能破楚兴汉，财物尽管用。”便命左右取出黄金四万两，交与陈平，叫他按计行事。

陈平受金退出，回到住所，立即唤来几名心腹小校，叫他们扮成楚军模样，怀金出城，混入楚营，贿赂楚王左右，散布谣言。数日后，楚营中流言四起，说钟离昧自恃功多，得不到分封，将要联汉攻楚。这事正是项羽所担心的，如今出了这样的传言，项羽不得不相信，所以处处提防钟离昧。

为了弄清真相，项羽决定以议和为名，遣使入汉，顺便探察城内虚实。陈平听说楚使要来，正中下怀，便和刘邦布好圈套，专等楚使上钩。

楚使进入荥阳城，便往汉王府拜见刘邦。刘邦假装酒醉，敷衍数语后，便命陈平将楚使带出。

陈平将楚使带入宾馆，留他午宴，两人静坐片刻，一班仆役已将美酒佳肴摆好。陈平装作自己只是替刘邦招待客人，并不认识来使，于是问道：“范亚父可好！是否带有亚父手书？”楚使一愣，突然明白了是怎么回事，正色道：“我是受楚王之命前来议和的，并非由亚父所派遣。”

陈平听了，故作惊慌的样子，立即掩饰说：“刚才说的是戏言，原来是项王使臣！”说完，起身走出。楚使正想用餐，不料一班仆役进来，将满桌的美食全部抬出，换上了一桌粗食淡饭。楚使见了，不由得怒气上冲，当即拍案而起，不辞而别，饿着肚皮返回了楚营。

一到楚营，楚使立即去见楚王，将自己的所见所闻添油加醋地告诉了项羽，并特别提醒项羽，范增私通刘邦，要时刻注意提防。

项羽听后，勃然大怒道：“前日我已听到传闻，今日看来，这老匹夫果然私通刘邦。”当即就要派人将范增拿来问罪，还是左右替范增排解，项羽这才暂时忍住，但对范增已不再信任。

范增对项羽一直忠心耿耿，他见项羽为议和又放松攻城，便找到项羽，劝他加紧攻城。项羽不禁怒道：“你叫我迅速攻破荥阳，恐怕荥阳未下，我的头颅就要掉了！”范增见项羽无端发怒，一时摸不着头脑，但他知道项羽性格多疑而刚愎自用，肯定是听到了什么流言，对自己也产生了戒心。想起近年自己对项羽忠心耿耿，一心助楚灭汉，但项羽不听忠言，反而怀疑自己，范增十分伤心。他再也耐不住了，便向项羽辞别，项羽也未挽留，任他自去，自此项羽失掉了最重要的谋臣。

项羽的刚愎自用与偏执的心理让他失去了最重要的谋臣，同时也为我们敲响了警钟，人生容不得狂妄，而来自于偏执的狂妄更是让人死守一隅，把自己的偏见当成至理名言，如果不纠正这种“项羽遗风”，就很可能误入人生的狂妄偏执的峭壁，让自己进退维谷，痛苦不堪。

不要死钻牛角尖

从小我们就懂得“滴水穿石”、“绳锯木断”的道理，它们无一不在说明坚持不懈带来的成功，那些“半途而废”的行为让人惋惜，然而生活中就有些事情需要“半途而废”的精神，它带给我们的就是变通，不钻牛角尖，不一条路走到黑，不一个眼打井，就是不让我们固守一成不变的东西，这也是人生应该掌握的改变固执的智慧。

从前，村庄里有一位对上帝非常虔诚的牧师，40 年来，他照管着教区里的人，施行洗礼，举办葬礼、婚礼，抚慰病人和孤寡老人，是一个典范的圣人。有一天下起雨来，倾盆大雨连续不停地下了 20 天，水位高涨，迫使老牧师爬上了教堂的屋顶。正当他在那里浑身颤抖时，突然有个人划船过来，对他说道：“神父，快上来，我把你带到高地。”

牧师看了看他，回答道：“我一直按照上帝的旨意做事，我真诚地相信上帝，因为我是上帝的仆人，因此你可以驾船离开，我将停留在这里，上帝会救我的。”

那人划着船离去了。半天之后，水位涨得更高，老牧师紧紧地抱着教堂的塔顶，水在他的周围打着旋转。这时，一架直升机来了，飞行员对他喊道：“神父，快点，我放下吊架，你把吊带在身上安好，我们将把你带到安全地带。”对此老牧师回答道：“不，不。”他又一次讲述了他一生的工作和他对上帝的信仰。这样，直升机也离去了，几个小时之后，老牧师被水冲走，淹死了。

因为是一个好人，他直接升入天堂。他对自己最后的遭遇颇为生气，来到天堂时，情绪很不好。他气冲冲地在天堂中走着，突然间碰到了上帝，上帝说道：“麦克唐纳神父欢迎你！”老神父凝视着上帝，说：“40 年来，我遵照你的旨意做事，而当我最需要你的时候，你却让我被淹死了。”

上帝微笑着说："哦！神父，请原谅，我确信我给你派去了一条船和一架直升机，是你的偏执害了你。"

的确，偏执者坚持己见，缺乏变通的智慧，因而常常正邪不分，忠奸不辨。没有见识，就不能观其人，听其言，察其行，因此就不能知彼知己，不能客观、公正地判断一切人或事，这样势必后患无穷。

有一个大学生，爱上了他的一个女教师。这个女教师虽说还只有30来岁，可结婚已经两年了。所以，这个学生对她的爱，应该说无论如何是没有指望的。

可是，这个学生却十分执著于自己的这种所谓爱情，不顾一切地追求这位女教师，又写情书、又送鲜花，还跑到她家里去，弄得她十分恼怒。后来女老师的丈夫知道了，狠狠教训了他一通。可是，他还是不知回头，依然写情书、送鲜花，痴情不改，执著得像个不怕牺牲的斗士，一直闹到神经错乱，被送进精神病院为止。

这个大学生的这种执著，就是一种死钻牛角尖的偏执。

偏执心理是一种病症，患上这种病的人，往往走极端，死不回头，还自以为是，分明是自己做错了，却总觉得是别人不对；当自己不能和别人取得一致意见时，从来不反思自己的对错，而总是去探究别人做错了什么。

所以，生活中我们一定要学会变通，不要一味地坚持自己认为正确的道路，有时换一种方向，天地会更开阔。

克服偏执，心随境迁

生活中，不可能事事顺心如意，也不可能一切永不改变，固有的规律和经验，不一定适用于变化的世界。所以不要完全相信自己的经历，要克服刻板的态度，灵活地面对人生。只有这样才会不死抱原有的看法不变。诚然，摒弃偏执似乎不能做到，但克服偏执，做起来就不那么难，随时随地接受别人的意见和外界已成的状况，我们就能避免更多的挫折和失败，更接近成功的终点。

汉朝陈平，先是为魏王做事，因为犯了错，所以一直得不到重用，他离开了魏王投奔了项羽，结果项羽又不赏识他，他又通过魏无知介绍来到了刘邦身边，刘邦任命他为都尉参乘典护军。周勃等人很不服气地问刘邦："陈平虽然外表长得好看，但未必有什么真才实学。听说他在家时与他嫂子私通，跑到魏国，魏王不信任他，又跑到楚王那里，楚王还是不用他，现在他又来归附您，您这么器重他，任命他很高的官职，来监督各部将领。我们听说陈平收受将领们送的金钱，谁送得多，他就对谁好；谁送得少，就给予极差的待遇。可见陈平是个反复无常的小人，还望大王明察。”刘邦于是也开始怀疑陈平了，他找来引荐陈平的魏无知，批评他举荐不力，魏无知说：“我推荐陈平，是因为他有才能，可以辅助你成就大业。而您今天问的是他的品行，如果今天有道德非常高尚的人，可是他们没有决定您命运胜负的能力，您会去用他们吗？现在楚汉相争，我举荐有奇谋异计的人，只是考虑他们的谋略是否对国家有利，而不去考虑他是否与嫂子私通、是否收取了贿赂。”汉王觉得魏无知的话有道理，于是又把陈平找来责问他说：“你侍奉魏王没侍奉好，投奔项王又不长久，现在又来到我这里，守信义的人难道总是这样三心二意吗？”陈平回答说：“我侍奉魏王，可是魏王不采纳我的主张，所以我又转投项王。项王不重视、不相信人才，他只看重项姓本家人或他妻子的兄弟。我听说汉王能够量才用人，所以就来归附大王了。我空手而来，不接受金钱，就无法应付日常生活。如果我的计策中确实有大王值得采纳的，您就采纳它们；如果我的计策毫无价值，那么钱都还在这里，我会原封不动地送到官府，请求自动辞去官职的。”汉王于是重重地赏赐了陈平，并升迁他为护军中尉，全军将领都受他监护，众将们再也不敢说三道四了。

陈平后来果然献出了很多妙计，这些计谋都成功地帮助刘邦打下了天下，平定了内乱。后来，陈平被刘邦任命为右丞相。

有些人常常为了无法改变的事实沮丧，其实与其为了固有的事情悲哀，还不如接受它适应它。

这里有一个美国旅行者在苏格兰北部过节的故事。这个人问一位坐在墙边的老人：“明天天气怎么样？”老人看也没看天空就回答说：“是我喜欢的天气。”旅行者又问：“会出太阳吗？”“我不知道。”他回答道。“那么，会下雨吗？”“我不想知道。”这时旅行者已经完全被搞糊涂了。“好吧，”他说，“如果是你喜欢的那种天气的话，那会是什么天气呢？”老人看着美国人，说：“很久以前我就知道我没法控制天气了，所以不管天气怎样，我都会喜欢。”

大千世界，茫茫人海，冲突和不顺在所难免，戒除偏执，适应和克制不可改变的事实是成功者的箴言。

第二篇
管理好情绪，轻松前行

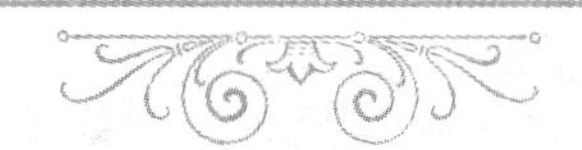

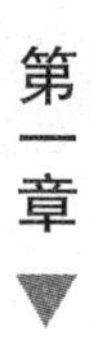

掌握情绪的转换器

随着社会的节奏明显加快、竞争日益激烈，很多人在盲目地追求灯红酒绿的生活时，都不经意地陷入了坏情绪的沼泽地，承受了坏情绪长期的折磨，以致痛苦不堪。我们要清扫坏情绪的垃圾，减轻自己精神的负担，这样才能从疲惫不堪中拯救自己，拥有健康和轻松的情绪，开心过好每一天。

·第一节·
平和让你浇灭心中的愤怒

生活中我们常会因为一些事情陷入愤怒之中，愤怒是人没有控制的冲动，具有很大的破坏力，同时对人的健康也有很强的杀伤力。人愤怒时，会失去正确的判断力，理解力也会降低，会容易做出一些无法挽回的错事。所以，赶快收敛你的愤怒，化戾气为祥和，这样，你才能让愤怒的火山在即将喷涌的那一刻熄灭，转化为一种平和的力量，在生命里盛开宁静的百合花。

“气”是杀人不见血的刀

世间万事，危害健康最甚者莫过于生气。

诸如：咆哮如雷的“怒气”，暗自忧伤的“闷气”，牢骚满腹的“怨气”，有口难辩的“冤枉气”等。“气”乃一生之主宰，与人体健康关系甚密。若“心不爽，气不顺”，必将破坏机体平衡，导致各部分器官功能紊乱，从而诱发各种疾病和灾难，所以《黄帝内经》就明确指出：“百病生于气”。

美国生理学家爱尔马为了研究心理状态对人体健康的影响，设计了一个很简单的实验：把一支玻璃试管插在装有冰水混合物的容器里，然后收集人们在不同情绪状态下的“气水”。研究发现：当一个人心平气和时，他呼吸时水是澄清透明无杂的；悲痛时水中有白色沉淀；悔恨时有蛋白质沉淀；生气时有紫色沉淀。爱尔马把人在生气时呼出的“生气水”注射到大白鼠身上，12分钟后，大白鼠竟死了。由此爱尔马分析认为：“人生气时的生理反应十分强烈，分泌物比任何情绪时都复杂，都更具有毒性。因此动辄生气的人很难健康，更难长寿。”

震惊于实验结果的同时，我们更要清楚，我们每一个人，面对生活中的各种困惑、烦忧，都应该学会宽容、学会理解、学会忍让、避免生气，牢记“气大伤身”，用宁静的博爱的心态，对待世事是非，烦恼自会远离。哲人说：生气，就是拿别人的错来惩罚自己。

不错，何必为别人背沉重的包袱，何必为别人犯下的错误承担责任，其实，人只要肯换个想法，调整一下态度，或者移转一下视角，就能让自己有新的心境。只要我们肯稍作改变，就能抛开坏心情，迎接新的处境。

我们需要记住：“生气，是一种毒药！”我们不能让自己的情绪只停留在问题的表面，我们必须学习“转念”、“少点怨，多点包容”、“多洒香水、少吐苦水”，让负面的思绪远离，而用乐观的正面思绪来迎接人生。

控制自己的愤怒的确是件非常不容易的事情，因为我们每个人的心中永远存在着理智与感情的斗争。如同所有的习惯一样，控制冲动也是一种必须经过训练才能得到的能力。要具备这种能力，有两个基本方法：第一，你必须不断地分析你的行动可能带来的长期后果；第二，你必须不屈不挠地按照符合你的最大利益的决定而行动。

在古老的西藏，有一名叫爱地巴的人，每次生气和人起争执的时候，就以很快的速度跑回家去，绕着自己的房子和土地跑三圈，然后坐在田地边喘气。

爱地巴工作非常勤劳努力，他的房子越来越大，土地也越来越广，但不管房、地有多大，只要与人争论生气，他还是会绕着房子和土地绕三圈。

爱地巴为何每次生气都绕着房子和土地绕三圈？

所有认识他的人，心里都起疑惑，但是不管怎么问他，爱地巴都不愿意说明。

直到有一天，爱地巴很老了，他的房、地也已经太广大，他生气，拄着拐杖艰难地绕着土地和房子，等他好不容易走完三圈，太阳都下山了，爱地巴独自坐在田边喘气。

他的孙子在身边恳求他："阿公，您已经年纪大，这附近地区的人也没有谁的土地比你更大，您不能再像从前，一生气就绕着土地跑啊！您可不可以告诉我这个秘密，为什么您一生气就要绕着土地跑三圈？"

爱地巴禁不起孙子恳求，终于说出隐藏在心中多年的秘密。

他说："年轻时，我一和人吵架，争论、生气，就绕着房地跑三圈，边跑边想，我的房子这么小，土地这么小，我哪有时间、哪有资格去跟人家生气，一想到这里，气就消了，于是就把所有时间用来努力工作。"孙子问道："阿公，你年纪老，又变成最富有的人，为什么还要绕着房地跑？"

爱地巴笑着说："我现在还是会生气，生气时绕着房地走三圈，边走边想，我的房子这么大，土地这么多，我又何必跟人计较？一想到这，气就消了。"

我们要学习爱地巴那种自我调整的方法，用平易温和的方式，使自己波动的情绪得到抚慰。因为我们都需要安抚，在我们闹情绪的时候，安抚自己的内心远比找其他的人发泄来得高明。

愤怒使你落入别人挖设的陷阱

人的情绪中有两大暴君，其中之一就是愤怒。它们与单枪匹马的理性抗衡，然而人的激情远胜于人的理性。不去生气的人是聪明的，一个人必须学会自我调控，否则就会落入别人挖设的陷阱。

1809 年 1 月，拿破仑从西班牙战事中抽出身来匆忙赶回巴黎。他的间谍告诉他外交大臣塔里兰密谋造反。一抵达巴黎，他就立刻召集所有大臣开会。他便坐立不安，含沙射影地点明塔里兰的密谋，但塔里兰却没有丝毫反应，这时候，拿破仑无法控制自己的情绪，忽然逼近塔里兰说："有些大臣希望我死掉！"但塔里兰依然不动声色，只是满脸疑惑地看着他，拿破仑终于忍无可忍了。

他对着塔里兰粗鲁喊道："我赏赐你无数的财富，给你最高的荣誉，而你竟然如此伤害我，你这个忘恩负义的东西，你什么都不是，只不过是穿着丝袜的一只狗。"说完他转身离去了。其他大臣面面相觑，他们从来没有见过拿破仑如此失态。

塔里兰依然一副泰然自若的样子，他慢慢地站起来，转过身对其他大臣说："真遗憾，各位绅士，如此伟大的人物竟然这样没礼貌。"

关于皇帝的失态和塔里兰的镇静自若的议论一样在人们中间传播开来，拿破仑的威望降低了。

伟大的皇帝在压力下失去冷静，人们开始感觉到他已经走下坡路了，如同塔里兰事后预言：“这是结束的开端。”

塔里兰激起了拿破仑的怒气，让他的情绪失控，这正是他的目的。人人都知道拿破仑是一个容易发怒的人，他已经失去了作为一个领导的权威，这种负面效果影响了人民对他的支持。面对大臣企图发动阴谋这样的事，焦躁和不安只能起到相反的作用，这说明他已经失去了主宰大局的绝对权力。

其实，在这种情况下，拿破仑如果采用不同的做法，那结果便会大相径庭。他首先应该思考：他们为什么会反对自己？他也可以私下探听，从手下的兵身上了解自己的缺陷，更可以试着争取他们回心转意支持他，或者甚至干脆除掉他们，所有这些策略中，最不应该的就是激烈地攻击和孩子气地愤怒。

愤怒起不到威吓效果，也不会鼓励忠诚，只会引发疑虑和不安，权力也因此摇摇欲坠，暴露出自己的弱点，这种狂风暴雨式的爆发，往往是崩溃的先声。

一个人的弱点总是在发脾气的过程中暴露出来的，它往往成为崩溃的前兆。谋略和战斗力也会在愤怒的情绪中消散，所以永远保持客观与冷静的态度至关重要。

拿破仑的教训告诉我们息怒的精髓在于：不要给对手准备的时间，先机是最重要的。谁抢得了先机，谁将最终取胜。应用这一策略采取的手段就是控制对手的情绪——虚荣、自尊、爱与恨成为影响他的因素。在愤怒的情况下，人很难控制自己的情绪。

愤怒容易让人失去理智，他们把一点小事看得像天一样的大，过于认真让他们夸张了自身受到的伤害。他们以为愤怒可以让自己在别人眼中更具有权力，其实不是这样的。他不仅不会被认为拥有权力，反而会被认为缺乏理智，难成大气候。怒气会让你失去别人对你的敬意，他们会认为你缺乏自制力而更加轻视你。

抑制自己的愤怒并不能从根本上解决问题。你的能量会在这个过程中消耗殆尽，你的心理也会严重受挫。要想解决这一问题，最好的办法就是时刻保持冷静和宽容。面对别人的愤怒不要多想，可能他的愤怒并不是针对你，让自己的心情轻松一些。

公元前 3 世纪，在一场重要的战役期间，曹操的谋士发现有几位将领通敌，于是建议把他们处决。但曹操什么也没做，他知道，在战争的关键时刻处决这些将领只能扰乱军心，对自己不利。与拿破仑相比，曹操更懂得保持镇静的重要性。

对待那些容易激动的人最有效的态度就是不理不问。面对别人的情绪圈套，你应该保持头脑冷静，才能够在权力的争夺过程中取得主动权。控制别人的方法关键在于如何把握。

如果愤怒的情绪已经产生，要做的不是控制和压抑，而是转变一个角度去思考，想想发怒的严重后果，这样你就能让自己冷静和宽容了。

不为小事愤怒

愤怒让人失去理智。做任何事情我们都需要思路的高度清晰，但总有一些不顺利的事情甚至让人无法接受的事情发生，这时候，愤怒会不期而至，而愤怒恰恰是冷静思考的天敌。

事实上，多数让我们产生急躁情绪进而发怒的事情只是一些不足挂齿的小事。

古时有一个妇人，特别喜欢为一些琐碎的小事生气。她也知道这样不好，便去求一位高僧为自己谈禅说道，开阔心胸。

高僧听了她的讲述，一言不发地把她领到一座禅房中，落锁而去。

妇人气得跺脚大骂。骂了许久，高僧也不理会。妇人又开始哀求，高僧仍置若罔闻。妇人终于沉默了。高僧来到门外，问她："你还生气吗？"

妇人说："我只为我自己生气，我怎么会到这地方来受这份罪。"

"连自己都不原谅的人怎么能心如止水？"高僧拂袖而去。过了一会儿，高僧又问她："还生气吗？"

"不生气了。"妇人说。

"为什么？"

"气也没有办法呀。"

"你的气并未消逝，还压在心里，爆发后将会更加剧烈。"高僧又离开了。

高僧第三次来到门前，妇人告诉他："我不生气了，因为不值得气。"

"还知道值不值得，可见心中还有衡量，还是有气根。"高僧笑道。

当高僧的身影迎着夕阳立在门外时，妇人问高僧："大师，什么是气？"

高僧将手中的茶水倾洒于地。妇人视之良久，顿悟，叩谢而去。

何苦要气？气便是别人吐出而你却接到口里的那种东西，你吞下便会反胃，你不看它时，它便会消散了。

夕阳如金，皎月如银，人生的幸福和快乐尚且享受不尽，哪里还有时间去气呢？

让我们以平和的心境来对待生活中繁杂的事情吧！小心别伤害了自己，只有健康才是生活的本钱。有了无法避免的怒气，学着适度地释放它，不要自我封闭，要学会适度宣泄，宣泄是一种排解负面情绪的有效方法。找朋友倾诉或是干脆痛快地哭一场。男人也可以哭，流泪不丢人。我们应宽解自己，少发脾气，快乐地过好每一天。

人常说："生气是拿别人的错误来惩罚自己。"在怒火中放纵，无异于燃烧自己有限的生命。人生苦短，值得我们用心去品尝的东西实在太多，耗费时间和精力去生气，可以算是真正的愚行。其实，人生多一点豁达，多一点宽容，多一点感悟，多一点理性，愤怒的情绪便会像高僧手中的那杯水，落地化为虚无。

怒气这样消解

"风平而后浪静，浪静而后水清，水清而后游鱼可数"，这就是怒气消解的至高境界。

制怒的智慧，首先来自于冷静。冷静提供了思考的空间，头脑一发热，思考的空间就少了，也就容易失去理智，意气用事，无端动怒，结果将人际关系带往不可追悔的地步。

在怒火中烧时，"逆向性思维"有助于我们冷静下来。一定要劝自己回头想想自己为什么与人发生冲突，是不是自己太冲动？这样，头脑就会较为冷静，较为理智，看问题就会比较乐观，从而避免做出过激的举动和后悔莫及的蠢事。

有个幽默故事，讲的是英国的约翰·哈尔丹教授与友人进行一场讨论，最后出现了可预见的转折。朋友叹口气说："再讨论下去也没有用。我知道你接着要说什么，你接着要干的事我也知道。"这位著名的科学家一听，一屁股坐到地板上，向后翻了两个跟头，才又坐回到椅子上。"对啊，"他微笑着说，"那就证明了你并非总是对的！"

你下次面对一个怒气冲冲且情势变得越来越严重的局面时，不妨试用一下"温和的回答"这个方法。控制住你的情绪，然后再心平气和地寻找解决问题的办法。这样做，你就能将你拥有的最重要的资源控制在你手里，而这资源便是你的心灵。通过练习，你就会发现，对于粗暴的言语温和地作出反应，其实是最好的防卫手段。

小兰和丁梅是一对形影不离的好朋友。她们几乎每天都会煲上半个小时的电话粥，一有时间就一起去逛街、看电影、溜冰、跳舞，可是这一切自从小兰交了男朋友以后似乎就变了。其实丁梅也理解小兰的生活变化，即使小兰有时答应和她一起出去却中途变卦，丁梅也并不以为然，毕竟自己已经不是她的生活重心了。可是，小兰一再不顾丁梅的感受，三番五次毫无诚意地许诺给丁梅各种各样的约会，最后却没有一次守约，事后还怪罪丁梅，说她不给她一点私人空间。丁梅当时非常愤怒，因为那些承诺并不是丁梅自己要求的，而是小兰主动提出的，那很可能是她在和男友吵架之后的一种宣泄，而一旦男友道歉，小兰又撇下丁梅，欢欢喜喜地去和男友约会。丁梅觉得自己被利用了，她很想发火。但冷静下来之后，她又觉得和小兰的友谊异常珍贵，发火只能导致裂痕。最后丁梅开诚布公地和小兰做了交谈，小兰向她道了歉，她们又和好如初了。

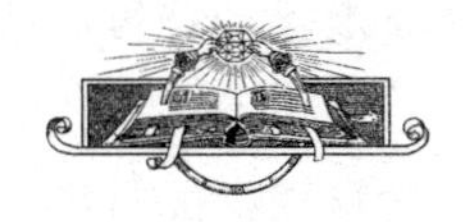

·第二节·

放松消融你的紧张

在某些事情上，紧张的情绪是有益的，这会使我们高度关注。但过于紧张就不好了，这会使简单的变成复杂，复杂的变得更加复杂。

的确，紧张伴随着新世纪成为一种流行的文明病。紧张过度，不仅会导致严重的精神疾病，还会使美好的人生走向阴暗。只有舒缓紧张情绪，放松自己的心灵之弦，才能在人生的道路上踏歌前进。

紧张情绪面面观

由于科学发展，交通工具日益发达，人们的生活水平也愈来愈高，人们也在平静的生活中过着超速的日子，许多忙碌的人因此不知不觉地损害了自己的身心健康，整个心灵都被日益繁重的学习或工作及生活撕碎！就一般人来说，整日坐于室内，活动量并不大，但是心灵却是分分秒秒高速地运转着，有些人甚至拖着疲惫的身体过着急速运转的生活。在此种情况下，一旦发生恶性疲乏，势将造成精神上的崩溃。因此我们必须降低走路的速度，否则，紧张的结果就是心灵的超负荷运转，最后致使不幸发生。

然而，生活中，仍有许多受紧张情绪困扰的人，让我们从不同的视角去关注一下紧张人群的遭遇。

一名银行的支行干部这样讲述自己的感受。

“我现在处于极端苦恼中。我在进行竞职演讲时，由于紧张，抽烟太多，因而演讲时嗓子干燥，不能说话。虽然竞职成功，但我内心也因此留下了阴影，以后每逢人多场合就讲不出话来，心跳加速，一句话也讲不出，全身冒汗，紧张到了极点。事后，我在人们面前非常自卑，总认为他们在嘲笑我，加剧了我对社交的恐惧，而我的工作性质又要求我在众人面前多讲话，我实在苦恼极了。我想过辞职。帮帮我，我现在该怎么办？”

银行干部的紧张在一些学生的身上就以另外一种方式展现。

何雨是家里的独生子。由于历史的原因，父亲个人的理想成了泡影，便将全部的期望寄托在何雨的身上。他在父亲的灌输下形成的强烈的“出人头地”意识与其一般的智能和责任心形成了巨大的反差。

高考前，黑板上每天变化的高考日期倒计时和随时变化着的同学们的考试成绩一览表，加上父亲那企盼的目光，给何雨造成了巨大的心理压力。他出现食欲下降、恶心、心慌、心悸、惶惶不可终日的连锁反应。

当“黑色七月”如约而至的时候，何雨突然心中一阵慌乱，脑中一片空白。他压抑着紧张情绪，越压抑，心理越紧张，结果，他落榜了。面对这沉重的打击，他长时间不能从失望、痛苦、无助的情绪中解脱出来。

当他第二次面对高考时，他变得更紧张恐惧。由于紧张感达到了极点，他甚至想放弃第二次高考。在第一门考试时，考场出现了异常，在一时混乱的气氛中，何雨心中那巨大的紧张感突然消失了，第一门考试发挥了较好的水平，以下几门考试发挥得也还可以。他勉强考取了一所高等专科学校。

但事情远远没有终结。在他几年的大学学习中和走向社会后，只要面对考试，紧张不安的情绪便会出现。

视角转换，我们来到运动健儿驰骋的“沙场”，这里仍不乏紧张的情绪。

美国全国高等院校篮球锦标赛某场比赛还有几秒钟就要结束时，丹尼尔·马歇尔走到罚球线前。对垒的两队这时打成平手，马歇尔只要两罚进一，他的队就可以获胜。

平常练习，马歇尔投罚球几乎是百发百中的。这天晚上，他在全场观众注视下深吸了一口气，拍了几下球，然后定睛注视着篮圈——结果两罚俱失，他紧张得没有投中。延时续赛之后，马歇尔的队输了。

当时马歇尔由于过度紧张发生了运动术语中的所谓“怯场”，在紧张下失去了投篮的镇定。

形形色色的紧张，如影随形，有人说紧张是一种因某种强大压力所引起的、高度调动人体内部潜力以对付压力而出现的一种生理和心理上的应急变化。每个人在他的人生道路上都会遇到这种情况。一般来说，在重要的关键时刻，情绪的适度紧张不但不是坏事，而且还是必需的。

适度的紧张有益，但过度的紧张将会对人体产生抑制作用。

过度紧张，会使人动作失调，会使人行为紊乱，会降低效率。因为人们在过度的紧张情绪下，会使脑神经的兴奋和抑制过程失调，出现暂时性的不平衡。这时，人就会体验到一种难以自制的心慌、不安、激动和烦躁的情绪，从而出现一系列的行为紊乱、动作失调现象。

偶尔出现过度的紧张如能及时调整，不会对人造成大的危害，但持续的情绪紧张状态对人体特别有害。有人把持续的情绪紧张称之为体内的“定时炸弹”。因此，长期、高度的情绪紧张，对人体是十分有害的。

消除紧张，掌握人生的平衡

一块发条永远上得十足的表不会走得太久；一辆马力经常加到极限的车不会用得太久；一根绷得过紧的琴弦就易断；一个心情日夜紧张的人则易病。所以善用表的人永不把发条上得过足；善驶车的人永不把车开得过快；善操琴的人永不把琴弦绷得过紧；善养生的人永不使心情日夜紧张。

紧张是一种习惯，放松也是一种习惯。坏习惯可以改正，好习惯可以慢慢养成。

那么，你怎么放松自己呢？是从大脑开始，还是从神经开始？都不是，你应该从肌肉开始放松。为了说得具体一点，我们假定由眼睛开始，先把这一段文字读完，然后向后靠，闭上眼睛静静地对你的眼睛说：“放松，放松，不皱眉头，不皱眉头，放松，放松……”你不停地慢慢地重复约一分钟……

著名小说家薇姬・鲍姆有过这样的经历，小时候，她摔跤伤了膝部和腕部，有个老人把她扶起，这老人当过马戏班的小丑，一面帮她掸掉身上的灰土，一面说：“你之所以会受伤，是因为你不懂得怎样放松自己，你要把自己当成一只旧袜子一样松弛。过来，我教你怎么做。”

老人教薇姬和其他小孩子怎么跌倒，怎么前翻滚、后翻滚。他不停地叮咛：“把自己想像成一只松垮垮的旧袜子，你就一定会松弛下来！”

人生需要消除紧张、就像一只松松的旧袜，有了些许的从容。下面介绍几种消除紧张情绪的妙计，希望对还在紧张的人们能够有所裨益。

（1）畅所欲言。当有什么事烦扰你的时候，应该说出来，不要存在心里。把你的烦恼向值得你信赖的、头脑冷静的人倾诉：你的父亲或母亲、丈夫或妻子、挚友、老师、学校辅导员等。

（2）暂时避开。当事情不顺利时，你暂时避开一下，去看看电影或一本书。或做做游戏，或去随便走走，改变环境，这一切能使你感到松弛。强迫自己“保持原来的情况，忍受下去”，无非是做自我惩罚。当你的情绪趋于平静，而且当你和其他相关的人均处于良好的状态可以解决问题时，你再回来着手解决你的问题。

（3）每天自省四五次，并且自问：“我做事有没有讲求效率？有没有让肌肉做不必要的操劳？”这样会使你养成一种自我放松的习惯。

（4）每天晚上再做一次总的反省。想想看：“我感觉有多累？如果我觉得累，那不是因为劳心的缘故，而是我工作的方法不对？”丹尼尔・乔塞林说过：“我不以自己疲累的程度去衡量工作绩效，而用不累的程度去衡量。”他说，“一到晚上觉得特别累或容易发脾气，我就知道当天工作的质量不佳。”如果全世界的商人都懂得这个道理，那么，因过度紧张所引起的高血压死亡率就会在一夜之间下降，我们的精神病院和疗养院也不会人满为患了。

（5）改掉乱发脾气的习惯。当你感到想要骂某个人时，你应该尽量克制一会儿，把它拖到明天，同时用抑制下来的精力去做一些有意义的事情。例如做一些诸如园艺、清洁、木工等工作，或者是打一场球或散步，以平息自己的怒气。

（6）谦让。如果你觉得自己经常与人争吵，就要考虑自己是否过分主观或固执。要知道，这类争吵将对周围的亲人，特别对孩子的行为会带来不良的影响。你可以坚持自己正确的东西，静静地去做，给自己留有余地，因为你也可能是错误的。即使你是绝对正确的，你也可按照自己的方式稍做谦让。你这样做了以后通常会发觉别人也会这样做的。

（7）随时保持轻松，让身体像只旧袜子一样松弛。如果找不到袜子，猫也可以。你见过睡在阳光底下的猫吗？它全身软锦绵的，就像泡湿的报纸。懂得一点瑜伽术的人也说过，要想精通“松弛术”，就要学学懒猫。你肯定从未见过疲倦的猫，或精神崩溃，因无法入眠、忧虑、胃溃疡而大受折磨的猫。

（8）尽量在舒适的情况下工作。记住，身体的紧张会导致肩痛和精神疲劳。

学会放松

200年前，欧洲有一首民谣：“我们背井离乡，为的是那小小的财富。”而现在，西方流行的观念是“过普通人的生活”。的确，拼命地工作挣钱，却没有时间和精力来享受安闲、舒适的生活，确是一件悲哀的事情。

在竞争越来越激烈、节奏越来越快、压力越来越大的现代社会中，要想生活得轻松自在一些，你应该放松生命的弦，减轻自己的压力，让金钱、地位、成就等追求让位于“普通人的生活”。

弗兰克是位生意人，赚了几百万美元，而且也存了相当多的钱。他在事业上虽然十分成功，但却一直未学会如何放松自己。他是位神经紧张的生意人，并且把他职业上的紧张气氛从办公室里带回了家里。

弗兰克下班回到家里在餐桌前坐下来，但心情十分烦躁不安，他心不在焉地敲敲桌面，差点被椅子绊倒。

这时候弗兰克的妻子走了进来，在餐桌前坐下。他打声招呼，一面用手敲桌面，直到一名仆人把晚餐端上来为止。他很快地把东西吞下，他的两只手就像两把铲子，不断把眼前的晚餐一一铲进嘴中。

吃完晚餐后，弗兰克立刻起身走进起居室去。起居室装饰得十分美丽，有一张长而漂亮的沙发，华丽的真皮椅子，地板铺着高级地毯，墙上挂着名画。他把自己投进一张椅子中，几乎在同一时刻中拿起一份报纸。他匆忙地翻了几页，急急瞄了一眼大字标题，然后，把报纸丢到地上，拿起一根雪茄，引燃后吸了两口，便把它放到烟灰缸里。

弗兰克不知道自己该怎么办。他突然跳了起来，走到电视机前，扭开电视机。等到影像出现时，又很不耐烦地把它关掉。他大步走到客厅的衣架前，抓起他的帽子和外衣，走到屋外散步去了。

弗兰克这样子已有好几百次了。他没有经济上的问题，他的家是室内装潢师的梦想，他拥有两部汽车，事事都有仆人服侍他——但他就是无法放松心情。不仅如此，他甚至忘掉了自己是谁。他为了争取成功与地位，已经付出他的全部时间，然而可悲的是，在赚钱的过程中，他迷失了自己。

我们从故事中可以看出弗兰克先生所有的症结就在于他的紧张情绪，他之所以烦乱地生活是因为他没有掌握放松自己的秘诀。

第二次世界大战时，丘吉尔有一次和蒙哥马利闲谈，蒙哥马利说：“我不喝酒，不抽烟，到晚上10点钟准时睡觉，所以我现在还是百分之百的健康。”丘吉尔却说：“我刚巧与你相反，我既抽烟，又喝酒，而且从来都没准时睡过觉，但我现在却是百分之二百的健康。”蒙哥马利感到很吃惊，像丘吉尔这样工作繁忙紧张的政治家，生活如果这样没有规律，哪里会有百分之二百的健康呢?

其实，这其中的秘密就在于丘吉尔能坚持经常放松自己，让心情轻松。即使在战事紧张的周末他还是照样去游泳，在选举战白热化的时候他还照样去垂钓，他刚一下台就去画画，工作再忙，他也不忘在那微皱起的嘴边叼一支雪茄放松心情。

富兰克林·费尔德说过：“成功与失败的分水岭可以用这么5个字来表达——我没有时间。”当你面对着沉重的工作任务感到精神与心情特别紧张和压抑的时候，不妨抽一点时间出去散心、休息，直至感到心情已经比较轻松后，再回到工作面前来，这时你会发现自己的工作效率特别高。

只要你能在这个动乱的世界中做到松弛神经，过得轻松愉快，你就是一个幸运者——你将会幸福无比。学会放松，也会让你拥有一个无悔的人生。

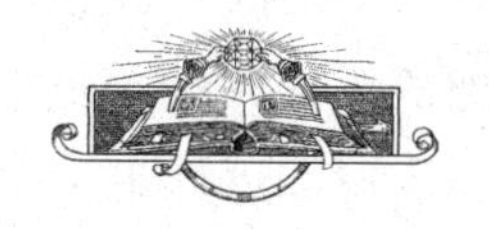

·第三节·

拒绝抱怨，化解不满

生活中有很多人喜欢抱怨，他们抱怨家人、抱怨朋友、抱怨上司、抱怨同事，仿佛只要与他有接触的事或人他都无一例外地抱怨。他们因为这些抱怨每天都在灰暗的心情下度过，其实这些抱怨不仅带给他们自身伤害，还会伤害他人。这样，在抱怨的天空下，每个人都不再轻松，所以，我们要把不满的情绪、抱怨的语言在心中化解，我们要明白生活不仅有苦难、残缺，还有幸福和美好。

不要让抱怨成为一种习惯

“不满”和“抱怨”是最流行的一种情绪，也是最容易被善于寻找借口的人利用的。

不少员工总是在想着“我应该得到什么”，抱怨公司或领导“没有给我什么”，却没有反躬自问：“相对于希望从事的职业我还缺乏什么，可能要付出什么，做得够不够？”抱怨别人者总是把责任推到别人身上，看不到自己的错误和不足。抱怨成了不负责任和不够忠诚的借口。这样下去，他们在抱怨中会丧失许许多多的机会，落在别人的后面。

曾经有一位好发牢骚的员工愤然离开了好几个老板，抱怨老板的种种不是，3 年后，当他在自己最喜欢的事业上被老板辞退的时候，他终于明白是自己一直欠缺必备的能力，而不是原先的老板没有赏识他。

抱怨似乎是一种很普遍的情况，它也很容易传染，而且让别人感染上此病后却浑然不知。人似乎天生就有一种抑强扶弱、劫富济贫的心态，对那些超越我们、管理我们的人天生有一种抵触情绪。很多人会不自觉地认为，富有之所以富有，是缘于对穷人的剥削。直到今天，这种财富的原罪始终没有从人们的头脑中消除。

我们经常可以看到关于为富不仁的报道，内容不过是对老板如何奸诈的揭露，以示对“社会底层人士”的同情。

那些落魄的人的确值得同情，但是你想过没有，他们今天的落魄境况完全是由于社会或者其他人造成的吗？他们自己就没有责任吗？同样，当他们抱怨老板的时候，没想到自己也有责任吗？表面看，老板们拥有巨大的可自由支配的财富，但是他们能享受和消费的并不比我们多，相反，他们却付出了比普通人多得多的心力。从某种意义上说，他们是更值得我们同情的人——同情他们即使下班铃声响过很久也无法放下手上的工作；同情他们为了改变员工而付出的努力；同情他们忍受社会及员工不公正的评价和言论。那些指责老板的人并没有意识到，如果没有老板的辛勤努力，许多人的命运会更为悲惨。

长期的抱怨可能会导致一个人对企业失去忠诚，陷在一种无法自拔的低迷情绪中。因为抱怨，一个人可能会抵不住其他机会的诱惑，或者不能承受企业暂时的困境，所以消极对抗或者另谋出路。比如一个技术人员，刚到一个小工厂，在发展的初期，不可避免地会遇到战略不清晰、管理混乱、老板经常变换思路等特点，这时候他抱怨：你是请我来干事业的，不是来和你们变来变去的。他认为这样的企业和老板不值得为之效力，准备跳槽。其实那个抱怨的员工可能不明白，这是很多小工厂必须渡过的一道难关，而一个员工在这种时候不仅要做事，还要学会应对各种可能的突发事件，并且与老板共渡难关。

作为一名体贴的员工，你应该明白，经营和管理一家公司是一件复杂的工作，会面临种种烦琐的问题，来自客户、来自公司内部的巨大压力，都会给老板带来种种困扰。更何况老板也是普通人，有自己的喜怒哀乐，有自己的缺陷。站在对方的角度上思考问题是超越平庸的一大黄金定律。当你是一名雇员时，应该多考虑老板的难处，给老板多一些同情和理解；而当自己成为一名老板时，则需要多多考虑雇员的利益，多一些支持和鼓励。

很多情况下，老板需要的是员工提出建设性的好意见，而不是经常性的抱怨，如果员工这个时候从老板的角度为其着想，并且以老板能够接受的方式提出建议，老板应该是非常欢迎的。

如果一个员工有忠诚、敬业并且毫不抱怨的精神，就一定会被信任并委以重任，即使你受雇于他人，也同样能够成就自己的事业。

其实，反过来想想，当你为你的老板工作时，往往会认为老板太苛刻；而有朝一日自己成为老板时，你就会发现员工缺乏主动性。其实，什么都没有改变，改变的是你看待问题的角度。所以，有一点你必须要知道：抱怨于事无补，并且只会让事情变得更糟。那些喜欢终日抱怨的人，即使独立创业，也没有办法改变这种恶习，更不会获得成功。

如果你还有时间进行抱怨，那么你就有时间把工作做得更好；如果你已觉得抱怨无济于事，你就应该去寻找克服困难、改变环境的办法；如果你认为抱怨是一种坏习惯，你就应该化抱怨为抱负，变怨气为志气。

世界是美丽的，世界也是有缺陷的；人生是美丽的，人生也是有缺陷的；工作是美丽的，工作也是有缺陷的。因为美丽，才值得我们活一回，因为有缺陷，才需要我们弥补，需要我们有所作为。

一位伟人曾说："有所作为是生活中的最高境界。而抱怨则是无所作为，是逃避责任，是放弃义务，是自甘沉沦。"不论我们遭遇到的是什么境况，光是喋喋不休地抱怨不已，都注定于事无补，甚至把事情弄得更糟，而这绝不是我们的初衷。

没有任何抱怨，不仅是一种平和的心态，更是一种非凡的气度，一种超俗的境界。种下牡丹不会收获蒺藜，龙种不会生出跳蚤。工作不仅需要我们有一双睿智的双眼，也需要我们有一副矫健的身手，更需要我们有一颗热忱的心灵。时刻记住我们所做的一切都是为了我们自己，如此，我们就会以更高的标准来要求自己，以更宽的胸怀来对待别人，以更热的激情来对待工作。

抱怨的包袱有多重

生活中，常常听到有人抱怨活得太辛苦，压力太大，其实，这往往是因为我们还没有衡量清楚自己的能力、兴趣、经验之前，便给自己在人生各个路段设下了过高的目标，这个目标不是根据个人实际情况制定的，而是和他人比较制定的，所以每天为了完成目标，不得不背着抱怨的包袱去生活，忍受辛苦和疲惫的折磨。

有两个人在大海上漂泊，想找一块生存的地方。

他们首先到了一座无人的荒岛，岛上虫蛇遍地，处处都潜伏着危机，条件十分恶劣。

其中一个人说："我就在这儿了。这地方虽然现在差一点，但将来会是个好地方。"而另一个人不满意，于是他继续漂泊，后来他终于找到一座鲜花烂漫的小岛，岛上已有人家，他们是18世纪海盗的后裔，几代人努力把小岛建成了一座花园。他便留在这里做了小工，生活不好不坏。

过了很多很多年，一个偶然的机会，他经过那座他曾经放弃的荒岛，于是他决定去拜望老友。

岛上的一切使他怀疑走错了地方：高大的屋舍、整齐的田畴、健壮的青年、活泼的孩子……老友已因劳累、困顿而过早衰老，但精神仍然很好。尤其当说起变荒岛为乐园的经历时，更是神采奕奕。最后老友指着整个岛说："这一切都是我双手干出来。这是我的岛屿。"

那个曾经错过小岛的人此时不但没有愧疚，而且还抱怨说："为什么上天这么厚爱你，当时你要留我在这个岛上，也许会比现在更好。"

有些人常常抱怨命运不公，而却不看自己为理想都做了什么。其实，只要放平心态，你一样也能活得很好，就像下文中的森林之王。

有一天，素有森林之王之称的狮子，来到了天神面前："我很感谢你赐给我如此雄壮威武的体格，如此强大无比的力气，让我有足够的能力统治这整座森林。"

天神听了，微笑着问："但是这不是你今天来找我的目的吧！看起来你似乎为了某事而困扰呢！"

狮子轻轻吼了一声，说："天神真是了解我啊！我今天来的确是有事相求。因为尽管我的能力再好，但是每天鸡鸣的时候，我总是会被鸡鸣声给吓醒。神啊！祈求您，再赐给我一个力量，让我不再被鸡鸣声给吓醒吧！"

天神笑道："你去找大象吧，它会给你一个满意的答复的。"

狮子兴冲冲地跑到湖边找大象，还没见到大象，就听到大象跺脚所发出的"砰砰"响声。

狮子加速跑向大象，却看到大象正气呼呼地直跺脚。

狮子问大象："你干吗发这么大的脾气？"

大象拼命摇晃着大耳朵，吼着："有只讨厌的小蚊子，总想钻进我的耳朵里，害我都快痒死了。"

狮子离开了大象，心里暗自想着："原来体型这么巨大的大象，还会怕那么瘦小的蚊子，那我还有什么好抱怨呢？毕竟鸡鸣也不过一天一次，而蚊子却是无时无刻地骚扰着大象。这样想来，我可比它幸运多了。"

在人生的路上，无论我们走得多么顺利，但只要稍微遇上一些不顺的事，就会习惯性地抱怨老天亏待我们，进而祈求老天赐给我们更多的力量，帮助我们渡过难关。但实际上，老天是最公平的，就像它对狮子和大象一样，每个困境都有其存在的正面价值。

生活中有许多不快乐与抱怨。生活烦闷，感到人生不顺的时候，应该让自己明智一点，不要用“高标准”去为难自己，卸掉自己背负的沉重包袱，不再折磨自己。

抛开人生无谓的负担

生活中，有些东西可以改变，而有些东西则是改变不了的。就如同我们无法替换自己的父母，没法改变自己的出身，无法改变天生的缺陷。

既然真的无法改变，那么我们何不坦然接受呢?

庆波是位女教师，她对自己的脸孔感到很不满意，哪儿看起来都不顺眼，因此她决定去整容。医师仔细地望着她，认为她长得并不难看，问题就在于她把自己估计得太低。医师还是动手术稍微改善了她的五官，但只是动了一些小手术，比她所要求的要少很多。

庆波很不高兴，她一边打量着镜中的自己，一边埋怨道：“你并没有对我的脸孔做太大的改变。”医师说：“你的脸孔本来就只须稍作改变，唯一的问题是你使用脸孔的方式错了，你把它当作是一个面具，用来遮掩你的真实感觉。”

庆波伤心地低下头说：“我已尽最大的能力了。”

医师理解地看着她，庆波沉默片刻，然后袒露了心声：每一天她到学校去时，都像戴着面具，表现出最好的一面，把所有的感情全部隐藏起来，只留下她认为“正确”的一部分。3年的教学生活，孩子们总是嘲笑她。

医师说：“孩子们嘲笑你，是因为他们已看出你一直在演戏。身为一名教师，并不一定非要表现得十全十美，偶尔也可以表现得愚蠢一点，学生仍然会尊重你。拿掉你的面具，你会更喜欢你自己。”

离开诊所后，庆波心情好多了。几个月后，她再也不担心她的脸孔，也不再抱怨。

人生苦短，何苦要给自己戴上面具，力求表现完美。美不是伪装，而是真实的释放。摘下面具，也就抛开了无谓的负担，真实的人生，才是最美的人生。

维娜是个公司职员，她已经34岁了，过着平静、舒适的中产阶层的家庭生活。但是，她突然连遭四重厄运的打击：丈夫在一次事故中丧生，留下两个小孩；没过多久，一个女儿被烤面包的油脂烫伤了脸，医生告诉她孩子脸上的伤疤终生难消，她为此伤透了心；她在一家小商店找了份工作，可没过多久，这家商店就关门倒闭了；丈夫给她留下一份小额保险，但是她耽误了最后一次保费的续交期，因此保险公司拒绝支付保费。

碰到一连串不幸事件后，维娜近于绝望。她左思右想，为了自救，她决定再做一次努力，尽力拿到保险补偿。在此之前，她一直与保险公司的下级员工打交道。当她想面见经理时，一位多管闲事的接待员告诉她经理出去了。她站在办公室门口无所适从，就在这时，接待员离开了办公桌，机遇来了。她毫不犹豫地走进里面的办公室，结果，看见经理独自一人在那里。经理很有礼貌地问候了她。她受到了鼓励，沉着镇静地讲述了索赔时碰到的难题。经理派人取来她的档案，经过再三思索，决定应当以德为先，给予赔偿，虽然从法律上讲公司没有承担赔偿的义务。工作人员按照经理的决定为她办了赔偿手续。

之后，经理欣赏她的干练，又给她安排了很好的工作，并且爱上了她。

厄运真的不会长久延续下去。有位名人说过，“没有永久的幸运，也没有永久的不幸”，这个例子足以印证这句名言。厄运虽然令人忧愁，令人不快，甚至给人不断的打击，但厄运的一个“致命弱点”，就是它不会持久存在。

所以那些不断遭遇不幸，抱怨自己“倒霉透顶”的人，一定要坦然接受现实，然后相信，终有一天会雨过天晴，而且大雨过后天更蓝。

·第四节·

盘点心藏，清除孤独中的尘埃

孤独，是一种常见的心理状态。有些人在孤独中离群索居，形单影只，内心煎熬。初期被孤独感笼罩的人，精神压抑，导致心理失衡，甚至丧失生活的勇气和信心。其实在我们人生的河流中，总有那么一刻，你是孤独无助的，但不要害怕，因为这本身就是人生给你的最高馈赠。所以，当孤独来临时，去体味它、享受它，细心品尝孤独的滋味，你会发现，孤独，可以让你更好地透视生活。

孤独是人心病态的收藏

在加州奥克兰的密尔斯大学，校长林·怀特博士在一次女青年会的晚餐聚会里，发表了一段极为引人注意的演讲，内容提到的便是这种现代人的孤寂感：“20世纪最流行的疾病是孤独。”他如此说道，“用大卫·里斯曼的话来说，我们都是‘寂寞的一群’。由于人口愈来愈增加，人已汇集成一片汪洋大海，根本分不清谁是谁了……居住在这样一个‘不拘一格’的世界里，再加上政府和各种企业经营的模式，人们必须经常由一个地方换到另一个地方工作——于是，人们的友谊无法持久，时代就像进入另一个冰河时期一样，使人的内心觉得冰冷不已。”

那些能克服孤寂的人，一定是生活在怀特博士所说的“勇气的氛围”里。无论我们走到哪里，一定要培养出与人们亲密的情谊关系。就好像燃烧的煤油灯一样，火焰虽小，却仍能产生出光亮和温暖来。

孤独感在人的思想上、行为上的体现，有两种情况：一种是因为客观条件的制约，长期脱离人群的“有形”的孤独，比如远离人们生活中心的边疆哨所中的战士、长期坚持在高山气象观测站工作的科技工作者、长期游弋海洋的海员等，他们远离亲人朋友，在工作之余没有与更多的人相互交往的机会，没有丰富多彩的精神生活，不免有时感到寂寞，感到孤独。

一种是身处人群之中，但内心世界却与生活格格不入而造成的“无形”的孤独。这种孤独对人的伤害是十分严重的。一个长期被孤独感笼罩的人，精神受到长时间的压抑，不仅会导致自己的心理失去平衡，影响自己的智力和才能的发挥，也会引起人的心理上、思想上的一系列变化，产生诸如思想低沉、精神萎靡，失去事业的进取心和生活信心。

大多有孤独感的人，并不是自己情愿离群索居、孤身独守的。他们有的是在坎坷难行的人生路上遇到了伤人肺腑的痛苦，因而或嗟叹人生艰难，埋怨命运刻薄，或痛恨世态炎凉，咒骂人心虚伪；有的是感到自己怀才不遇，知音难觅，得不到别人的理解，因而也不愿去理解别人，不如独处一隅洁身自好；也有的是自己看不起自己，不相信自己，在人群中徒见别人风流潇洒、知识渊博，因而自惭形秽，悲观自己才貌平庸，才智低下，不敢也不愿意与人交往……境遇各有不同，其结果都大致差不多：把自己置身于孤独的控制之下，陷入无边的伤感之中。

5 年前，马丽失去了自己的丈夫，她悲痛欲绝，自那以后，她便陷入了一种孤独与痛苦之中。“我该做些什么呢？”在她丈夫离开她近一个月之后的一天晚上，她对朋友哭诉，“我将住到何处？我将怎样度过一个人孤独的日子？”

朋友安慰她说，她的孤独是因为自己身处不幸的遭遇之中，才 50 多岁便失去了自己生活的伴侣，自然令人悲痛异常，但时间一久，这些伤痛和孤独便会慢慢减缓消失，她也会开始新的生活——从痛苦的灰烬之中建立起自己新的幸福。

“不！”她绝望地说道，“我不相信自己还会有什么幸福的日子。我已不再年轻，孩子也都长大成人，成家立业。我孑然一身还有什么乐趣可言呢？”抱着这种孤独，马丽得了严重的自怜症，而且不知道该如何治疗。好几年过去了，她的心情一直都没有好转。

有一次，朋友忍不住对她说：“我想，你并不是要特别引起别人的同情或怜悯。无论如何，你可以重新建立自己的新生活，结交新的朋友，培养新的兴趣，千万不要沉溺在旧的回忆里。”她没有把朋友的话听进去，因为她还在为自己的孤独自怨自叹。后来，她觉得孩子们应该为她的幸福负责，因此便搬去与一个结了婚的女儿同住。

但事情的结果并不如意，由于她的孤僻，她和女儿都面临一种痛苦的经历，甚至恶化到母女反目成仇。马丽后来又搬去与儿子同住，但也好不到哪里去。后来，孩子们只好共同买了一间公寓让她独住，但这更加重了她的孤独。

她对朋友哭诉道，所有家人都弃她而去，没有人要她这个老妈妈了。马丽的确一直都没有再享有快乐的生活，因为她认为全世界都在孤立她。她实在是既可怜，又可悲，虽然已年过半百了，但情绪还是像小孩一样没有成熟。

许多孤独的人之所以会如此，是因为他们不了解爱和友谊并非是从天而降的礼物。一个人要想得到他人的欢迎，或被人接纳，一定要付出许多努力和代价。要想让别人喜欢我们，的确需要尽点心力。情爱、友谊或快乐的时光，都不是一纸契约所能规定的。让我们面对现实。无论发生什么不幸，我们都有权利再快乐地活下去。但是，他们必须了解：幸福并不是靠别人来布施，而是要自己去赢取别人对你的需求和喜爱。

帮助孤独的人，你将不再孤独

“孤独，孤独，彻底的孤独；孤身一人，在苍茫、辽阔的大海上。”你曾经体验过诗人柯勒律治所描绘的这种孤独吗？你是否目睹过冬季海滩上空无一人的荒凉景象，或者感到过凌晨5点钟大街上阒无人迹的寂寞况味？这种外界的荒凉、寂寞是否也触动了你内心的凄清与孤独？被称作“孤独”的东西到底是什么？是简简单单的“孤身一人”吗？不，正像一位作家所说的：“心灵在稠人广众之中就不会感到孤独了吗？”而另一方面，一个人孤身独处，他就不能感到仍与相爱的人没有分离了吗？孤独的感受与孤身独处并不是一回事。“孤独”是用来描绘一个人的精神状态的。这是一种精神贫乏的处境，而这种处境是可以改变的。精神的贫乏不能通过获取来求得改善，它必须通过给予才能够治愈。

要想摆脱孤独感的折磨，就像身处一个无人的山谷，只有自己主动向外走，才能离开这片荒凉之境。同样，要获得丰富深刻的人际感情，你也需要走出自己的小天地，愿意和别人交往。其实人生来就是一种社会性的动物，单靠自己个人的力量生活在这世界上显然是不够的。尤其在现代社会，人与人之间需要展开广泛深入的合作，才能共同完成一件事，所以学会交往和合作是非常重要的生存之道。而且，人只有在交往中，才能体会到各种情感体验所带来的愉悦。所以，交往是人生非常重要的课程，需要你努力用心地去学习和实践。最终你一定会发现，你的投入越多，获得的回报也越大，幸福感也越强烈。

小镇上有个女人叫泰娜，她善于烹饪，能够用人们送给她的菜头、芜菁、甘蓝、白薯等做出鲜美可口的菜来。她的丈夫是一位牧师，这个家庭在美国密西西比州南部的小城中具有很高的威望。能够到这所小木屋来探望牧师和他的夫人，在当地确实是很大的荣耀。当有敲门声响起时，泰娜匆匆忙忙赶出去，用拥抱、接吻和热情的话语将客人迎进门。牧师总是穿着一身黑色的传统教士服，脖子上系着浆洗过的白色硬领，紧随在夫人身后伸出一只温暖的大手，脸上现出笑容道："我的主保佑你，进来吧！"来访者不管是至近的亲戚、市长，还是身无立锥之地的乞丐，他们都是用这种热情的方式接待的。

后来，泰娜的丈夫过世了，她就搬到另一个州靠近子女的港口城市住下来。她并没有被孤独吞噬，她还像15年前一样保持着早起的习惯，黎明前即起身，仔细地打扮一番，穿上斗篷，披上面巾，步行走到教堂。她开始擦拭牧师在礼拜仪式上要用到的各种器具。她喜欢干这种教堂杂役做的事情。在做完这些事之后，她走出教堂，到医院去拜访和照看所有孤独的病友。然后，她去看望那些不能出门的单身老人和病人，把她的欢乐与善良带给那些需要她的人们。

泰娜过世的那一天，她像往常一样去教堂做了杂务。回到家，把洗过的衣服从晾绳上收下来，将披巾搭在沙发背上。人们发现她时，她正坐在她最喜欢的客厅沙发上，合上两眼，嘴唇上带着温柔、甜蜜的笑容。那块面纱还盖在脸上。人们说，在这位非同寻常的夫人面前度过几个小时，就会比听任何布道或讲座所获的教益还要多。对于泰娜来说，孤独是一种需要照看和扫除的病痛；她把自己生命的每一分钟都用于给他人带去欢乐。

有人说世界上最大的贫穷与孤独在富豪们中间。的确，心灵的荒漠急需人们用爱的营养去浇灌。

人生要懂得享受孤独

波澜万丈的生活激荡人心，令人心驰神往，但在人生的河流中，更多的则是平静，你总要学会一个人慢慢地享受人生，总会有那么一个时刻，你是孤独无助的，但不要害怕，因为这本身就是人生给你的最高馈赠，正如罗曼·罗兰所说："世上只有一个真理，便是忠实人生，并且爱它。"那么，当孤独来临时，去体味它，享受它，在欣赏完夏花的绚烂之后，不妨沉下心来，品读秋叶的静美。

当小静垂头丧气地从外面回来的时候，大山很惊讶，问她为什么不高兴，小静说别的小朋友都玩得很起劲，只有她一个人待在那儿，心里很难受。

大山知道了小静为什么不高兴，本想安慰她几句，但当时以至现在他都不知说什么好。如果告诉她，那很正常，最好的往往是最孤独的，她才10岁能理解吗？

大山也曾有过相似的经历。几年前，大山与几个朋友在乡下路过一个小水塘，几位朋友提议要下水去摸鱼。大山说，你看这是死水，全是积的雨水，水又清澈见底，根本就没有鱼。可是他们不听劝阻，纷纷卷起衣袖、挽起裤腿下了水，唯有大山默默地坐在岸上看着他们。不一会儿，鱼没有摸到一条，衣服上倒沾了不少泥水，可是他们在水里摸来摸去，欢声笑语不断，而大山越来越感到孤寂。两三个小时过去了，他们才两手空空地上来，嘴里不停地调侃着、咒骂着，但大山感到他们在这段时间过得很快活，而自己则独守着孤独的心。

此后，尽管在生活中大山又经历了不少类似的事，固执的他仍是一如既往地独守这份寂寞，因为他深知，最优秀的往往是最孤独的，一个人要想成功，必须能够忍受孤独。

孤独是一种难得的感觉，在感到孤独时轻轻地关上门和窗，隔去外面喧闹的世界，默默地坐在书架前，用粗糙的手掌爱抚地拂去书本上的灰尘，翻着书页嗅觉立刻又触到了久违的纸墨清香。正像作家纪伯伦所说：“孤独，是忧愁的伴侣，也是精神活动的密友。”孤独，是人的一种宿命，更是精神优秀者所必然选择的一种命运。

布雷斯·巴斯达曾经说过：“所有人类的不幸，都是起始于无法一个人安静地坐在房间里。”

许多人抱怨生活的压力太大，感到内心烦躁，不得清闲。于是，追求清静成了许多人的梦想，但却害怕孤独。而其实孤独才是人生中的一种大境界，它是一首诗，一道风景，是那种你在桥上看风景，看风景的人在桥上看你的美丽。

洗尽尘俗，褪去铅华，在这喧嚣的尘世之中，要保持心灵的清静，必须学会享受孤独。孤独就像个沉默少言的朋友，在清静淡雅的房间里陪你静坐，虽然不会给你谆谆教导，但却会引领你反思生活的本质及生命的真谛。孤独时你可以回味一下过去的事情，以明得失，也可以计划一下未来，以未雨绸缪；你也可以静下心来读点书，让书籍来滋养一下干枯的心田；也可以和妻子一起去散散步，弥补一下失落的情感；还可以和朋友聊聊天，古也谈谈，今也谈谈，不是神仙，胜似神仙。

孤独，实在是内心一种难得的感受。当你想要躲避它时，表示你已经深深感受到它的存在。虽然它静寂无声，却可以让你更好地透视生活，在人生的大起大落面前，保持一种洞若观火的清明和远观的睿智。

在人生的漫漫长路中，孤独常常不请自来地出现在我们面前。在广阔的田野上，在“行人欲断魂”的街头，在幽静的校园里，在深夜黑暗的房间中，你都能隐约感受到孤独的灵魂。

在现代社会中为生存而挣扎的人总会有一种身在异国他乡之感：冷漠、陌生，好像“站在森林里迟疑不定，未知走向何方”，好像“动物引导着自己”，“感到在众人中比在动物中更加危险”，又好像“独坐在醉醺醺的世人之中”，“哀诉”人间的不公正。总之，互相猜忌，彼此欺诈，黑暗笼罩着去路，危险隐藏在背后，这些就是现实人生的写照。

而保留一点孤独则可以使你“远看”事物，即“从事物远离”，对事物“作远景的透视”，只有这样才能达到万物合一、生命永恒的境界，在这种境界中，你“可以倾诉一切”，“可以诚实坦率地向万物说话”，“人们彼此开诚布公，开门见山”。这也是一种艺术审美的境界，它能“使事物美丽、诱人，令人渴慕”，使人成为自己的主人，使人生获得意义和价值。

尘世中，无数人眷恋轰轰烈烈，以拜金主义为唯一原则，而没头没脑地聚集在一起互相排挤、相互厮杀。而生活的智者却总能以孤独之心冷观人世纷扰，自始至终都保持独立的人格，流一江春水细浪淘洗劳累碌之身躯，存一颗闲静淡泊之心寄寓无所栖息的灵魂。

这是孤独的净化，它让人感动，让人真实又美丽，它是一种心境，氤氲出一种清幽与秀逸，营造出一种形胜独处的自得和孤高，去获得心灵的愉悦，获得理性的沉思，与潜藏灵魂深层的思想交流，找到某种攀升的信念，去换取内心的宁静、博大致远的菩提梵境。

·第五节·
摆脱抑郁的束缚

抑郁被称为“心灵流感”。作为现代社会的一种普遍情绪，抑郁并没有引起人们足够的重视，然而较长时间的抑郁会让人悲观失望、心智丧失、精力衰竭、行动缓慢。患了抑郁症的人长期生活在阴影中无力自拔，只有积极调整自己的心态，才能走出抑郁的阴霾，重见灿烂的阳光。

抑郁带给了你什么

人在不同时期，拥有不同的心态，由于不同的心态，就会拥有不同的人生经历。大多数人都可能或轻或重地陷入抑郁。抑郁是一种很复杂的情绪，是痛苦、愤怒、焦虑、悲哀、自责、羞愧、冷漠等情绪复合的结果。它是一种广泛的负情绪，又是一种特殊的正常情绪；抑郁超过了正常界限就畸变为抑郁症，成了病态心理。由于每个人的心理素质不同，所以抑郁有时间长短、程度强弱之分。

对于有抑郁心态的人，所有这些怜悯都不能穿透那堵把自己和世人隔开的墙壁。在这封闭的墙内，不仅拒绝别人哪怕是极微小的帮助，而且还用各种方式来惩罚自己。在抑郁这座牢狱里，拥有抑郁心态的人同时充当了双重角色：受难的囚犯和残酷的罪人。正是这种特殊的心理屏障——“隔离”把抑郁感和通常的不愉快感区别了开来。尽管在抑郁的牢狱里你是孤独的，但抑郁也不单纯是孤独感。它还是一种隔离，这种隔离改变了你对周围环境的正常感觉。

有一名中年男子在他患抑郁症期间说了一段撼人心扉的话：

“现在我成了世上最可怜的人。如果我个人的感受能平均分配到世界上每个家庭中。那么，这个世上将不再会有一张笑脸，我不知道自己能否好起来，我现在这样真是很无奈。对我来说，或者死去，或者好起来，别无他路。”

这名中年男子就是亚伯拉罕·林肯，作为美国第16任总统，林肯也未能幸免于抑郁症的折磨并且这种绝望困扰了他一生。虽然林肯能够预见自己的未来，知道自己会成为最受世人景仰的总统之一，但这丝毫不能减少他的抑郁，抑郁症是如此之顽固。它甚至可以毫无阻拦地闯入人们的生活，无论这个人拥有怎样的成就、社会地位、教育水平、财富、宗教信仰或文化。任何人都有患上抑郁症的可能性。

抑郁症困扰世人已经有很长一段时间了，早在两千多年前的著作中就曾有人提及抑郁症患者，这些抑郁症患者中有很多是历史名人，包括国家元首、艺术家、作家、神职人员和科学家，当然，还有普通人。

关琳是机关的女职员。今年27岁的她出身于农民家庭，父母均无文化。她自小勤奋好学，家中寄予的希望很大，她也想依靠自身的努力使父母生活得更好一些，因此，她自小就埋头苦读，从小学到高中，到大学，她学习都很好。但由于一心读书，关琳很少交朋友，根本没有什么知心伙伴，因此，关琳常感到很孤单，很寂寞，尤其是参加工作后，在机关上班，工资较低，仍旧无法接济父母，她心里经常自责。

另一方面，她很难与人相处，总是一人独来独往，心中也很想与人交往，但又不敢，也不知道怎样去结交朋友。4年前经人介绍和某同事结婚，但两人感情基础不好，常为一些小事吵架。因此，两年来她有一种难以言状的苦闷与忧郁感，但又说不出什么原因，总是感到前途渺茫，对一切都不顺心，老是想哭，但又哭不出来，即使是遇有喜事，关琳也毫无喜悦的心情。过去很有兴趣去看电影、听音乐，但后来就感到索然无味；工作上也无法振作起来。她深知自己如此长期忧郁愁苦会伤害身体，但又苦于无法解脱，并逐渐导致睡眠不好，多噩梦及胃口不开。有时她感到很悲观，甚至想一死了之，但对人生又有留恋，觉得死得不值得，因而下不了决心。

抑郁让关琳徘徊在生与死的边缘，久难抉择。

关琳的痛苦，每一个抑郁的人都有体验。

抑郁心态者的人生态度通常很消极。正是由于抑郁使人丧失了自尊与自信，总是自我责备、自我贬低。无论对环境对自我，都不能积极地对待；对环境压力总是被动地接受而不能积极地控制，更谈不上改造；对自我也总感到难以主宰而随波逐流。于是在人生征程上没有理想与期待，只有失望与沮丧；总感到茫然无主，陷入深重的失落感而难以自拔，对一切都难以适应，只能退缩回避。我们周围常常有这类人，当生活环境发生重大变化而呈现出巨大反差时，当人生之旅中出现一些变故、遇到一些挫折时，或者仅仅是环境不如意时，便精神不振又心神不定，百无聊赖而焦躁不安，不思茶饭，更无心工作，甚至不想生活，整个儿跌入消极颓丧中。

当然抑郁心态并不是不可以调整的。从深层看，如果能积极而正确地对待，抑郁会升华出精明又清醒的生存智慧。通过痛苦的心路历程，在承受苦难的漫长过程中，以惊人的韧性和耐力，把自身的能量节省下来、保存下来，把苦难耗掉，使自己存活下来。

抑郁是让你与世隔绝的墙

尽管我们希望我们的看法乐观一点，可事实却不能让我们乐观起来。虽然我们知道现代人的心理很脆弱，虽然我们知道厄运与打击可能使很多人走向心理异常，但后果比我们想象的要严重得多。

人在受到挫折的时候，往往产生沮丧的心理，但沮丧只是一时的情绪失落。抑郁则不同，虽然抑郁也是一种情绪。专家告诉我们，在我们的生活中，充满了大大小小的挫折和失败，常常我们最梦寐以求的东西，它再也不存在了；常常我们最心爱的人，再也不能回到我们身边。每当这些时刻来临的时候，我们都会体验到悲伤、痛苦，甚至绝望。通常，由这些明确现实事件引起的抑郁和悲伤，是正常的、短暂的，有的甚至有利于个体的成长。但是，有些人的抑郁症状并没有十分明确、合理的外部诱因；另外一些人，虽然在他们的生活中发生了一些负面生活事件，但是，他们的抑郁症状持续得很久，远远超过了一般人对这些事件的情绪反应，而且抑郁症状日趋恶化，严重地影响了工作、生活和学习。如果是这样，那么很可能他们患了抑郁症。

柴可夫斯基代表着19世纪末的作曲家，他是浪漫主义运动最后阶段的悲观主义者。

彼得·伊里奇·柴可夫斯基是个忧郁症患者和忧郁狂——不论他愿意不愿意承认——直到死前几个月，他还未能适应自己的天性。

有人说柴可夫斯基的音乐是痛苦的，而他的这些痛苦与他抑郁、痛苦的生命经历是有密切关系的。童年时的柴可夫斯基就表现出了忧郁、敏感、性格内向的特质，据他的家庭教师芳妮回忆说：“他极其敏感，所以我必须小心地对待他，一点小事也会深深伤他的心。他像瓷器那样脆弱。对于他，根本不存在处罚的问题。

对别的孩子来说根本不当回事的批评和责备，也会使他难过半天。”

青年时代起，他那敏感脆弱的性格，就深切地感觉到现实社会并不像他所希望的那样。他的怀疑主义和他那宿命论的思想，使他在落日的余晖里孤寂地去寻找对人生的妥协。音乐成了他蜗居斗室自我拯救的唯一生存方式。

在柴可夫斯基一生中，他的生活有种种不如意，种种波折让他抑郁不堪，而抑郁又让他更加走向痛苦。在柴可夫斯基一生中，几次精神崩溃时都想到了自杀。在令人厌烦的社交活动中，抑郁像鬼魂那般死死地与他纠缠。这种性格自然会表现在他的音乐创作上。他总能写出一些眼泪汪汪的调子和伤感情怀的旋律。这种又酸又苦的忧伤和哀愁，影响了他中后期的许多作品。然而，抑郁症在某种情形之下，会转化为与症状完全相反的狂躁症倾向。这种反差极大、两极摆动的精神断裂，间接造成柴可夫斯基音乐中的许多断裂。很多作品中的一些优美旋律，常常被粗暴地打断，接踵而来的往往是跌跌撞撞、迅疾跳跃的不稳定音型。过去的评论家只认为他不善于构造交响的逻辑大厦，只是听凭他的情绪系列的相互交替，而且把这种交替变成是一种性格上的对比。实际上，这并不是音乐结构的问题，而是音乐家的心理程序对作品程序的一种投射；是一种失去自我控制的断裂，而非局部和局部之间技巧性的衔接问题。尤其是在他晚年作品中，我们分明能感觉到那种响亮中的空虚，那种紧张中的惶恐，那种狂躁中的沮丧，那种虚假镇定中真正的绝望！

抑郁就好像透过一层黑色玻璃看一切事物。无论是考虑你自己，还是考虑世界或未来，任何事物看来都处于同样的阴郁而暗淡的光线之下。柴可夫斯基的抑郁人生和创作让我们不得不回想自己的过去，记忆中充满着一连串的失败、痛苦和亏损，而那些你曾经认为是成就或成功的事情，以及你的爱情和友谊，现在看来都一文不值了。你的回忆已经染上了抑郁的色彩。一旦戴上这副黑色的滤光镜，你就再也不能在其他的光线下观察任何事物。消极的思想与抑郁相伴：情绪低落导致消极的思想和回忆，反之，消极的思想和回忆又导致情绪低落，如此反复下去，形成一个持久而日益严重的抑郁恶性循环。

摆脱抑郁的困扰

抑郁是禁锢人心灵的枷锁，困扰人们不能在现实的世界中调适自我，只能渐渐退缩到他的小天地里来逃避抑郁。

心境低落是抑郁症的主要表现。抑郁症属于心理学的范畴，但却不单纯表现为心理问题，还可能诱发一些躯体上的相关症状，比如口干、便秘、恶心、憋气、出汗、性欲减退等，女性患者可能会出现闭经等症状。抑郁症的具体症状表现有：

常常不由自主地感到空虚，为一些小事感到苦闷、愁眉不展；觉得生活没有价值和意义，对周围的一切都失去兴趣，整天无精打采；非常懒散，不修边幅，随遇而安，不思进取；长时间地失眠，尤其以早醒为特征，醒后难以再次入睡；经常惴惴不安，莫名其妙地感到心慌；思维反应变得迟钝，遇事难以决断，行动也变得迟缓；敏感而多疑，总是怀疑自己有大病，虽然不断进行各种检查，但仍难排除其疑虑；经常感到头痛，记忆力下降，总是感觉自己什么也记不住；脾气古怪，常常因为他人一句不经意的话而生气，感觉周围的人都在和他作对；总是感到自卑，对自己所做的错事耿耿于怀，经常内疚自责，对未来没有自信；食欲不振，或者暴饮暴食，经常出现恶心、腹胀、腹泻或胃痛等状况，但是检查时又没有明显的症状；经常感到疲劳，精力不足，做事力不从心；变得冷酷无情，不愿意和他人交往，酷爱一个人的空间，甚至自己的父母都难以与其进行交流，害怕他人会伤害自己；对性生活失去兴趣，甚至会厌恶，觉得很恶心；常常有自杀的念头，认为自杀是一种解脱。

抑郁症的表现是多方面的，但归结起来，主要表现为心境低落、思维迟缓、意志减退的症状。

为了使我们的生活永远充满阳光，为了使我们有一个健康向上的心理，人们曾费尽心思地寻找着克服抑郁的药方。

有人说，哭泣可以使脑部引发悲伤的化学作用变缓和，哭泣有时的确可让人停止悲伤，但也可能是你继续执著于悲伤的理由。

温兹洛夫指出，最有效的是从事可振奋情绪的活动，观看让人振奋的运动比赛、看喜剧电影、阅读让人精神振奋的书。不过值得注意的是：有些活动本身就会让人沮丧，研究发现，长时间看电视通常会陷入情绪低潮。

科学家发现，有氧舞蹈是摆脱轻微抑郁或其他负面情绪的最佳方式之一。不过这也要看对象，效果最大的是平常不太运动的懒骨头。至于每天运动的人，效果最大的时期大概是他们刚开始养成运动习惯的时期。事实上，这种人的心态变化与一般人恰恰相反，不运动时反而心情容易陷入低潮。运动之所以能改变心情，是因为运动能改变与心情息息相关的生理状态。

善待自己或享受生活也是常见的抗抑郁药方，具体的方法包括泡热水澡、吃顿美食、听音乐等。送礼物给自己尤其是女性常用的方式，大采购或只是逛逛街也很普遍。经研究发现，女性利用吃东西治疗悲伤的比率是男性的 3 倍，男性诉诸饮酒的比率则是女性的 5 倍。

另一个提升心情的良方是助人，抑郁的人低沉不振的主因是不断想到自己及不快的事，设身处地同情别人的痛苦自可达到转移注意力的目的。经研究发现，担任义工是很好的方法。然而，这也是最少被采用的方法。

最后一种方式是从超凡的力量中寻求慰藉，有宗教信仰的人可借助祈祷改变任何情绪，尤其是抑郁。

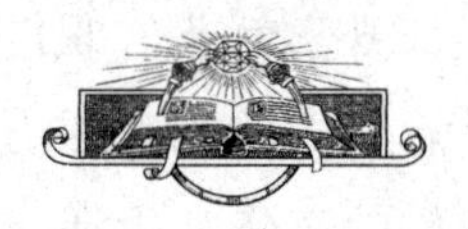

·第六节·

摆脱焦虑的绳索

“焦虑是人生的毒药，是滋生无数罪孽和悲惨不幸的温床。在这个不确定的社会里，我们可能已经极度失望，挣扎在痛苦中寻求一些幸福的希望，那么为何还要纵容焦虑来扰乱我们的心灵？难道仅凭焦虑，我们就能改变这一切或是解开神秘的人生之谜吗？”

以上的这段话出自著名的帕克斯顿·布莱尔之口，他用自己的声音喊出了全世界人们的心声。的确，焦虑是摧毁一切的恶魔，走出焦虑，势在必行。人生不需要焦虑，美好来自于宣泄，告别焦虑，你才能开创新生活。

焦虑随处可见

在如今这个快节奏的社会里，升学就业、职位升降、事业发展、恋爱婚姻、名誉地位，种种事情使人们承受着巨大的心理压力，由此产生焦虑情绪，造成心神不宁，焦躁不安，严重影响人们的工作和生活。发生焦虑的原因有时候匪夷所思，出人意料。

1. 守规焦虑

遵纪守法、照章办事，理所当然，又有什么好焦虑的呢？但是在某些“老实人吃亏”的场合，守规焦虑就在所难免。

我们不妨先看两个例子：一是“人行道焦虑”——过马路走人行道，应该是无忧无虑的吧？但当很多人都不走人行道，一窝蜂跨栏杆而过时，你甘心多绕些路去走人行道吗？当奔驰的车辆对人行道上的行人并不礼让，朝你直冲过来时，你敢走人行道吗？二是“排队焦虑”——当你老老实实地排着长队，等着购物、购票、评职称时，有人却在前面夹塞、在后门另排小队，也许你等上大半天甚至大半辈子都在候补之列，也许轮到你的时候什么都没有了，你心里面紧张不紧张？

2. 付账焦虑

在中国，当几个熟人一起坐车、聚餐时，大家抢着购票、付账是司空见惯的景观。但是，这种争先恐后恐怕也有真有假，有些场合是出于真情实意，心甘情愿地要为他人付账；有些场合则多少有点虚情假意，只是不得不做做样子。虽说AA制现在在青年中已流行开来，但一般人还是不习惯这种“分得太清”的方式。觉得既然是“熟人”，就不能太“生分”，为了表示热情主动、不分彼此，就该抢先付账，否则显得不够交情，甚至有爱占别人便宜之嫌。但如果“抢付”成功，内心又不免有点担忧：这份人情，别人会及时还吗？因此，抢付时不免“进亦忧，退亦忧”，心里面紧张一番。

3. 催账焦虑

如果请您想象一下催账人、讨债人的形象，十有八九在您的脑海中绝不会浮现出一个和蔼可亲的面目，而极有可能的是联想到《白毛女》一类的电影中地主逼租的镜头。其实，向人讨账并非“黄世仁”、“南霸天”的专利，您自己在日常生活中恐怕也难免遇到需要向人催账的事情，但是“催账焦虑”也许最终使您没能开口。

4. 点钱焦虑

有些人一碰到钱，就显得很马虎大意，从别人手中接钱时（如领工资、取买东西找回的余款），尤其是从熟人、好友手中接钱时往往看都不看，一把塞在口袋里。待回家查点对不上数，便只好自认倒霉或者闹出不小的矛盾。其实，在这种“马虎”的背后，有一种“点钱焦虑”在作怪：不点心里不放心，点又显得太多心。当面一五一十地核点，似乎太不信任对方，两人都不免有点难堪，朋友之间说不定还会因此影响交情；不当面点清，一旦有差错，事后再查就说不清、道不明了。点也不是，不点也不是，自然免不了一番焦虑。

5. 诚信焦虑

中国民间流传的告诫人们如何为人处世的人生格言非常多，但在它们中间又有不少相互矛盾的说法。例如，一方面提倡“以诚待人”、“以心换心”，另一方面又鼓吹“防人之心不可无”，“逢人只说三分话，未可全抛一片心”。如果人们同时接受了这两种截然相反的格言，在实际生活中就难免产生“诚信焦虑”——不信任别人，不以诚相待，就会感到一种道德压力；反之，又担心被人利用。

形形色色的焦虑充斥人们的生活，不胜枚举。它们像细菌一样侵蚀人们的灵魂和机体，妨碍人们的正常生活，影响人们的身心健康。所以，走向生活，应该从拒绝焦虑开始。

告别焦虑，扫除心中阴霾

石油公司的一些运货员偷偷扣下了给客户的油量，卖给了他人，而老板却毫不知情。有一天，来自政府的一个稽查员来找老板，说他掌握了老板的员工贩卖不法石油的证据，要检举他们。但是，如果老板贿赂他，给他一点钱，他就会放他们一马。老板不能认同他的行为及态度。一方面老板觉得这是那些盗卖石油的员工的问题，与自己无关；但另一方面，法律又有规定“公司应该为员工行为负责”。另外，万一案子上了法庭，就会有媒体来炒作，名声传出去会毁了公司的生意。老板焦虑极了，开始生病，三天三夜无法入睡，一直在想：我到底应该怎么做才好呢？是给那个人钱呢，还是不理他，随便他怎么做？

老板决定不了，每天担心，于是，他问自己：如果不付钱的话，最坏的后果是什么呢？答案是：他的公司会垮，事业被毁，但是他不会被关起来。然后呢？他也许要找个工作，其实也不坏。有些公司可能乐意雇用他，因为他很懂石油。至此，很有意思的是，他的焦虑开始减轻，然后，他开始思考解决的办法：除了上告或给他金钱之外，有没有其他的路？找律师呀，他可能有更好的点子。

第二天，老板就去见了律师。当天晚上他睡了个好觉。隔了几天，律师叫他去见地方检察官，并将整个情况告诉他。意外的事情发生了，当老板讲完后，那个检察官说，我知道这件事，那个自称政府稽查员的人是一个通缉犯。老板心中的大石头落了下来。这次经历使他永难忘怀。此后，每当他开始焦虑担心的时候，他就用此经验来帮助自己跳出焦虑。

由此我们可以看出，焦虑是一种没有明确原因的、令人不愉快的紧张状态。适度的焦虑可以提高人的警觉度，充分调动身心潜能。但如果焦虑过度，则会妨碍你去应付、处理面前的危机，甚至妨碍你的日常生活。

以下步骤可以帮助你勇敢面对焦虑：

第一步：评估。

我怕什么？（或是我焦虑什么？）

我为什么怕？（或是我为什么会焦虑？）

要对这些作直截了当的探索，越具体越好，最好拿出纸笔来，清楚地写下来，问题才会明朗，仅用头脑想是不够的。

第二步：理解。

纵然我所怕的事情真的发生了，或是最坏的结果发生了，是否真的是那么可怕？

他人是不是也有过类似的遭遇？他们是不是就完蛋了？

如果真的发生了，我就无法再活下去了吗？

评估及理解是很重要的消除焦虑的两大步骤，因为只有面对可能发生的最坏后果，我们才能从容地面对现在。有句话说：“人死不过如此，就算砍头也不过碗大的疤，20年后又是一条好汉。”连死都不怕了，还焦虑什么呢？人需要看破看透，才能放得下，只有放下人的欲念，才有自信。

第三步：再次评估现在的情况。

现在的真正问题是什么？（例如担心高考失败的真正问题是什么？可能数学不好，所以会担心高考失败。）

问题的起因是什么？（数学不好的原因是什么？是数学的某一部分不好，还是数学基础不好？）

解决的办法有哪些？（再加强数学学习、请家教……）

我决定用哪种办法？（请家教）

什么时候开始？（明天就开始）

第四步：方法的有效度评估。

目的是了解此方法有没有帮助，若没有，立刻改变。

超越焦虑，把握人生

焦虑就像不停往下滴、滴、滴的水，而那不停地往下滴、滴、滴的焦虑，通常会使人心神丧失而人生灰暗。

已到知天命之年的老人刘宋玲得了一种怪病——她一听到“饿”字，马上就“饿得前胸贴后背”，虽然两小时前她刚吃过饭。她一天吃十多顿饭，但依然感觉饥肠辘辘。

刘宋玲退休后不久，就陷入饥饿感中。“感到饿就吃，才吃一点马上就不饿了，过一会儿，又感到饿。”刘宋玲说，随着时间的推移，饥饿感的频率和强度不断加强。“吃完饭不到两个小时，就又饿得心慌，一听到别人说饿，马上就觉得自己腹中空空，就是晚上，也要爬起来吃上三四顿饭。”刘宋玲痛苦极了。

刘宋玲四处求医，有医生认为她患了胃溃疡，但检查结果却一切正常。

日子一天天过去，刘宋玲的饥饿感越来越强烈，已经达到了只要别人一说“饿”字，她就会焦虑得“头发都吓立起来”的状态。她到心理医生那里看病时，还随身携带了大量的方便面、方便粉丝等食品，只要一饿，马上就吃。这一天她吃了13顿饭。

经过心理专家诊断，刘宋玲患的是非常严重的焦虑障碍，主要是对“饿”很敏感，产生了焦虑心理，这也与她一饿就吃，一吃就饱，每次食量只有一点点有关。

确诊后，心理卫生中心的专家用特殊治疗方案对她进行治疗，一周后，刘宋玲的饥饿感不再那么强烈；两周后，饥饿感得到初步缓解；到了第三周，刘宋玲和“饥寒交迫”的日子彻底拜拜了。

专家指出，这种病是心理原因所致，因此保持一个良好的心态非常重要。

战胜焦虑的方法之一是客观冷静地分析评估你所处的境遇。确定和估计一下可能发生的最糟糕的结果是什么。通过分析，会发现最坏的结果并没有糟到山崩地裂、地球爆炸的程度，而如果坏事一旦真的发生，你也可以承受并度过它。有意思的是，我们所预先担忧的事通常不会发生。就算不幸真的发生了，也往往没有预计中的可怕和令你损失惨重。

所以，只要你还活着，你就应该保持一颗积极热情的心，乐意去学习更多的知识和技巧，丰富你的头脑和人生。也许你明天就会流离失所，露宿街头，但你仍然能够找到一条通往成功和幸福之路。许多人都经历过这样的惨境，从一无所有白手起家，到收获人生成功的丰硕果实。你也同样可以做到。

大灾大祸在你身上发生的几率其实微乎其微，人们总是习惯花很多时间和精力去担忧也许永远也不会发生的事。其实这真是杞人忧天，没有必要的。如果你能冷静接受你所遭遇的每一件事，你就没有必要去焦虑。

学会去承受发生在你生活中的每一件事，这是达到心境平和的唯一方法。你真的没有必要去焦虑，因为你有能力做好任何事。

·第七节·
化解恐惧的密码

天有不测风云，人有旦夕祸福。人生的道路是充满风雨和泥泞的路。在这条路上，有无数潜藏的危机，因此，生活中有许多人产生一种恐惧心理，害怕成了让人不能释怀的情结。而恐惧产生的结果多是自我伤害，它不仅让你丧失自信心或战斗力，还能使人被根本不存在的危险伤害。但与恐惧相反，勇气和镇定能使人变得强大，能减少或避免危害，所以，在面对危险的时候，一定要临危不乱，牢记勇者无惧的箴言，这样你才能从容面对生活并且走向成功。

恐惧是人生的敌人

恐惧是一种带有强迫性质的，不以人自身的意志和愿望为转移的情绪。

恐惧能摧残一个人的意志和生命。它能影响人的胃、伤害人的修养、减少人的生理与精神的活力，进而破坏人的身体健康。它能打破人的希望、消退人的志气，而使人的心力“衰弱”至不能创造或从事任何事业。

许多人简直对一切都怀着恐惧之心：他们怕风，怕受寒；他们吃东西时怕有毒，经营商业时怕赔钱；他们怕人言，怕舆论；他们怕困苦的时候到来，怕贫穷、怕失败、怕收获不佳、怕雷电、怕暴风……他们的生命，充满了怕，怕，怕！

恐惧能摧残人的创造精神，足以杀灭个性而使人的精神机能趋于衰弱。大事业不是在恐惧的心情下可做成的。一旦心怀恐惧、不祥的预感，则做什么事都不可能有效率。恐惧代表着、指示着人的无能与胆怯。这个恶魔，从古到今，都是人类最可怕的敌人，是人类文明事业的破坏者。

最坏的一种恐惧，就是常常预感着某种不祥之事的来临。这种不祥的预感，会笼罩着一个人的生命，像云雾笼罩着爆发之前的火山一样。

有一些人对一些本来并不感到可怕的事情却产生一种紧张恐怖的情绪体验。他们自己也能意识到这种恐惧是完全不必要的，甚至能意识到这是不正常的表现，但却不能控制自己，即使尽了很大努力也依然无法摆脱和消除，因而感到极为不安。例如，有的人因偶然一次化学实验中试管发生爆炸，就再也不敢进实验室；有的学生因某次上体育课摔伤过，以后只要上体育课就恐惧；也有的人对人际交往恐惧。一位学生曾经这样描述他学习上的恐惧："有一次老师叫我回答问题，我却一个字也说不出，但在老师的心目中，我应是个好学生。老师一次次叫我回答，我每次都没有满意的答案。我惭愧了，我沉默了，我的心在流血，在呼喊，在怒吼。我的眼前是茫然、茫然、茫然……不敢看老师的眼睛，我的心在急速地跳动，我害怕、我紧张，我害怕老师的提问，我害怕再让老师失望。我的心已不仅仅在课堂上跳动，它每时每刻都在急剧地跳动，它像一个恶魔，每当上课或是要专注去做某件事情时，它就会出来妨碍我，折磨我。我觉得自己被一个怪物控制着，将永远听命于它，永远屈服于它。"

恐惧是人生命情感中难解的症结之一。面对自然界和人类社会，生命的进程从来都不是一帆风顺、平安无事的，总会遭到各种各样意想不到的挫折、失败和痛苦。当一个人预料将会有某种不良后果产生或受到威胁时，就会产生这种不愉快情绪，并为此紧张不安，忧虑、烦恼、担心、恐惧，程度从轻微的忧虑一直到惊慌失措。现实生活中每个人都可能经历某种困难或危险的处境，从而体验不同程度的焦虑。恐惧作为一种生命情感的痛苦体验，是一种心理折磨。人们往往并不为已经到来的或正在经历的事感到惧怕，而是对结果的预感产生恐慌，人们生怕无助、生怕排斥、生怕孤独、生怕伤害、生怕死亡的突然降临；同时人们也生怕失官、生怕失职、生怕失恋、生怕失亲、生怕声誉的瞬息失落。

马克·富莱顿说："人的内心隐藏有任何一点恐惧，都会使他受魔鬼的利用。"美国著名作家、诺贝尔文学奖获得者福克纳说："世界上最懦弱的事情就是害怕，应该忘了恐惧感，而把全部身心放在属于人类情感的真理上。"爱因斯坦说："人只有献身社会，才能找出那实际上是短暂而有风险的生命的意义。"

循着哲人们的脚步，聆听他们的智慧的声音，我们还有什么可以恐惧的理由？

恐惧是无知的影子

恐惧是大脑的一种非正常状态，它是由于人本身的经历的扭曲或伤害引起的。它产生的原因已经为大部分人所遗忘。我们不希望承认自己恐惧，这种恐惧感被我们沉埋在心底，犹如一个毒瘤。可以这样说，它对于患者来说并不致死，却常常可笑。

有的学者说：“愚笨和不安定产生恐惧，知识和保障却拒绝恐惧。”有的学者进一步指出：“知识完全的时候，所有恐惧，将统统消失。”古罗马箴言说：“恐惧所以能统治亿万众生，只是因为人们看见大地寰宇，有无数他们不懂其原因的现象。”中国宋朝理学家程颢、程颐认为：“人多恐惧之心，乃是烛理不明。”亚里士多德说得更明确：“我们不恐惧那些我们相信不会降临在我们头上的东西，也不恐惧那些我们相信不会给我们招致那些事的人，在我们觉得他们还不会危害我们的时候，是不会害怕的。因此，恐惧的意义是：恐惧是由那些相信某事物已降临到他们身上的人感觉到的，恐惧是因特殊的人，以特殊的方式，并在特殊的时间条件下产生的。”显然，恐惧产生于惧怕，但惧怕的形成源于无知，源于对已经历或未经历的事的不认识。

无论作为个人还是作为社会，恐惧都是我们今天面对的最大的挑战之一。恐惧既使我们无法充分地展示自我，同时又阻碍着我们爱自己和爱他人。没来由的、荒谬可笑的恐惧会把我们囚禁在无形的监牢里。然而，恐惧有时也可以为我们所用。某些恐惧对于自我保护乃是必要的。对危险的本能的直觉可以提高我们的警惕，帮助我们调动一切手段来使我们免受伤害。在危险的环境中，倘若我们丧失了警惕，我们就可能闯进“连天使也害怕涉足的境地”。

随着先进的通讯技术把世界各地发生的事件送进每个家庭，我们就能了解到其他地区的文明，于是，我们对不可知物的恐惧与无知的阴影就会逐渐消失。在《文科教育》一书中，托马斯·亨利·赫胥黎曾谈到这一点，他说：“世界有如棋盘，棋子是宇宙间的各种现象，比赛的规则就是我们所谓的大自然法则。对弈的另一方是我们没法见到的。我们只知道他的法则总是公道的、光明正大的和耐心的。但通过我们所付出的代价，我们还知道，他绝对不会宽容我们的错误，或对我们的无知作丝毫的让步。”

夏天的傍晚，有个人独自坐在自家后院，与后院相毗邻的是一片宁静的森林。这人的目的，就是要在接近大自然的环境中放松放松，享受一下黄昏时分的宁静。随着天色渐渐暗下来，他注意到，树林里的风越刮越大了。于是他开始担心，这样的好天气是否还能保持下去。接着，他又听到树林深处传来一些陌生的声音。他甚至猜想，可能有吃人的动物正向他走来。

不大一会儿，这个人满脑子都是这种消极的想法，结果变得越来越紧张。这个人越是让怀疑和恐惧的念头进入他的头脑，他就离享受宁静夏夜的目标越远。这个人的体验很好地验证了布赖恩·亚当斯的生活法则：“恐惧是无知的影子，若抱有怀疑和恐惧的心理，势必导致失败。”

很多时候，恐惧其实并不能伤害我们。在忐忑不安的心绪的支配下，一种自然而然的焦虑就会在我们的心中积聚起来，转化为恐惧和惊慌失措。在这种情况下，我们就不能充分地享受生活了。面对可能蒙受的耻辱，我们就会退缩和自暴自弃，不去作创造性的贡献；由于害怕遭到拒绝，我们就不敢去努力争取我们真心想得到的东西；由于害怕失败，我们会拒绝承担责任；由于害怕与他人不一致，我们就可能放弃我们自身的个性。因而，区分有助于我们的恐惧和妨碍或伤害我们的恐惧，是十分必要的。

我们也许听说过这句老话：“你不知道的东西不会伤害你。”其实完全不是这么回事。无知并不是福气，相反，它往往会引起恐惧和混乱。

勇气帮你跨越恐惧的障碍

恐惧消耗人们的精力，损害和破坏人们的创造力。心存恐惧的人是无法充分发挥其应有才能的，他只会使自己无法做到最好。如果处境困难，他就会束手无策，焦虑不安。

勇气是一切时代伟大奇迹的创造者。无论你需要什么，首先要把它置于勇气之中。不要问怎么办、为什么或什么时候，而一定要全力以赴，一定要有勇气。

在美国19世纪50年代，有一天，黑人家里的一个10岁的小女孩被母亲派到磨坊里向种植园主索要50美分。

园主放下自己的工作，看着那黑人小女孩敬而远之地站在那里求着什么，便问道：“你有什么事情吗？”黑人小女孩没有移动脚步，怯怯地回答说：“我妈妈说想要50美分。”

园主用一种可怕的声音和斥责的脸色回答说：“我绝不给你！你快滚回家去吧，不然我用锁锁住你。”说完继续做自己的工作。

过了一会儿，他抬头看到黑人小女孩仍然站在那儿不走，便掀起一块桶板向她挥舞道：“如果你再不滚开的话，我就用这桶板教训你。好吧，趁现在我还……”话未说完，那黑人小女孩突然像箭镞一样冲到他前面，毫无恐惧地扬起脸来，用尽全身气力向他大喊：“我妈妈需要50美分！”

慢慢地，园主将桶板放了下来，手伸向口袋里摸出50美分给了那黑人小女孩。她一把抓过钱去，便像小鹿一样推门跑了。留下园主目瞪口呆地站在那儿回顾这奇怪的经历——一个黑人小女孩竟然毫无恐惧地面对自己，并且镇住了自己，在这之前，整个种植园里的黑人们似乎还从未敢想过哩。

“跟生活的粗暴打交道，碰钉子，受侮辱，自己也不得不狠下心来斗争，这是好事，使人生气勃勃的好事”，正是勇气的支撑，使身体单薄的小女孩选择了抗争，“应当惊恐的时候，是在不幸还能弥补之时；在它们不能完全弥补时，就应以勇气面对它们。”

在著名女作家乔治·艾略特的生活之中，人们终于知道了她为什么没有与赫伯特·斯宾塞结婚。那不是她的错，因为她非常爱他，非常想与他结婚。他们有很多共同之处，他也追求她很多年，很多人都以为他们将要结婚。

有一天，斯宾塞用抛硬币来决定是否结婚，如果是正面就结婚，如果是反面就不结婚。结果硬币是反面，他决定不结婚。这个决定虽然称不上残酷，但是却有点草率。当然，这也深深地伤害了艾略特，因为她深深地爱着他，也期待着他的爱。她很痛苦。

在心碎数月之后。她写信给一位朋友说：“我很好，很‘勇敢’，我本来想把这个词换成‘快乐’的。”当然，她也是幸运的，如果她自己有所察觉的话。斯宾塞冷酷、抽象而又易怒。如果他们结婚，她所受到的痛苦可能更大，更不用说斯宾塞常年有病了。

实际上，这可以称得上是一种幸运的解脱方式。斯宾塞的个性僵硬，很多人认为他的哲学也是僵硬的。毕竟，离她而去的是一个居然会用抛硬币来决定自己终身大事的家伙。这样的行为，如果不是出于自私，他的心理肯定有问题。由于斯宾塞一生未婚，可以说，对于其他女性来说，这也是幸运的。

当我们知道“勇气”可以代替“快乐”时，我们是幸运的，只是因为它揭示了生活中的一个事实。虽然我们失去了一些东西，但是，我们同时也有所得。快乐是不可捉摸的，在我们的面前忽隐忽现。当我们追寻它时，它却不在那里，我们必须费尽心思去寻找它，它是非常害羞和狡猾的。

一个成年人的大部分时间都是不快乐的，但是，即便我们没有运气，我们却可以有勇气。幸运也是变幻无常的，它会赋予一个人名声，赋予另一个人财富，并且可以毫无理由。但是，勇气却是一个稳定而又可以依靠的朋友，只要我们信任它。

有句古老的谚语说："生来就拥有财富还不如生来就有好运。"这句话说得也许正确，但是，如果生来就拥有勇气则会更好。财富可能会挥霍一空，好运可能会掉头而去，而勇气则会常伴你左右。

正像乔治·艾略特面对失恋的痛苦一样，伟大的胸怀，应该表现出这样的气概——用笑脸来迎接悲惨的厄运，用百倍的勇气来应付一切的不幸。勇气在哪里，成功就在哪里；勇气在哪里，生命就在哪里。在勇气的天空下，我们才能美丽地活着……

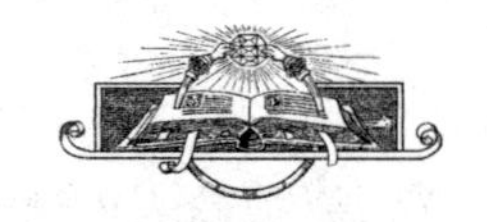

第二章

突破意志障碍，轻松前行

意志障碍是指意志过程的失常，通常包括意志减弱和缺失等现象，有意志障碍的人缺乏主见，思想、情感和行为受外界影响很明显，对不良行为缺乏抵制的能力。所以，增强意志，锻造意志，用积极的意志改造外部世界和生存环境，从而实现美好的理想，这是每个人生命的重中之重。

·第一节·

怀旧是一种心病

怀旧是人之常情。对故乡、故人和过去生活的追忆和怀念无疑是一种情结。有时它能增添生活的韵味和激发心中的热情。但有一些人却过分依恋过去的人和事物，回避现实语言、服饰不合时宜。他们认定今不如昔，生活在今天，志趣在昨日，这种怀旧心态，就是病态的怀旧心理。

怀旧也是一种病

怀旧是一种常见的心理现象，古人用“举头望明月，低头思故乡”、“月是故乡明”等诗句来表达对故乡、故人的思念之情，对故土的思念能够激发人心中的爱国热情。但是，社会中有一些人以另一种方式怀旧，他们认定今不如昔，生活在今天，而志趣却滞留在昨日，一言一行与现实生活格格不入，这种怀旧心理似乎不再仅仅是怀旧而已了。

怀旧心理的产生有社会原因，也有主观因素。从社会原因来看，由于社会各方面不断改革变化，社会地位与经济利益受到冲击的那一部分人，极易产生失落感，但又无能为力，只能通过怀旧的方式来表达现实的遗憾。随着现代文明和大都市的大规模崛起，原有的生活环境在无情地解体。大城市里的人们告别了四合院、胡同、里弄，但又被困在钢筋水泥的框架中；在乡村，诗篇一样的田野不断被公路、铁路吞噬，工业污染了大地；电视使世界和人们接近，却又使人们的心灵彼此疏远。这一切都使一些人感到不适与恐惧。

从主观方面看：怀旧实质上是一种对现实生活的躲避和遁逃，怀旧是一种特殊的机制。它把我们所不想回忆的痛苦和压抑隐藏了、忘却了，以至于我们自己永远不会再想起。而另一方面，它又把我们过去生活中美好的东西大大强化了、美化了，以至于人们在几次类似的回忆后把自己营造的回忆当作真实。怀旧起源于个人的失落感。失落导致回首，以寻找昔日的安宁与情调。

有一回上街，看到一家酒楼，取名“老三届饭馆”，乍看让人以为这是当年老三届聚会的定点餐馆。还有一些饭馆，取的是知青时期“向阳屯食村”、“黑土地酒家”、“北大荒火锅城”之类的旧名称。流行歌曲的歌词也越来越“土”，什么“篱笆墙”、“牛铃摇春光”、“向你借半块橡皮”，歌曲创作向童年、乡村延伸。

有些人很依恋过去的事情，依恋过去的友人、恋人。他们保存着大量的旧照片、旧服装、旧书、旧报纸；给孩子取旧时代的名字；十分热衷搞同乡会、同学联谊会。有的男士女士，过去曾有过一段恋情，因故未成连理，如今已届中年，旧情萌发，开始“第二次牵手”。也有人很依恋过去的经历，过分看重过去所取得的功绩，把所获得的奖状、勋章、奖品保存得完美无缺，时常追忆当年那辉煌的经历，相比之下，现在这荣誉的光环正逐渐在消失，心里时常有失落感。

由于过分地怀旧，一些人在人际交往中只能做到“不忘老朋友”，但难以做到“结识新朋友”，个人的交际圈也大大缩小。此类过分的怀旧行为阻碍着你去适应新的环境，使你很难与时代同步。回忆是属于过去的岁月的，一个人总该不断进步才是。我们要试着走出过去的回忆，不管它是悲还是喜，不能让回忆干扰我们今天的生活。

一个人适当怀旧是正常的，也是必要的，但是因为怀旧而否认现在和将来，就会陷入病态。

过多的怀旧和进取人生是背道而驰的，逃避也不利于智慧人生之路。而且对于一般人来说，怀旧的对象往往就是弱点和缺陷，是容易被人利用的“死穴”。古代的攻心术曾把怀旧对象作为一个很重要的突破点。在EQ研究中，怀旧是用来达到内心平和、宁静、诗意的，是人性化的表现，但如果因为怀旧阻碍了自身的发展，或对外界造成了不必要的麻烦，就必须进行调适。

不要总是对现状很不满意的样子，更不要因此过于沉溺在对过去的追忆中。当你不厌其烦地重复述说往事，述说着过去如何如何时，你可能忽略了今天正在经历的体验。把过多的时间放在追忆上，会或多或少地影响你的正常生活。

我们需要做的，是尽情地享受现在。过去的再美好抑或再悲伤，那毕竟已经因为岁月的流逝而沉淀。如果你总是因为昨天错过今天，那么在不远的将来，你又会回忆着今天的错过。在这样的恶性循环中，你永远是一个迟到的人。不如积极参与现实生活，如认真地读书、看报，了解并接受新生事物，积极参与改革的实践活动，要学会从历史的高度看问题，顺应时代潮流，不能老是站在原地思考问题。如果对新事物立刻接受有困难，可以在新旧事物之间寻找一个突破口，例如思考如何再立新功、再创辉煌，不忘老朋友，发展新朋友，继承传统厉行改革等，寻找一个最佳的结合点，从这个点上做起。

正常的怀旧有一种寻找安静、维持心灵平和、返朴归真的积极功能。这方面的功能多一些，病态的、消极的心态就会减少。只要发挥怀旧的积极功能，我们还是希望一个人有怀旧心理的。

我们不能抛弃回忆，可是我们也不能做回忆的奴隶。在心灵的一个角落里，会珍藏着我们走过的路上种种的喜怒哀愁、酸甜苦辣。然后，我们把更广阔的心灵空间，留给现在，留给此时此刻吧！

不被回忆所控制

靠怀念过去来逃避现实，确是一种无益的习惯，其结果往往是使人逃避成熟的思考，而进入一种虚无缥缈的幻想境界。

一个夏天的下午，在纽约的一家中国餐厅里，奥里森·科尔在等待着，他感到沮丧而消沉。由于他在工作中有几个地方出现错误，使他没有做成一项相当重要的项目。即使在等待见他一位最珍视的朋友时，也不能像平时一样感到快乐。

他的朋友终于从街那边走过来了，他是一名了不起的精神病医生。医生的诊所就在附近，科尔知道那天他刚刚和最后一名病人谈完了话。

“怎么样，年轻人，”医生不加寒暄就说，“什么事让你不痛快？”对他这种洞察心事的本领，科尔早就不意外了，因此他就直截了当地告诉他使自己烦恼的事情。然后，医生说：“来吧，到我的诊所去。我要看看你的反应。”

医生从一个硬纸盒里拿出一卷录音带，塞进录音机里。“在这卷录音带上，”他说，“一共有三个来看我的人所说的话。当然没有必要说出来他们的名字。我要你注意听他们的话，看看你能不能挑出支配了这个3个案例的共同因素，只有4个字。”他微笑了一下。

在科尔听起来，录音带上这3个声音共有的特点是不快活。第一个是男人的声音，显示他遭到了某种生意上的损失或失败。第二个是女人的声音，说她因为照顾寡母的责任感，以至于一直没能结婚，她心酸地述说她错过了很多结婚的机会。第三个是一位母亲，因为她十几岁的儿子和警察有了冲突，而她一直在责备自己。

在3个声音中，科尔听到他们一共6次用到4个文字：“如果，只要。”

“你一定大感惊奇，”医生说，“你知道我坐在这张椅子里，听到成千上万用这几个字作开头的内疚的话。他们不停地说，直到我要他们停下来。有的时候我会要他们听刚才你听的录音带，我对他们说：‘如果，只要你不再说如果、只要，我们或许就能把问题解决掉！’”医生伸伸他的腿。“用‘如果’、‘只要’这4个字的问题，”他说，“是因为这几个字不能改变既成的事实，却使我们面朝着错误的方面，向后退而不是向前进，并且只是浪费时间。最后，如果你用这几个字成了习惯，那这几个字就很可能变成阻碍你成功的真正的障碍，成为你不再去努力的借口。”

“现在就拿你自己的例子来说吧。你的计划没有成功。为什么？因为你犯了一些错误。那有什么关系，每个人都会犯错误，错误能让我们学到教训。但是在你告诉我你犯了错误，而为这个遗憾、为那个懊悔的时候，你并没有从这些错误中学到什么。”

“你怎么知道？”科尔带着一点辩护地说。

“因为，”医生说，“你没有脱离过去式，你没有一句话提到未来。从某些方面来说，你十分诚实，你内心里还以此为乐。我们每个人都有一点不太好的毛病，喜欢一再讨论过去的错误。因为不论怎么说，在叙述过去的灾难或挫折的时候，你还是主要角色，你还是整个事情的中心人……”

在医生的开导下，科尔终于意识到，自己沉浸在过去错误的阴影中，还没有真正走出错误，并用积极上进的态度去改变现在的处境。医生告诉科尔，他患上了严重的“怀旧病”，而采用“如果”、“只要”这类字眼是“怀旧病”的重要特征。

应该说，一个人适当怀旧是正常的，也是必要的，但是一味地沉湎于过去而否认现在和将来，就会陷入病态。

每个人都应当谨记：昨天就像使用过的支票，明天则像还没有发行的债券，只有今天是现金，可以马上使用。今天是我们轻易就可以拥有的财富，无度的挥霍和无端的错过，都是一种对生命的浪费。

这世上再也没有什么能比今天更真实了。

不要回避今天的真实与琐碎，走脚下的路，唱心底的歌，把头顶的阳光编织成五彩的云裳，遮挡风霜雨雪。每一个日子都向人们敞开，让花朵与微笑回归你疲惫的心灵，让欢乐成为今天的中心。如果有荆棘刺破你匆匆的脚步，那也是今天最真实的痛苦。

只有把持今天，才能让生命感知生活的无边快乐。

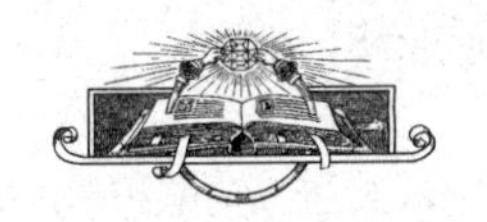

·第二节·

扔掉拐杖，不要依赖

独立行走，让猿终于成为万物灵长；扔掉手中的拐杖，你才可以走出属于自己的路。人生的轨迹不需要别人定夺，只有自己才能为自己的人生画布着色。去除依赖，独立完成人生的乐谱，相信你定能奏响生命雄壮的乐章。

都是依赖惹的祸

有些人经常持有的一个最大谬见，就是以为他们永远会从别人不断的帮助中获益。力量是每一个志存高远者的目标，而依靠他人只会导致懦弱。力量是自发的，不依赖于他人。坐在健身房里让别人替我们练习，我们是无法增强自己肌肉的力量的。没有什么比依靠他人更能破坏独立自主的了。如果你依靠他人，你将永远坚强不起来，也不会有独创力。要么抛开身边的“拐杖”独立自主，要么埋葬雄心壮志，一辈子老老实实做个普通人。

一个登山者，一心一意想登上世界第一高峰。

在经过多年的准备之后，他开始了新的旅程。但是，由于他希望完全由自己独得全部的荣耀，所以他决定独自出发。他开始向上攀爬，时间已经有些晚了，然而，他非但没有停下来准备露营的帐篷，反而继续向上攀登，直到四周变得非常黑暗。山上的夜晚显得格外的黑暗，这位登山者什么都看不见。到处都是黑漆漆的一片，能见度为零，因为月亮和星星又刚好被云层给遮住了。即使如此，这位登山者仍然继续不断地向上攀爬着，就在离山顶只剩下几米的地方，他滑倒了，并且迅速地跌了下去。跌落的过程中，他仅仅能看见一些黑色的阴影，以及一种因为被地心引力吸住而快速向下坠落的恐怖感觉。

他下坠着，在这极其恐怖的时刻，他的一生，不论好与坏，也一幕幕地显现在他的脑海中。当他一心一意地想着，此刻死亡是正在如何快速地接近他的时候，突然间，他感到系在腰间的绳子，重重地拉住了他。他整个人被吊在半空中……而那根绳子是唯一拉住他的东西。

在这种上不着天、下不着地、求助无门的境况中，他一点办法也没有，只好大声呼叫：“上帝啊！救救我！”

突然间，从天上有个低沉的声音回答他说：“你要我做什么？”

“上帝！救救我！”

“你真的相信我可以救你吗？”

“我当然相信！”

“那就把系在你腰间的绳子割断。”在短暂的寂静之后：登山者决定继续全力抓住那根救命的绳子。

第二天，搜救队找到了他的遗体，已经冻得僵硬，他的尸体挂在一根绳子上。他的手也紧紧地抓着那根绳子……在距离地面仅仅1米的地方。

新生命的诞生是从剪断脐带开始的，生命所受到的最大束缚就来自于它对“绳子”的依赖性，人类注定只有靠自己才能获得自由，“你的命运藏在你自己的胸里”，如果你依恋那根“绳子”，你至死也不会明白为什么自己会那么卑贱地离开这个世界。

“在这个世界上最坚强的人是孤独地、只靠自己站着的人。”这是挪威著名戏剧家易卜生对于人所作出的一个断言。穿越世纪的风尘，这句话依然掷地有声，因为它揭示了一个亘古不变的真理：你的命运只藏在你自己的胸里，你就是主宰一切的上帝。

用自己的脚走路

生活中最大的危险，就是依赖他人来保障自己。“让你依赖，让你靠”，就如同伊甸园的蛇，总在你准备赤膊努力一番时引诱你。它会对你说：“不用了，你根本不需要。看看，这么多的金钱，这么多好玩、好吃的东西，你享受都来不及呢……”这些话，足以抹杀一个人意欲前进的雄心和勇气，阻止一个人利用自身的资本去换取成功的快乐，让你日复一日原地踏步，止水一般停滞不前，以至于你到了垂暮之年，终日为一生无为悔恨不已。

而且，这种错误的心理，还会剥夺一个人本身具有的独立的权利，使其依赖成性，靠拐杖而不想自己一个人走；有依赖，就不会想独立，其结果是给自己的未来挖下失败的陷阱。

美国总统约翰·肯尼迪的父亲从小就注意对儿子独立性格和精神状态的培养。有一次他赶着马车带儿子出去游玩。在一个拐弯处，因为马车速度很快，猛地把小肯尼迪甩了出去。当马车停住时，儿子以为父亲会下来把他扶起来，但父亲却坐在车上悠闲地掏出烟吸起来。

儿子叫道："爸爸，快来扶我。"

"你摔疼了吗？"

"是的，我自己感觉已站不起来了。"儿子带着哭腔说。

"那也要坚持站起来，重新爬上马车。"

儿子挣扎着自己站了起来，摇摇晃晃地走近马车，艰难地爬了上来。

父亲摇动着鞭子问："你知道为什么让你这么做吗？"

儿子摇了摇头。

父亲接着说："人生就是这样，跌倒、爬起来，奔跑，再跌倒，再爬起来、再奔跑。在任何时候都要全靠自己，没人会去扶你的。"

从那时起，父亲就更加注重对儿子的培养，如经常带着他参加一些大的社交活动，教他如何向客人打招呼、道别，与不同身份的客人应该怎样交谈，如何展示自己的精神风貌、气质和风度，如何坚定自己的信仰，等等。有人问他："你每天要做的事情那么多，怎么有耐心教孩子做这些鸡毛蒜皮的小事？"

谁料约翰·肯尼迪的父亲一语惊人："我是在训练他做总统。"

雨果曾经写道："我宁愿靠自己的力量打开我的前途，而不愿求有力者的垂青。"只要一个人是活着的，他的前途就永远取决于自己，成功与失败，都只系于自己身上。而依赖作为对生命的一种束缚，是一种寄生状态。英国历史学家弗劳德说："一棵树如果要结出果实，必须先在土壤里扎下根。同样，一个人首先需要学会依靠自己、尊重自己，不接受他人的施舍，不等待命运的馈赠。只有在这样的基础上，才可能做出成就。"将希望寄托于他人的帮助，便会形成惰性，失去独立思考和行动的能力；将希望寄托于某种强大的外力上，意志力就会被无情地吞噬掉。

为了训练小狮子的自强自立，母狮子故意将它推到深谷，使其在困境中挣扎求生。在残酷的现实面前，小狮子挣扎着一步一步从深谷之中走了出来。它体会到了“不依靠别人，只能凭借自己的力量前进”，它逐渐成熟了。

真实人生的风风雨雨，只有靠自己去体会，去感受，任何人都不能为你提供永远的庇荫。你应该掌握前进的方向，把握住目标，让目标似灯塔般在高远处闪光；你应该独立思考，有自己的主见，懂得自己解决问题。你不应相信有什么救世主，不该信奉什么神仙或皇帝，你的品格、你的作为，你所有的一切都是你自己行为的产物，并不能靠其他什么东西来改变。

一位父亲和他的儿子出征打仗。父亲已做了将军，儿子还只是马前卒。又一阵号角吹响，战鼓擂响了，父亲庄严地托起一个箭囊，其中插着一支箭。他郑重地对儿子说：“这是家传宝箭，佩带在身边，你将力量无穷，但千万不可抽出来。”

那是一个极其精美的箭囊，用厚牛皮打制，镶着幽幽泛光的铜边儿，再看露出的箭尾，一眼便能认定是用上等的孔雀羽毛制作的。儿子喜上眉梢，贪婪地推想箭杆、箭头的模样，耳旁仿佛嗖嗖地箭声掠过，敌方的主帅应声落马而毙。

果然，佩带宝箭的儿子英勇非凡，所向披靡。当鸣金收兵的号角吹响时，儿子再也禁不住得胜的豪气，完全背弃了父亲的叮嘱，强烈的欲望驱赶着他呼一声就拔出宝箭，试图看个究竟。骤然间他惊呆了——一支断箭，箭囊里装着一支折断的箭。

“我一直带着断箭打仗呢！”儿子吓出了一身冷汗，必胜的信念仿佛顷刻间失去支柱的房子，轰然坍塌了。

结果不言自明，儿子惨死于乱军之中。

拂开蒙蒙的硝烟，父亲拣起那支断箭，沉重地说道：“不相信自己的意志，永远也做不成将军。”

能够充分发挥一个人的潜能的，不是外援，而是自助；不是依赖，而是自立，如果你总是让其他力量推着才能前行，那么，你的生命意义将归于零。

有这么一则希腊神话：一个马车夫正赶着马车，艰难地行进在泥泞的道路上。马车上装满了货物。

忽然马车的车轮深深地陷进了烂泥中，马怎么用力也拉不出来。

车夫站在那儿，无助地看着四周，时不时大声地喊着大力士阿喀琉斯的名字，让他来帮助自己。

最后阿喀琉斯出现了，他对车夫说：

“把你自己的肩膀顶到车轮上，然后再赶马，这样你就会得到大力士阿喀琉斯的帮助。如果你连一个手指头都不动一动，就不要指望阿喀琉斯或其他什么人来帮助你。”自助者天助，完全依赖别人的恩赐是不可能的，只有你自己首先尽力而为，别人对你的帮助才能最终解决问题。

你，就是主宰一切的神灵。一个人，即使驾着的是一匹羸弱的老马，但只要马缰掌握在他的手中，他就不会陷入人生的泥潭。人只有依靠他自己，才能自视配得上最高贵的东西。

独立自主的人最可爱

善于驾驭自我命运的人，是最幸福的人，正像康德所说：“我早已致力于我决心保持的东西，我将沿着自己的路走下去，什么也无法阻止我对它的追求。”最高的自立是追随自己的心灵，确定自己是正确的，不被任何人的评断所左右的精神上的自立。

剑桥郡的世界第一名女性打击乐独奏家伊芙琳·格兰妮说：“从一开始我就决定：一定不要让其他人的观点阻挡我成为一名音乐家的热情。”

她成长在苏格兰东北部的一个农场，从8岁时她就开始学习钢琴。随着年龄的增长，她对音乐的热情与日俱增。但不幸的是，她的听力却在渐渐地下降，医生们断定是由于难以康复的神经损伤造成的，而且断定到12岁，她将彻底耳聋。可是，她对音乐的热爱却从未停止过。

她的目标是成为打击乐独奏家，虽然当时并没有这么一类音乐家。为了演奏，她学会用不同的方法“聆听”其他人演奏的音乐。她只穿着长袜演奏，这样她就能通过她的身体和想像感觉到每个音符的震动，她几乎用她所有的感官来感受着她的整个声音世界。

她决心成为一名音乐家，于是她向伦敦著名的皇家音乐学院提出了申请。

因为以前从来没有一个聋学生提出过申请，所以一些老师反对接收她入学。但是她的演奏征服了所有的老师，她顺利地入了学，并在毕业时荣获了学院的最高荣誉奖。

从那以后，她就致力于成为第一位专职的打击乐独奏家，并且为打击乐独奏谱写和改编了很多乐章，因为那时几乎没有专为打击乐而谱写的乐谱。

至今，她作为独奏家已经有十几年的时间了，因为她很早就下了决心，不会仅仅由于医生诊断她完全变聋而放弃追求，因为医生的诊断并不意味着她的热情和信心不会有结果。

“在这个世界上最坚强的人是孤独地、只靠自己站着的人。”这样的人即使濒临绝望，也依然能认清自己和世界，进而改变自己的所有本质，超越自身和一切的痛苦，进入真正自主的世界。赤橙黄绿青蓝紫，谁都应该有自己的一片天地和特有的亮丽色彩。你应该果断地、毫不顾忌地向世人宣告并展示你的能力、你的风采、你的气度、你的才智。在生活道路上，必须善于作出抉择，不要总是踩着别人的脚步走，不要总是听凭他人摆布，而要勇敢地驾驭自己的命运，调控自己的情感，做自己的主宰，做命运的主人。

一位成功人士回忆他的经历时说：“小学6年级的时候，我考试得了第一名，老师送我一本世界地图，我好高兴，跑回家就开始看这本世界地图。很不幸，那天轮到我为家人烧洗澡水。我就一边烧水，一边在灶边看地图，看到一张埃及地图，想到埃及很好，埃及有金字塔、有埃及艳后、有尼罗河、有法老王，有很多神秘的东西，心想长大以后如果有机会我一定要去埃及。

“看得入神的时候，突然有一个大人从浴室冲出来，胖胖的围一条浴巾，用很大的声音跟我说：‘你在干什么？’我抬头一看，原来是我爸爸，我说：‘我在看地图。’爸爸很生气，说：‘火都熄了，看什么地图！’我说：‘我在看埃及的地图。’我父亲跑过来‘啪、啪’给我两个耳光，然后说：‘赶快生火，看什么埃及地图！’打完后，踢我屁股一脚，把我踢到火炉旁边去，用很严肃的表情跟我讲：‘我向你保证！你这辈子不可能到那么遥远的地方！赶快生火！’

“我当时看着我爸爸，呆住了，心想：我爸爸怎么给我这么奇怪的保证，真的吗？这一生真的不可能去埃及吗？20年后，我第一次出国就去埃及，我的朋友都问我：‘到埃及干什么？’那时候还没开放观光，出国是很难的。我说：‘因为我的生命不能被别人设定。’自己就跑到埃及旅行。

“有一天，我坐在金字塔前面的台阶上，买了张明信片寄给我爸爸。我写道：‘亲爱的爸爸：我现在在埃及的金字塔前面给你写信，记得小时候，你打我两个耳光，踢我一脚，保证我不能到这么远的地方来，现在我就坐在这里给你写信。’写的时候感触很深。我爸爸收到明信片时跟我妈妈说：‘哦！这是哪一次打的，怎么那么有效？一脚踢到埃及去了。’”

在宇宙的中心，回响着那个坚定神秘的音符：“我”，如果你听从它的呼唤，致力于你所决定保持的东西，那么你必将突破别人对你的设定，牢牢掌控你的命运。正如泰戈尔所说：“我存在，乃是所谓生命的一个永久的奇迹。”

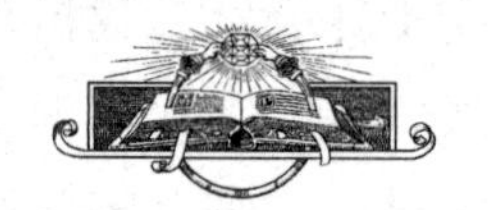

·第三节·

拖延是毁掉前程的恶魔

《明日歌》唱道：“明日复明日，明日何其多！我生待明日，万事成蹉跎。”这里就在说明拖延给我们的生活带来的影响。生活中拖延的现象屡见不鲜，但拖延久了，事事拖延，就养成了一种习惯，这种习惯势必让你产生病态的拖延心理。拖延心理会让人一事无成，甚至毁掉你的前程。所以生命一定要克制拖延，克制拖延你才能成功。

拖延是一种错误的生活

“明天，明天，还有明天”，很多人总是在这样的自我安慰中度过一个又一个今天，殊不知，时间滔滔不息地奔赴终点，当你把今天应该完成的事拖到明天去做时，这个“明天”就足以把你送进坟墓了。

深夜，一个危重病人迎来了他生命中的最后一分钟，死神如期来到了他的身边。在此之前，死神的形象在他脑海中几次闪过。他对死神说：“再给我一分钟好吗？”死神回答：“你要一分钟干什么？”他说：“我想利用这一分钟看一看天，看一看地。我想利用这一分钟想一想我的朋友和我的亲人。如果运气好的话，我还可以看到一朵绽开的花。”

死神说：“你的想法不错，但我不能答应。这一切早已留了足够时间让你去欣赏，你却没有像现在这样去珍惜，你看一下这份账单：在60年的生命中，你有1/3的时间在睡觉；剩下的40多年里你经常拖延时间；曾经感叹时间太慢的次数达到了10000，平均每天一次。上学时，你拖延完成家庭作业；成人后，你抽烟、喝酒、看电视，虚掷光阴。

“我把你的时间明细账罗列如下：做事拖延的时间从青年到老年共耗去

了36500小时，折合1520天。做事有头无尾、马马虎虎，使得事情不断要重做，浪费了大约300多天。因为无所事事，你经常发呆；你经常埋怨、责怪别人，找借口、找理由、推卸责任；你利用工作时间和同事聊天，把工作丢到了一旁毫无顾忌；工作时间呼呼大睡，你还和无聊的人煲电话粥；你参加了无数次无所用心、懒散昏睡的会议，这使你睡眠远远超出了20年；你也组织了许多类似的无聊会议，使更多的人和你一样睡眠超标；还有……”

说到这里，这个危重病人就断了气。死神叹了口气说：“如果你活着的时候能节约一分钟的话，你就能听完我给你记下的账单了。哎，真可惜，世人怎么都是这样，还等不到我动手就后悔死了。”

每个人的生命都是有限的，当拖延成为你的习惯时，死神也就在不知不觉中来临了。你可以给自己时间，但生命却不会给你时间，正如中国古代诗人李商隐所吟诵的“人间桑海朝朝变，莫遣佳期更后期”。

人为什么会被“拖延”的恶魔所纠缠，很大的原因在于当认识到目标的艰巨时所采取的一种逃避心理，能以后再面对的就以后再面对，只要今天舒服就行，拖延就这样成为了“逃避今天的法宝”。而逃避是弱者最明显的特征。

有些事情你的确想做，绝非别人要求你做，尽管你想，但却总是在拖延。你不去做现在可以做的事情，却想着将来某个时间来做。这样你就可以避免马上采取行动，同时你安慰自己并没有真正放弃决心。你会跟自己说：“我知道我要做这件事，可是我也许会做不好或不愿意现在就做。应该准备好再做，于是，我当然可以心安理得了。”每当你需要完成某个艰苦的工作时，你都可以求助于这种所谓的“拖延法宝”，这个法宝成了你最容易也是最好的逃避方式。

拖延自己的时间，往往有1/3的原因是自我欺骗，另外2/3是逃避现实。之所以坚持自己这样的拖延行为，还因为你自己从其中得到了一些“好处”：

通过拖延，你显然可以不去做那些令自己感到头疼的事，有些事情你害怕去做，有些事情你想做又害怕行动。

欺骗自己的各种理由让你心安理得，因为你觉得自己还是个实干家，也许就是慢一点的实干家。

只要能一拖再拖，你就可以永远保持现状，无须力求改进，也不必承担任何随之而来的风险。

你厌倦生活，你抱怨说是其他人或一些琐事让你情绪消沉，这样你便轻松摆脱责任，并且推卸给客观环境。

你通过拖延时间，让自己在最短的时间内完成工作，如果做得不好，你会说：“我时间不够！”

你找借口不做任何没把握的事情，以避免失败，这样你觉得自己还真不是个低能的人。

就这样，拖延成了你用来逃避的通行证，你和社会上千万人一样像草木般活着，遇到任何困难都不当机立断，任其耽误下去。

人的本质都是懦弱的，从这一点上说，拖延和犹豫是人类最合乎人情的弱点，但是正因为它合乎人情，没有明显的危害，所以无形中耽误了许多事情，因此而引起的烦恼，实在比明显的罪恶还要厉害。你拖延得了一时，却拖延不过一世，今天你利用拖延这张证件避免了危险和失败，但这样做又能达到怎样的目的呢？在你避免可能遭到失败的同时，你也失去了取得成功的机会。

拖延吞噬你的成功

你的抱负和梦想，是怎么化为灰烬的？是拖延，如果你打算用你的白日梦和你从没按时履行过的计划表来实现梦想，等待你的只有生命的损耗和机会的擦肩而过。

李明大学毕业，干过很多工作，但是每个工作维持的时间都不超过 3 个月，原因是李明自小养成一个拖拉的坏习惯，干什么事都是今天推明天，明天推后天，推来推去什么事也没干成。就拿当初考大学来说，要不是他妈妈天天逼着学习，至今恐怕还在复习呢！就因为这个毛病，李明求职过的很多公司都辞退了他，谁也不愿和一个“三天打鱼，两天晒网”、办事拖拖拉拉的人共事。

不久，李明又去一家公司求职，这家公司也觉得李明有市场策划的才能，决定经试用后再录用他。巧的是这家公司也让他用半个月的时间搞个市场策划。这次李明吸取了上次的教训，决心改掉自己办事拖延的坏毛病，他安排用一周时间搞市场调查，用 5 天时间写出规划，3 天时间进行修改。这样，用不到 15 天就能完成工作任务。开始几天李明不辞辛苦地奔波于各大市场进行调查，可没坚持几天，拖延的老毛病又犯了，10 天过去了材料还没动笔写，一天经理要看他写的市场策划材料，他推脱还不到交稿时间。经理见到交稿时间只有 3 天了，还没出成稿，嫌他办事拖延，对工作极不认真，就对他说："你也不用写了，从明天起你就不用来上班了。"这个公司又因为李明办事拖延把他给解雇了。

或者你目前还没遭遇到李明的惨败，但是你是不是有着这样一种经历：清晨，闹钟把你从睡梦中叫醒，想着自己所定的计划，同时却感受着被窝里的温暖，一边对自己说"该起床了"，一边又不断地给自己寻找借口——再等一会儿。于是，在忐忑不安之中，又躺了 5 分钟，甚至 10 分钟。

类似的情况在我们的生活中经常会遇到，如果哪天你把一天的时间记录一下，会惊讶地发现，"拖延耗掉了我们很多的时间"。很多情况下，拖延是因为人的惰性在作怪，每当自己要付出劳动时，或作出抉择时，我们总会为自己找出一些借口、安慰，总想让自己轻松些、舒服些。有的人能在瞬间果断地战胜惰性，积极主动地面对挑战；而有的人却深陷于"激战"的泥潭，自己被主动性和惰性拉来拉去，不知所措，无法定夺……时间就这样被一分一秒地浪费了。其实拖延就是纵容惰性，也就是给了惰性机会，如果形成习惯，它会很容易消磨人的意志，使你对自己越来越失去信心，怀疑自己的毅力，怀疑自己的目标，甚至会使自己的性格变得犹豫不决，养成一种办事拖拉的工作作风。

当然，有时拖延是因为考虑过多、犹豫不决造成的。比如，有一方案即使在会议上已经通过，经理还在考虑万一职工有意见怎么办，万一上级领导有看法怎么办，非要再拖它半月 20 天才去实施，诸如此类的事情每一天都在我们的身边发生。

适当的谨慎是必要的，但谨慎过头就是优柔寡断，更何况很多像早上起床这样的事是没必要作任何考虑的，所以，我们要想尽一切办法不去拖延，而不是想尽一切借口去拖延。绝不能让"我是不是可以等一等"的念头控制自己。

爱默生曾说："紧驱他的四轮车到别的星球上去的人，倒比在泥泞的道上追踪蜗牛行迹的人，更容易达到他的目标！"当你准备把今天的事情放到明天去做时，你应该想想到底有多少明天在等着你，到底有多少机会在等着你，今天的太阳明天还会升起吗？

克服拖延有法可循

生活中，你搁置了多少想法、多少梦想、多少计划，这一切都源于你的决定没有坚决地付诸行动。而你又为自己的拖延找到了多少借口。所以，人生在世，我们要美好地活着，就意味着拒绝拖延，今天的事今天做。

当你告诉自己“这件事可以缓一缓”、“我今天已经做了很多事，可以奖励自己放松一下了”、“明天什么事也没有，不如明天做”、“今天天气很难得，不能待在屋里”的时候，要注意了，你已经滋生了拖延的习惯。

如果你是个办事拖拉的人，你大概在浪费大量的宝贵时间。这种人花许多时间思考要做的事，担心这个担心那个，找借口推迟行动，又为没有完成任务而悔恨。在这段时间里，他们本来能完成任务而且早应转入下一个环节了。

所以，一定要找到可以有效对付拖拉作风的方法：

1. 确定一项任务是否非做不可

当我们感觉一项任务不重要，做起来自然会拖拖拉拉，若是这项任务真的不重要，就立刻取消它，而不是既拖延又后悔。有效分配时间的重要一环，是取消可有可无的任务。应该从你的日程表中把乱糟糟的东西清除。

2. 把任务委托给其他人

有时候，任务是能完成的，但是你不喜欢做。你不愿意可能与你的兴趣或专长有关，这时如果你把任务委托给一个比你更适合做、更乐意做的人，你和他就都成了赢家。

3. 确定好处与优势，立即行动起来

我们往往因为看不到完成一项任务有什么好处而拖拖拉拉。也就是说，我们做这项任务时付出的代价似乎高于做完之后得的好处。应付这个问题的最佳办法是从你的目标与理想的角度来分析这个任务。如果你有个重大目标，那你就比较容易拿出干劲去完成有助于你达到目标的任务。

4. 养成好习惯

许多人的拖延已经成了习惯。对于这些人，一切理由都不足以使他们放弃这个消极的工作模式去完成一项任务。如果你有这个毛病，你就要重新训练自己，用好习惯来取代拖延的坏习惯。每当你发现自己有拖沓的倾向时，静下心来想一想，确定你的行动方向，然后给自己提一个问题：“我最快能在什么时候完成这个任务？”定出一个最后期限，然后努力遵守。渐渐地，你的工作模式会发生变化。

“快！快！快！为了生命加快步伐！”这句话常常出现在英国亨利八世统治时代的留言条上警示人们，旁边往往还附有一幅图画，上面是没有准时把信送到的信差在绞刑架上挣扎。当时还没有邮政事业，信件都是自政府派出的信差发送的，如果在路上延误就会被处以绞刑。

“明天”是魔鬼的座右铭。整个历史长河中不乏这样的例子，很多本来智慧超群的人，留下的仅仅是没有实现的计划和半途而废的方案。对懒散的人来说，明天是他们最好的搪塞之词。

有两句充满智慧的俗语说得好：一句是“趁热打铁”，另一句是“趁阳光灿烂的时候晒干草”。

很少有人注意到自己通常在什么时候比较懒散倦怠。有的人是在晚饭后，有的人是午饭后，还有的在晚上 7 点钟以后就什么都不想干了。每个人一天的生活往往都有一个关键时刻，如果这一天不想白过的话，一定不要浪费这个时刻。对大多数人而言，早晨几小时往往是这一天会不会过得充实的关键时刻。

拖延是一种疾病，对那些深受拖延之苦的人来说，唯一的办法就是作出果断的决定。否则，这一疾病将成为摧毁胜利和成就的致命武器。通常来说，爱拖延的人就是失败的人。

·第四节·

懒惰是人心的腐化剂

惰性是每个人身上都时隐时现的“敌人”，有很多人无法克制自己的懒惰情绪，无法激励自己的干劲，因此也就无法打败惰性。

俗话说，“懒惰是死海，会吞没一切道德”。人一旦懒惰，就会滋生恶习，人生就会滑入谷底。克服懒惰的关键要有决心，有信心，有恒心，只有这样，你才能克服生活中的困难，从一个成功走向另一个成功。

慵懒是人性的劣根

在这个社会上，不论什么人要想做成一件事，都必须抗击来自人性中慵懒的缺点，使外界的逼迫变为内心的自觉。

这是因为绝大多数的人都喜欢舒适，能站着拿到东西绝对不会跳起来，能坐着拿到东西绝对不会站起来，能躺着拿到东西绝对不会坐起来。舒适又是个极坏的东西，它是滋生慵懒的温床，腐朽、堕落等劣根大多因舒适而衍生。

城市附近有一个湖，湖面上总游着几只天鹅，许多人专程开车过去，就是为了欣赏天鹅的翩翩之姿。

“天鹅是候鸟，冬天应该向南迁徙才对，为什么这几只天鹅却终年定居，甚至从未见它们飞翔呢？”渐渐地，有人这样问湖边垂钓的老人。

“那还不简单吗？只要我们不断地喂它们好吃的东西，等到它们长肥了，自然无法起飞，而不得不待下来。”

圣若望大学门口的停车场，每日总看见成群的灰鸟在场上翱翔，只要发现人们丢弃的食物，就俯冲而下。

它们有着窄窄的翅膀、长长的嘴、带蹼的脚。这种“灰鸟”原本是海鸥，只为城市的垃圾易得，而宁愿放弃属于自己的海洋，甘心做个“清道夫”。

湖上的天鹅，的确有着翩翩之姿，窗前的海鸥也实在翱翔得十分优美，但是每当看到高空列队飞过的鸿雁，看到海面乘风破浪的鸥鸟，就会为前者感到悲哀，为前者的命运担忧。

鸟因惰性而生归殊途，人也会因惰性而走向堕落。如果想战胜你的慵懒，勤劳是唯一的方法。对于人来说，勤劳不仅是创造财富的根本手段，而且是防止被舒适软化、涣散精神活力的“防护堤”。

有位妇人名叫雅克妮，现在她已是美国好几家公司的老板，分公司遍布美国27个州，雇用的工人达8万多。

她原本却是一位极为懒惰的妇人，后来由于她的丈夫意外去世，家庭的全部负担都落在她一个人身上，而且还要抚养两个子女，在这样贫困的环境下，她被迫去工作赚钱。她每天把子女送去上学后，便利用余下的时间替别人料理家务，晚上，孩子们做功课时，她还要做一些杂务。这样，她懒惰的习性就被克服了。后来，她发现很多现代妇女都外出工作，无暇整理家务。于是她灵机一动，花了7美元买清洁用品，为有需要的家庭整理琐碎家务。这一工作需要自己付出很大的勤奋与辛苦。渐渐地，她把料理家务的工作变为一种技能。后来甚至大名鼎鼎的麦当劳快餐店居然也找她代劳。雅克妮就这样夜以继日地工作，终于使订单滚滚而来。

慵懒是人的一种劣根性，为了做成某件事，必须与它抗争，超越这种劣根性的钳制。但是这种抗衡和超越一般不是心甘情愿的，一开始总要由一些外力来强制，进而才能逐渐内化为恒定的精神和行为习惯。

一旦养成恒定的勤劳习惯，往往就会拥有一份稳定的愉快心情。因为它专注，意念与行为协调归一，所以恶劣的情绪便没有潜入的机会。更没有盘踞的空间。一个进入勤劳状态的人，心灵中就不会有长久驻足的慵懒。所以，克服慵懒最直接、最有效的方法就是使自己忙碌起来。

业精于勤荒于嬉

《颜氏家训》说：“天下事以难而废者十之一，以惰而废者十之九。”惰性往往是许多大学生虚度时光、碌碌无为的性格因素。惰性集中表现为拖拉，就是说可以完成的事不立即完成，今天推明天，明天推后天。许多大学生奉行“今天不为待明朝，车到山前必有路”。结果，事情没做多少，青春年华却在这无休止的拖拉中流逝殆尽了。

“业精于勤荒于嬉。”产生惰性的原因就是试图逃避困难的事，图安逸，怕艰苦，积习成性。人一旦长期躲避艰辛的工作，就会形成习惯，而习惯就会发展成不良性格倾向。

比尔·盖茨说：“懒惰、好逸恶劳乃是万恶之源，懒惰会吞噬一个人的心灵，就像灰尘可以使铁生锈一样，懒惰可以轻而易举地毁掉一个人，乃至一个民族。”这给我们敲响了警钟。

懒惰，从某种意义上讲就是一种堕落、具有毁灭性的东西，它就像一种精神腐蚀剂一样，慢慢地侵蚀着你。一旦背上了懒惰的包袱，生活将是为你掘下的坟墓。马歇尔·霍尔博士认为：“没有什么比无所事事、懒惰、空虚无聊更为有害的了。”

懒惰者是不能成大事的，因为懒惰的人总是贪图安逸，遇到一点儿风险就吓破了胆，另外，这些人还缺乏吃苦实干的精神，总存有侥幸心理。而成大事之人，他们更相信“勤奋是金”。不经历风雨怎么见彩虹，一个人怎能随随便便成功？所以在被懒惰摧毁之前，你要先学会摧毁懒惰。现在开始，摆脱懒惰的纠缠，不能有片刻的松懈。

业精于勤荒于“懒”。懒惰是学习的大敌，是工作的大敌，是生活的大敌。一个人的懒惰只是个人的不幸，一个民族的懒惰，则是整个民族的悲哀！所以我们每个人都应该打起十二分的精神，艰苦创业，勤奋工作。

勤奋，懒惰的天敌

“懒惰”是个很有诱惑力的怪物，一生中谁都会与这个怪物相遇。比如，早上躺在床上不想起来，起床后什么事也不想干，能拖到明天的事今天不做，能推给别人的事自己不做，不懂的事自己不想懂，不会做的事自己不想做……“懒惰”是人类最难克服的一个敌人，许多本来可以做到的事，都因为一次又一次的懒惰拖延而错过了成功的机会。所以，要想改变懒惰的现状，一定要走上勤奋的道路。

一位哲人曾经说过：“世界上能登上金字塔顶的生物只有两种：一种是鹰，一种是蜗牛。不管是天资极佳的鹰，还是资质平庸的蜗牛，能登上塔尖，极目四望，俯视万里，都离不开两个字——勤奋。”

一个人的发展与成长，天赋、环境、机遇、学识等外部因素固然重要，但重要的是自身的勤奋与努力。没有自身的勤奋，就算是天资极佳的雄鹰也只能空振双翅；有了勤奋的精神，就算是行动迟缓的蜗牛也能雄踞塔顶，观千山暮雪，览万里层云。成功不单纯依靠能力和智慧，更要靠每一个人自身孜孜不倦地勤奋工作。

“勤奋是通往荣誉圣殿的必经之路！”这是古罗马皇帝临终前留下的遗言。古罗马人有两座圣殿，一座是美德的圣殿，一座是荣誉的圣殿。他们在安排座位时有一个顺序，必须经过前者的座位，才能达到后者——勤奋是通往荣誉圣殿的必经之路。

人生路上，要想到达成功的圣殿，唯一的一条道路也是勤奋。

艾伦是一个公司的速记员，一个星期六下午，同事们约好了去看球赛，这时公司的一位律师走进来问艾伦，去哪儿能找到一位速记员来帮忙。艾伦告诉他，公司所有速记员都看球赛去了，如果晚来 5 分钟，自己也会走。艾伦又说：“球赛随时都可以看，工作第一，让我来帮你吧。”

律师问艾伦应该付多少钱给艾伦，艾伦开玩笑地回答：“哦，既然是你的工作，大约 1000 元吧。换了别人，我就白帮忙。”律师笑了笑，向艾伦表示谢意。

艾伦确实是在开玩笑，把 1000 元的事忘得一干二净。但在 6 个月后，律师却支付他 1000 元，还邀请艾伦到自己公司工作，薪水比现在高一倍。

艾伦只是在不经意间多做了一点点事情，结果却得到如此巨大的回报。这样看来，比别人勤奋一点点，你将会受益匪浅。

另一位成功人士汤姆也是得益于因勤奋而多做的一件小事。汤姆这样讲述他成功的起源，他说：“我刚开始踏上社会时，在一家五金店工作，每年才挣 75 美元。有一天，一位顾客买了一大批货物，有铲子、钳子、马鞍、盘子、水桶、箩筐等。货物堆放在独轮车上，装了满满一车，就是一匹骡子拉起来也会觉得吃力。送货虽然不是我的事情，但我还是自告奋勇要去送，我为自己有力气能推得动如此沉重的货物而感到自豪。

“半路上，车轮一不小心陷进了泥潭里，我使尽浑身的力气都推不动。幸好一位好心的商人驾着马车路过，用他的马拖起我的独轮车和货物，最后筋疲力尽的我还是将货物送到顾客家里。我仔细清点好货物的数目后才向顾客交付，一直到很晚才推着空车疲倦地返回商店。虽然，老板并没有因我的额外工作而奖励我，但我为自己的所作所为感到高兴。

“第二天，路上帮助我的那位商人来了，告诉我说，他发现我工作劲头十足，尤其注意到我卸货时清点物品数目的细心和专注，很是赏识我，他需要我这样的人给他做事，于是给我一个年薪 500 美元的职位，问我是否肯接受。当然，我愉快地接受了这份工作，以后发展得越来越好，最终有了今天的成就。”

从这些成功者的例子可以看出，多想想“我能为公司做些什么”并不是一件多余的事情。很多人认为，只要完成分配的任务就可以了，但如果你只想这些还远远不够，你还需要多做一些事情，多承担些责任。也许你的付出无法立刻得到相应的回报，也不要灰心失望，只要你一如既往地投入，回报可能会在不经意间，以出人意料的方式出现。你付出的努力如同存在银行里的钱，当你需要的时候，它随时都会为你服务；当你不需要时，它也会为你的储蓄升值。所以拒绝懒惰，走向勤奋吧，只有这样，你才能拥有一个美好的明天。

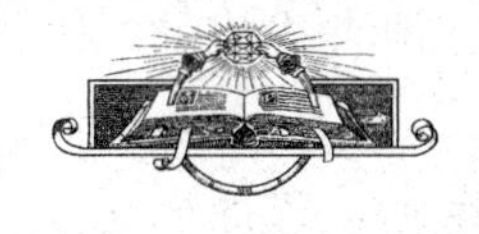

·第五节·

冲动是噩运的导火索

冲动是指在理性不完整的状况下的心理状态和随之而来的一系列恶性行为，打架斗殴、杀人越货都是在冲动的意识下发生的犯罪行为，冲动的正面是冷静，冷静的本质又是理智，只有理智的人才能真正驾驭自己的人生，只有在理性的指导下才能拥有平安稳定的一生。

控制冲动，忍成大事

人是感情的动物，表达情绪是无可厚非的，但是，如果不加控制地任意表达，就成了一时冲动的宣泄，而此时冲动者就成了一个最软弱、最容易被打败的人。

古罗马诗人奥维德说："忍耐和坚持虽然痛苦，但却能渐渐地为你带来好处。"的确，忍耐一下，三思而后行，冲动便消失得无影无踪。

从前有一个农夫，因为一件小事和邻居争吵起来，争论得面红耳赤，谁也不肯让谁。最后，那人只好气呼呼地去找牧师，因为牧师是当地最有智慧、最公道的人，他肯定能断定谁是谁非。

"牧师，您来帮我们评评理吧！我那邻居简直不可理喻！他竟然……"那个人怒气冲冲，一见到牧师就开始了他的抱怨和指责。但当他正要大肆讲述邻居的不是时，被牧师打断了。

牧师说："对不起，正巧我现在有事，麻烦你先回去，明天再说吧。"

第二天一大早，农夫又愤愤不平地来了，不过，显然没有昨天那么生气了。

"今天您一定要帮我评个是非对错，那个人简直是……"他又开始数落起邻居的恶劣。

牧师不快不慢地说："你的怒气还没有消退，等你心平气和后再说吧！正好我昨天的事情还没有办完。”

接下来的几天，农夫没有再来找牧师。有一天牧师在前往布道的路上遇到了他，他正在农地里忙碌着，心情显然平静了许多。

牧师问道：“现在你还需要我来评理吗？”说完，微笑地看着对方。

农夫羞愧地笑了笑，说：“我已经心平气和了！现在想来那也不是什么大事，不值得生那么大的气，只是为您添麻烦了。”

牧师仍然心平气和地说：“这就对了，我不急于和你说这件事情就是想给你思考的时间让你消消气啊！记住：任何时候都不要在气头上说话或行动。”

很多时候怒气会自然消退，稍稍耐心等待一下，事情就会悄悄过去。

学会舒缓冲动，是高情商的一大表现。养身贵在戒怒，戒怒就是养怡身心，尽量做到不生气、少生气，思想开朗，心胸开阔，宽宏大量，宽厚待人，谦虚处世。这样不仅有益于身心健康，也利于提高自己的道德修养和思想水平，于人于己都会有益而无害。

一味地忍耐不能真正消除冲动的威胁，应该在怒气爆发之前利用自我的控制力，在内心将这种恶性的情绪转化到良性的轨道上来。

冲动只会带来噩运

大多数成功者，都是能够把情绪控制得收放自如的人。这时，情绪已经不仅仅是一种感情的表达，更是一种重要的生存智慧。如果控制不住自己的情绪，随心所欲，就可能带来毁灭性的灾难。情绪控制得好，则可以帮你化险为夷。

一头驴子和一头野牛十分要好。它们经常在一起玩耍，吃草。一天，它们发现一个农夫的果园，果园里有绿油油的青草，还有成熟的果子。于是它们偷偷地进入果园，在里面悠闲地吃着青草和树上的果子。而园丁一点也没有察觉。驴子吃饱之后，很想引吭高歌一曲，野牛就对驴子说：“亲爱的朋友，看在上帝的份上，你就忍耐一下，等我们出了果园，你再唱歌吧！”

驴子说：“我现在真的很想唱歌，作为朋友，你应当支持我才行！”

“可是，可是，要是你一唱歌的话，园丁就会发觉，我们就跑不掉了！”

驴子觉得野牛根本不能理解自己现在的心情，它说：“天下再也没有什么比音乐和歌曲更优雅，更能感动人的了。可惜你对音乐一窍不通，我怎么找了你做朋友呀？”

驴子终于还是没有接受野牛的建议，开始高歌起来，它一唱歌，园丁马上发现了驴子和野牛，就把它们全给逮住了。

驴子的冲动，既害了朋友，又害了自己。驴子想唱首歌表达自己兴奋的心情，这也是可以理解的。但是，为了一时的宣泄而不顾情境是否危急，一时兴起就放纵自己，致使冲动酿成了悲剧。

现实生活中许多人也是这样，一旦侥幸得逞，就盲目乐观，不顾自己的真实处境，看不到自己面临的潜在威胁，控制不住自己的情绪，任性妄为，结果引火烧身，给自己和朋友带来不必要的麻烦。

所以，你要学会控制自己的冲动，学会审时度势，千万不能放纵自己。每个人都有冲动的时候，尽管它是一种很难控制的情绪，但不管怎样，你一定要牢牢控制住它，否则一点细小的疏忽，可能贻害无穷。

下面的情形更是生活中常见的冲动。

早晨8点是上班的高峰期，李明开车去上班，由于车流量很大，眼看就要迟到了。车龙好不容易向前移动了一点，可前面的司机偏偏像睡着了一样，丝毫不动弹。李明开始冒火了，拼命地按喇叭，可前面的司机依然不为所动。李明气极了，他握住方向盘的手开始发白，仿佛紧紧地卡住前面司机的脖子，额头开始冒汗，心跳加快，满脸怒容。真想冲上去把那个司机从车里扔出来！

他简直无法控制自己了，车还是停滞不前，他终于冲上前去，猛敲车门，结果前面的司机也不甘示弱，打开车门，冲了出来。就这样，一场恶斗在大街上开始了，结果李明打碎了那个人的鼻梁骨，犯了故意伤人罪。等待他的将是法律的严惩，这下不仅没赶上上班的时间，反而连工作也彻底丢了，这一切都是他的冲动带来的。

培根说："冲动，就像地雷，碰到任何东西都一同毁灭。"如果你不注意培养自己冷静理智、心平气和的性情，培养交往中必需的沉着，一旦碰到"导火线"就暴跳如雷，情绪失控，就会把你最好的人生全都炸掉，最后只会让自己陷入自戕的囹圄。

冷静安详修正果

许多人因缺少自我控制，不冷静沉着，情绪因为毫无节制而躁动不安，因不加控制而浮沉波动，因为焦虑和怀疑而饱受摧残。

只有冷静的人，才能够控制自己的情绪，才可以"终成正果"。

禅师正在打坐，这时来了一个人。他猛地推开门，又“砰”地关上门。他的心情不好，所以就踢掉鞋子走了进来。

禅师说：“等一下！你先不要进来，先去请求门和鞋子的宽恕。”

那人说：“你说些什么呀？我听说你们修行的人有些怪癖，看来这话不假，我原以为那些话是谣言。你的话太荒唐了！我干吗要请求门和鞋子的宽恕啊？这真叫人难堪……那双鞋子是我自己的！”

禅师又说：“你出去吧，永远不要回来，你既然能对鞋子发火，为什么不能请它们宽恕你呢？你发火的时候一点也没有想到对鞋子发火是多么愚蠢。如果你能同冲动相联系为什么不能同爱相联系呢？关系就是关系，冲动是一种关系。当你满怀怒火地关上门时，你便与门发生了关系，你的行为是错误的，是不道德的，那扇门并没有对你干什么事。你先出去，否则就不要进来。”

禅师的启发像一道闪电，那人开始领悟了。

于是，他先出去了。也许这是他一生中的第一次，他抚摸着那扇门，泪水夺眶而出，他抑制不住涌出的眼泪。当他向自己的鞋子鞠躬时，他的身心发生了巨大的变化。

禅师的话起到了醍醐灌顶的作用，的确，没有平和的心态，一味地冲动是无法走向成功的。只有冷静、理智的人才能与成功结缘。

在生活中，人们总会遇到令人烦恼、愤恨甚至悲伤的事情，因此产生种种情绪，最终导致心身疾病的发生。此时你应该调节与控制自己的情绪，保持冷静安详的心境。下面几种方法你不妨试试：

1. 意识调节

人的意识能够调节情绪的发生和强度，一般来说，思想修养水平较高的人，能更有效地调节自己的情绪，因为他们在遇到问题时善于明理与宽容。

2. 语言调节

语言是影响人的情绪体验与表现的强有力工具，通过语言可以引起或抑制情绪反应，如林则徐在墙上挂有“制怒”二字的条幅，这是用语言来控制与调节情绪的例证。

3. 注意转移

把注意力从自己的消极情绪上转移到其他方面上去，俄国文豪屠格涅夫劝告那些刚愎自用、喜欢争吵的人：在发言之前，应把舌头在嘴里转10个圈。这些劝导，对于缓和激情是非常有益的。

4. 行动转移

此法是把情绪转化为行动的力量，即把怒气转变为从事科学、文化、学习、工作、艺术、体育的力量。

5. 释放法

让愤怒者把有意见的、不公平的、义愤的事情坦率地说出来，以消怒气，或者面对着沙包、人头面像猛击几拳，可达到松弛神经功能的目的。

6. 自我控制

人们还可以用自我调控法控制情绪。即按一套特定的程序，以机体的一些随意反应去改善机体的另一些非随意反应，用心理过程来影响生理过程，从而达到松弛入静的效果，以解除紧张和焦虑等不良情绪。

7. 静观与内省

静观与内省是用反观自身的方式，发现自身存在的问题并消除不良情绪的一种自我调节方法。在受到不良情绪的困扰时，选择一种自己感觉比较舒适的方式，或坐或卧，慢慢地通过调节呼吸或放松使心情平静，将精神集中到自己的思想活动上，观察自己头脑中正在出现的念头，让它随来随去，不去执著地想它，也不期待未出现的念头的到来，慢慢地你就会进入一种平静而舒适的状态。进入这种状态后，再回顾一下，自己为什么会感到苦恼、压抑、烦闷与不安，一次找不出原因也没关系，坚持练习一段时间，一旦抓住了感觉，就会很容易发现自己不良情绪产生的原因，并对自己的思维活动和行为作必要的调节。

8. 自信心训练

自信心训练是通过增强个人对生活、工作和学习的信心，来摆脱不良的情绪困扰。仅仅靠心理医生的指导和训练是远远不够的，真正的自信心训练要贯穿于生活的每时每刻，即在做每一件事之前从从容容。首先要看到自己的优势与长处，这是树立自信心的第一步；其次，在做每一件事时，要全身心地投入，尽自己的努力去做，不要有不必要的担心；第三，面对暂时的挫折，不要后退，要想方设法去克服。几次成功的经验会使你的自信心增强，进而摆脱因缺乏自信心而带来的困扰。

冷静安详是智慧美丽的珍宝，它来自长期耐心的自我控制；冷静是一种成熟的经历，来自于对事物规律不同寻常的了解。一个冷静的人不会在任何事情面前大惊小怪，而会在大风大浪中如岩石般屹立于海岸，岿然不动。保持冷静，就会拥有处变不惊、泰然自若的人生。

第三篇

人生各阶段的心理危机与应对之道

第一章

不同人群的心理点金术

人生要经过各个时期，每个年龄都要走过，要想让每个年龄都有声有色、多姿多彩，一定要保证各个阶段的心理健康。因为只有健康的心态才能看到天上的繁星，才能从肥皂沫里看到彩虹。

·第一节·

关注儿童的心理健康

儿童是祖国的花朵，是未来的希望，所以，保证儿童的健康成长是任何时代不可替代的历史责任。而健康既来自身体也来自内心，随着社会的发展，人们把更多的视角投在了儿童的心理健康方面。的确，只有心理健康的儿童才能茁壮成长，将来才能为祖国的发展作出贡献。

儿童心理健康的测试

儿童时期是人生开始的一个重要年龄阶段。大脑结构在不断完善，儿童时期的心理健康将在人生中有重要影响，所以，家长应尽可能地多了解儿童心理特点及有关儿童心理疾病的知识，并对孩子有全面的了解，以下就是一个关于儿童心理健康的测试，能够帮助家长更清楚自己孩子的健康情况。

测试：你的孩子心理是否健康

问　题	是	否
1. 孩子能否轻易被逗笑		
2. 孩子是否经常耍脾气		

（续表）

问　题	是	否
3. 孩子能否安静地躺下睡觉		
4. 孩子是否总把家人激怒		
5. 孩子是否挑食		
6. 孩子的饭量是否稳定		
7. 孩子吃饭时是否经常要脾气		
8. 孩子有没有要好的小朋友		
9. 孩子是否经常失去自制力		
10. 孩子是否总是需要看管		
11. 孩子是否做到夜间不尿床		
12. 孩子是否有吮手指的习惯		
13. 孩子是否经常抽噎、啜泣		
14. 孩子能否安静地独自待一会儿		
15. 孩子是否有恐惧心理		

评分分析

以下选择加 1 分：1. 是，2. 否，3. 是，4. 否，5. 否，6. 是，7. 否，8. 是，9. 否，10. 否，11. 是，12. 否，13. 否，14. 是，15. 否。

如果为 11 ~ 15 分，心理状态较好；6 ~ 10 分，心理状态正常；0 ~ 5 分，心理状态较差。

多动儿童的表现与调适

活泼好动是每个儿童的天性，也是儿童的可爱之处，但是日常生活中有些孩子不是简单的灵活好动，而是不听家长、老师的劝阻，不分时间、不分地点地乱动乱跑，这些儿童就是患上了儿童多动症。多动症又叫注意缺陷障碍，是儿童常见的一种以注意力缺陷和活动过度为主要特征的一组综合症。其症状一般在学龄前出现，但 9 岁是儿童多动症的症状最突出的年龄，患病率约为 3% ~ 5%，男孩多于女孩。

儿童多动的原因主要有：

（1）遗传因素。

多动症患儿的一级亲属中在童年患有多动行为的较多见，母亲或双亲患多动症，其子女患同病的危险性增高。单卵双生子同病率明显高于双卵双生子。

（2）神经心理学因素。

本症可能是由于中枢神经系统成熟延迟或是由于大脑皮质的觉醒不足。

（3）轻微脑损伤因素。

（4）生物化学因素。

本病可能与中枢神经递质代谢缺陷有关：患儿尿 MHPGSO4 明显低于正常儿童；血小板单胺氧化酶（MAO）降低。另外也因锌、锰缺乏，铅、镉过多所致。

（5）心理社会因素。

多动儿童主要有以下表现：

1. 活动过度

这是多动症儿童的主要特征之一。这种现象在婴儿期就有所表现：好动、不安宁、爱哭、常兴奋尖叫、爱翻能看得见的东西；上学后就更加突出，不分场合地过多行动，不仅自己不好好学习，还影响全班同学的学习；晚上睡觉也不安稳。

2. 注意障碍

这是多动症儿童的另一个主要症状。与同龄儿童相比，患儿的注意力显得极不集中、不稳定，极易受外界刺激的干扰而分散注意力，做事常常有头无尾，总是不停地从一个活动转向另一个活动。

3. 情绪不稳、冲动任性

患儿的自控力明显低于同龄儿童，经常是先行动后思维，从不考虑其后果，做事缺乏条理性，易激怒、爱发脾气、倔强，常为一些小事而哭喊吵闹、好冲动、不服约束，甚至突然做出一些危险举动，有伤人和自伤行为。

4. 行为异常、适应困难

80% 的多动症儿童都好顶嘴、好打架、横行霸道、恃强凌弱、纪律性差，有的甚至还有说谎、偷窃、离家出走等行为。

5. 学习困难

儿童多动症不等于儿童好动：多动症儿童的活动是杂乱的、无目的的，而好动的儿童其活动则是有目的的、有序的；多动症儿童是在各种活动中表现出来多动、注意力不集中，而好动的儿童则只是在某一个活动场所或场合下有多动表现；多动症儿童的多动不分场合，一些举动难为人们所理解，而好动的儿童，即使特别淘气，其举动也不离奇，能为人们所理解；多动症儿童不能专注于某一项活动，没有什么活动内容能使他们静下来投入进去，而好动儿童对他们感兴趣的活动则能静下心来投入进去。

以往认为，多动症是一种自限性疾病，即随年龄增长，症状会自然消失。但是经过专家们长期临床跟踪观察发现，仅有部分多动症患儿可以自愈，而多数患儿的症状可能会延续至成年。治与不治，早治与晚治，在疗效和愈后状况上有显著的差异。因此，目前医生一致的看法是：应该及早治疗多动症。要取得良好的疗效，家长、教师必须和医生互相配合。

对多动症症状明显，严重影响到学习的患儿，应进行药物治疗。常用的药物有右旋苯丙胺、利他林、米拉脱林等中枢兴奋剂。这些药的有效率一般为70%～80%，因此是治疗多动症的首选药物。患儿在用药1～2周后，一般会表现出安静，不再怎么好动，注意力较集中，能按大人的要求行动，易于管理等。当然，有的儿童在用药后不久，多动和激动的表现可能会加重，但继续用药后症状即可改善。这些药的副作用有食欲不佳、体重减轻、睡眠障碍。因此家长不可以自行滥用，而应该在专科医生的密切观察下进行。傍晚时尽量不给孩子吃药，以免孩子晚上不能入睡；同时要遵从医嘱，根据儿童行为的改善情况逐渐减量或停药。当使用中枢兴奋剂治疗无效时可改用其他药物治疗，如三环类抗抑郁药或小剂量氟哌啶醇等治疗。

药物不能代替教育，只能为教育提供良好的条件。家长和教师不能歧视多动症患儿，更不能损伤其自尊心，对患儿良好的行为应给予及时的表扬和鼓励。同样，对患儿的打架伤人等攻击性行为、破坏公物等破坏性行为以及说谎逃学等不端行为，不可以患病为理由进行袒护，而应像对待正常儿童一样坚决制止。

孤独儿童的表现与调适

儿童孤独症，多发生在婴幼儿期，是一种比较严重的儿童精神障碍，这种病涉及感知、语言、情感、智能等多种功能的损害。

孤独症一般起病于3岁以内，男孩多于女孩。主要表现有：

（1）孤独离群。

患儿没有与人交往、交流的倾向和要求，对集体生活环境不适应。症状较轻者，看别的儿童玩而自己不参与；对周围发生的事情不闻不问，漠不关心，甚至当别人喊他时也不理不睬。

（2）情感冷淡。

患儿对人缺乏相应的情感体验，常常是毫无面部表情。

（3）缺乏社会交往的技巧，整日不言不语，只顾自己玩。

（4）言语障碍。

大多数患儿言语发育迟缓，平常话很少，显得很安静。有的即使会说，也不愿说，常常是用手势来表达自己的愿望和要求，以致让人误以为是聋哑儿，严重的病例几乎终生不语。

（5）脑部智力大多低于正常人，只有20%的患儿智商高于正常人或与正常人相当。

（6）对某些物件，如一只杯子、一块砖，表示出特殊兴趣，甚至产生依恋，而对亲人却不产生依恋。

此外，有的患儿还可能有感知障碍，对视、听、触等多种感觉迟钝或过敏。有的存在认知障碍，智力低下，抽象思维能力很差，少数患儿可能伴有癫痫发作。患孤独症的孩子有时会聋，对声音没反应。正常孩子会被声音例如狗叫惊吓，而孤独症小孩会无动于衷。他们对疼痛、冷热也不太敏感，不爱交朋友，宁肯独自一人，很少会凝视别人的眼睛或对别人笑。

就儿童孤独症而言，目前尚无十分系统的治疗方法。多数专家主张解铃还需系铃人，用心理调适治疗心理障碍孤独症通常十分有效。比如带孩子回访老家，或看望以前的小朋友；多让他参加集体活动；同时带他去逛逛公园、看看小动物，或旅游等。这样就会使他渐渐从孤独症中解脱出来。国外也有专家发现，温柔而有趣的动物对治疗孤独症非常有效。例如墨西哥已开设的高智能动物海豚治疗儿童孤独症的康复中心等。

但是孤独症可以预防。预防儿童孤独症的发生，不妨从以下几个方面入手：

1. 别把孩子过分封闭于一味学习的小圈内

城市居住的现代化使许多人搬进了高楼，而一户一门的高楼容易给孩子造成封闭的环境。因此，应允许或鼓励孩子从高楼走下来到庭院中，与邻居或附近小朋友玩耍、交往，建立友谊。

2. 注重情商培育

情商即社会适应的综合能力。孩子仅仅学习成绩优良是不够的，还须懂得接受别人并让人接受自己，这也是爱的基本含义。在培育孩子良好品德的同时，要教导孩子形成好的性情和情感。

3. 尽量让孩子参加集体活动

集体活动包括邻居小朋友相邀的游戏、做作业；包括学校、班级统一组织的文体活动；包括祝贺同学生日、欢送老师等。从集体活动中培育孩子的性格，从集体活动中体验友谊、智慧和温暖。

4. 为孩子的交友创造条件

不仅应允许孩子走下高楼、走出家门，也应允许把小朋友请进家门。为孩子提供交朋友的机会，教给他们交朋友的艺术、方法和技巧。

5. 培育孩子的自立能力，切忌父母事事包办

让孩子学会自己的事情自己做，而且有意让孩子碰碰钉子、尝尝苦头，以磨炼孩子的意志力。

儿童恐惧症

儿童恐惧症是指儿童对日常生活一般客观事物和情境产生过分的恐惧、焦虑，达到异常程度。

恐惧是正常儿童心理发展过程中普遍存在的一种情绪体验，是儿童对周围客观事物一种正常的心理反应，也是儿童期最常见的一种心理现象。曾有人对一组儿童进行纵向追踪调查到14岁，发现90%的儿童在其发育的某一阶段都发生过恐惧的反应。儿童期的恐惧是十分短暂的，有研究表明，儿童恐惧在一周内消失的占6%，在3个月内消失的达54%，在一年内可全部消失。当然也有消失的时间要长一些的。许多恐惧不经任何处理，随着年龄增长均会自行消失。另外，惧怕的内容反映了儿童所处的环境特点及年龄发展阶段的特点。如9个月前的婴儿怕大声和陌生人；1～3岁的儿童怕动物、昆虫、陌生的环境和生人、黑暗、孤独等；4～5岁的儿童怕妖怪、鬼神，怕某些动物或昆虫，怕闪电雷击等；小学生则怕身体损伤（如摔伤、动手术等），怕离开父母、亲人死亡，怕考试、犯错误和受批评等；青年期则产生对社会环境、社会交往的恐惧。一般来说，惧怕与儿童的身体大小和应付能力有关，也反映了儿童的智力发展水平。惧怕的内容常常具有不稳定性，而恐怖障碍则不然，恐怖障碍患儿恐怖的内容各不相同，且较稳定，不会泛化，如怕猫的不会变为怕狗，怕闪电打雷的不会泛化为怕黑。恐惧症患儿由于对某一事物现象的恐惧，进而产生回避或退缩行为，如由于怕考试成绩不好被老师父母批评，发展到怕上学、见老师和同学，产生学校恐惧症。恐怖障碍持续的时间较长，不易随环境年龄的变化而消失，而且任何劝慰、说服、解释也无济于事，严重影响着儿童的正常生活和学习。

儿童恐惧症产生的原因

儿童恐惧症产生的原因主要是因环境、教育造成的，而其中又以父母的行为方式、教育方法的不当为主：父母对孩子溺爱，过于保护，限制儿童的许多行动；父母用吓唬威胁的方法对待孩子的不听话、不乖顺；有的父母当着孩子的面毫无顾忌绘声绘色地讲述自己所见所闻或经历过的一些可怕的事情；有的父母对某一事物或现象存在恐惧，在孩子面前毫不掩饰地表现出来，使孩子也深受其害；有的父母对孩子过严过高的要求；家庭成员关系不和睦或对孩子缺乏一致性、一贯性的教育等。

儿童恐惧症的表现与治疗

儿童恐惧症的表现形式是多种多样的，按其内容可分为以下几种：

（1）动物恐惧。如怕猫、狗、蛇等，有的甚至害怕到精神失常的程度。

（2）社交恐惧。怕与父母分离、怕生人、怕当众讲话、怕拥挤、怕上幼儿园和学校、怕考试。目前发现怕考试、怕见老师、怕上学的儿童有增多趋势。

（3）自身损伤恐惧。怕出血、怕鬼怪、怕流氓、怕传染病、怕生病、怕死等。

（4）对自然事物和现象的恐惧。怕黑、怕闪电雷击、怕独自关在室内、怕登高等。

对儿童恐惧症的治疗，应主要采用“心理分析疗法”等心理治疗和教育治疗，以及系统脱敏疗法等疗法，并且要从学校和家庭两方面着手。

上学恐惧症产生的原因与治疗

每到开学，就有家长领着刚上学的孩子尤其是低年级的孩子到医院，反映孩子情绪不稳定、心烦、无缘无故发脾气、对学习无兴趣，甚至上了学就肚子疼。经心理医生诊断，孩子患了“上学恐惧症”。

其实所谓的“上学恐惧症”并非专业的医学术语，只是对儿童和青少年某些心理问题的描述。它的主要症状表现为：情绪低落、心慌意乱、注意力降低、疲劳、失眠，有时伴随头痛、胃痛、肚子痛等身体上的不适。这种“上学恐惧症”不仅常发生在学习成绩跟不上的孩子身上，有很多聪明的孩子也有“恐惧”情绪。

一般来说，“上学恐惧症”是不分年龄段的，但性格内向、心理承受能力差的孩子更易产生这种心理障碍。通常由如下原因引起“上学恐惧症”：

1. 母子分离焦虑

这类儿童从小过分依赖母亲，在陌生环境下感觉不适应。他希望以“得病”等方式满足和母亲在一起的需要。而不懂孩子心理的母亲往往请假陪伴孩子，正好强化了孩子的这种需要，使之变本加厉获得新的机会。这样的“上学恐惧症”通常发生在年龄较小的儿童身上，尤其是刚入园不久的幼儿和入学不久的小学生。

2. 孩子不适应老师

通常是因为惧怕，这类儿童对老师有过高的期望，通常他们会在学习上努力，行为上克制、忍让，老师一般很少批评他们，在他们心中，老师是爱的使者和保护神。但当老师偶尔因某件事严厉批评他们时，这类儿童会一下陷入焦虑和无助的境地，这类儿童往往缺少伙伴，没有可以诉说或解脱的对象、场所，所以不愿意上学。

3. 存在学习障碍

更多的孩子对上学产生恐惧是因为学习成绩不好，经常受到老师家长的批评，存在一定学习障碍的孩子，特别是经过一个假期的放松，更不愿重返有各种约束的校园了。

目前因为学习困难就诊的有 50% ~ 60%，其中在神经内科就诊的大约占了 1/4 ~ 1/3。很多家长都忽视了这样问题的存在，可实际上因此而患上“上学恐惧症”的不在少数。避免孩子患这类心理疾病的前提是，在日常生活中父母不要只一味关注孩子的衣食住行，也要有意识地给他们补充“心理营养”。

对于已经患上这类心理疾病的孩子，要对症下“药”，采取有效手段进行治疗。首先，父母要与校方沟通，采取正确积极的教育方式，尽量维护孩子的自尊心，因为有这类心理疾病的孩子内心是非常抑郁和脆弱的，如果用不良的方式疏导孩子的心理，就会适得其反，对孩子的心灵造成更大的伤害。其次，父母要学会让孩子“收心”，培养孩子的学习兴趣，不要给孩子太大的压力。再次，可请专业心理医生进行心理治疗，如心理疏导、暗示疗法，急性发作时，可配合使用小剂量的抗焦虑药物。只要相关各方密切配合，就会减轻孩子的紧张心理，就会有效地预防和治疗恐学症。

儿童焦虑症

儿童焦虑症指孩子因担心达不到目标或克服困难而产生的过度焦虑表现。过度焦虑的儿童往往老实温顺、自尊心强，是家长眼中的“乖孩子”。他们通常会很在意老师、家长的批评、说法及同伴的看法，因为相对敏感、多虑，自信心的缺乏，而使他们常常有无根据的烦恼，出现焦虑和恐慌。特别是在陌生的环境里，处理陌生事情时，他们会很担心和紧张，过分焦虑，害怕不能把问题处理好。

长期过度焦虑会影响儿童正常的人格、智力和身体发展。容易引发儿童退缩、过度顺从、暴怒、恐惧等行为的发生。患有焦虑症的儿童往往过分敏感、自我评价低，做事优柔寡断、谨慎等。

儿童焦虑症产生的原因及表现

儿童焦虑症的发病原因一方面可能由遗传因素影响，但是家庭环境、父母老师的教育方式都会诱发儿童焦虑情绪的产生。例如，如果老师和家长给予孩子过多的苛责、禁令、嘲笑、过高要求及负面言语等信息的传递，都会使孩子处于焦虑状态中。还有一部分家长对孩子过分溺爱，满足孩子的一切愿望，使孩子养成自我中心的性格特点，一旦当他们独自面对新的环境，遇到挫折时，易引发孩子的焦虑情绪。另外，在学校中一切向分数看齐的教育方式，当孩子面临学习的不如意时，也会使孩子产生焦虑。

焦虑症主要表现有焦虑情绪、不安行为和自主神经系统功能紊乱等三方面的症状。小儿在情绪上多表现为烦躁、哭泣或吵闹，无论在饥饿或饱餐、寒冷或温暖、倦怠或清醒之时均哭闹，难以安抚和照料，不易抚养。大一些儿童常表示害怕、恐惧，或有大祸临头的不祥感觉，在行为上表现胆小、不愿意离开亲人、惶恐不安、哭泣、拒绝上学。自主神经系统功能紊乱症状，以交感神经和副交感神经兴奋症状为主，多有呼吸急促、闭气、胸闷、心慌、头晕、头昏、头痛、出汗、恶心、呕吐、腹痛、口干、四肢发冷、腹泻、便秘、尿急、尿频、失眠、多梦等。

儿童焦虑症的类型

1. 分离性焦虑

分离性焦虑多见于学龄前儿童，当与亲人分离深感不安而产生明显的焦虑情绪，甚至多数病儿常无根据地担心亲人会离开自己发生危险，将会发生意外的事故，会有大祸临头使自己与亲人失散，或自己被拐骗等，因此不去幼儿园或拒绝上学，即使勉强送去，也表现哭闹、挣扎，出现自主神经系统功能症状（如呕吐、腹痛等）。病程可持续数月至数年。

2. 过度焦虑反应

病儿表现对未来过分担心忧虑、不切实际的烦恼，如担心完不成学业，担心考试成绩差，怕黑暗，怕孤独，常为一点小事影响情绪而惴惴不安、焦虑烦恼。本症多见于学龄儿童和少年，女孩较多，其病前个性胆小、多虑、缺乏自信心，对事物反应敏感，同时有自主神经系统症状。

3. 社交性焦虑

病儿每当与人接触或谈话时会紧张、害怕、局促不安，尤其是当接触陌生人或在新环境，表现持久而过分紧张不安、烦躁焦虑，并企图回避。此类儿童从小恐惧上幼儿园，年长者怕上学，怕见老师和同学。若勉强到校也不与同学接触，单独一人站在墙角边，明显有社交和适应方面的困难。

儿童焦虑症的治疗

1. 心理治疗

（1）查明发病原因，解除诱发焦虑症的心理应激因素，如家庭环境因素、家庭或学校教育因素或“母爱”缺乏因素。

（2）采用支持、认知的心理治疗，着重于将焦虑思维重新调整至正确的结构，从而形成明确的适应的行为方式。

（3）家庭辅助治疗，父母应提高对疾病的认识，了解产生疾病的因素，并应配合医生的治疗，消除家庭环境或家庭教育中的不良因素，克服父母自身弱点或神经质的倾向。

2. 生物反馈疗法

帮助儿童进行自我全身的放松训练，可以使用生物反馈治疗仪。放松可以使生理性警醒水平全面降低，也有相应的心理效应，借以治疗紧张和焦虑不安。对年幼的儿童配合游戏或音乐疗法进行练习，效果更好。

3. 药物治疗

药物治疗以抗焦虑药为主。一般来说，急性焦虑反应发作并较严重时，应当根据患儿的病症、发作等情况，在医生的指导下服用抗焦虑药物。而慢性焦虑反应发作时，以心理治疗最为适宜。满灌疗法是治疗焦虑症的常用方法。医生在治疗过程中，使用对患儿来说能引起最强烈的焦虑情绪的刺激以“冲击”患儿，使患儿克服对某些情境、事件的焦虑反应。放松疗法是治疗儿童焦虑障碍常用的一种方法。通过对患儿进行渐进性放松训练，对减轻、消除儿童焦虑障碍有较好的疗效。

当我们的身边有了焦虑患儿的时候，家长和老师都应该认真对待。首先，应该用和睦的家庭气氛，轻松愉快的师生关系，给孩子营造一个良好的生活环境。其次，家长和老师应该改善教育态度和教育方法，注意循循善诱。对于孩子的学习要求，应注意到孩子的年龄、智能水平，对孩子既不能期望过高，也不能放纵溺爱。再次，要保证孩子有足够的睡眠时间和充分的娱乐时间，并时常与孩子谈心，帮助孩子树立克服困难、搞好学习的信心，让孩子渐渐培养起坚强的意志和开朗的性格。

儿童攻击性行为

儿童攻击性行为是指儿童受到挫折时，由愤怒情绪表现出来的用言语或身体向一定对象攻击的行为。儿童的攻击性行为可分为两类。其一是直接攻击。即对构成儿童挫折的人或事用言语、表情、手势等方式立即做出反应，直接攻击。其二是转向攻击。转向攻击一般在两种情况下发生：一是慑于对方的权势而不敢直接攻击，或碍于自己的身体不便进行直接攻击；二是挫折的来源不明，如莫名的烦恼或内分泌失常等因素引起的情绪冲动，将怒气发泄在他人或其他事物上。在儿童成长发育的过程中产生攻击性行为是一个普遍现象，不足为奇，但儿童攻击性行为的持续不断，次数增多，强度增大，既会影响儿童当前的生活和学习，更会影响儿童一生的发展。

儿童产生攻击性行为的原因

1. 多动症

患有多动症的儿童，他们的注意力维持时间很短，也很难控制自己的行为。他们常常挑衅同伴，无故对同伴动手动脚，或突如其来地推撞、咬伤、抓伤同伴。

2. 自卑、嫉妒与骄横

有的儿童由于长期得不到成人的赞扬或关心，或认为自己很笨、很丑，缺乏自信心，产生自卑感，同时又嫉妒同伴，于是，常常产生攻击性行为，如推倒同伴刚搭好的积木，或踩坏同伴的手工作品，等等。有的孩子从小“唯我独尊”，不愿意与别人分享，于是常发生争玩具、抢座位等现象。再有一种儿童，因父母离异等原因而长期得不到家庭的温暖，他们不知道怎么去爱人，也不知道如何正确地与同伴交往，因此常常为维护自己的“自尊心”去攻击同伴。

3. 模仿

儿童好模仿，如果他们周围常有攻击性行为发生，或者他们看了电影、电视里的暴力镜头等，他们就会去模仿类似的攻击性行为，并将同伴作为目标。

4. 错误引导

有的家长教孩子“别人打你，你就打他”，使孩子从“以牙还牙”发展到欺侮弱小。有的家长要求孩子“出人头地”，对孩子的任性、粗暴表现视而不见，不加以约束，以致出现了教育上的误导。

无论是哪种原因造成的儿童攻击性行为，其危害都是极大的，都会影响到儿童道德行为的发展。因此，对儿童的攻击性行为，应针对不同的类型，及时采取相应的教育方法，使有攻击性行为的儿童有所改变。

儿童攻击性行为的表现

（1）言语较多，喜欢与人争执，好胜心强。往往是非争不可，并时常讲粗话、骂人。

（2）情绪不稳定，脾气暴躁、任性执拗、喜欢生气，时常乱发脾气，稍不如意就可能出现强烈的情绪反应，如哭闹、叫喊、扔东西或以头撞墙等；有的还可能表现出一种屏气发作，即大声号哭之后，呼吸短暂停止，严重时可伴有紫绀和痉挛现象。

（3）易冲动，自控能力差。经常向同伴发起身体攻击，惹是生非，戏弄、恐吓、欺负同龄儿童或比他小的儿童，强占、抢夺别的儿童的玩具和物品。

儿童攻击性行为的矫治

儿童的攻击性行为不仅影响了其他儿童的生活和学习，而且还会影响自己一生的发展，延续到青年期以后，会出现人际关系紧张、社交困难等问题；做人父母后，会影响其子女的发展；同时，还会引起一系列的社会问题，如影响社会治安、提高犯罪率等。有资料显示，70%的暴力少年犯在儿童期就被认定有攻击性行为，因此，对儿童攻击性行为必须予以彻底矫治。其方法有：

（1）减少环境中易产生攻击性行为的刺激是很必要的。例如，给儿童提供较为宽敞的游戏空间而不是提供繁杂、拥挤的活动空间，提供各种娱乐玩具、书、丰富的营养食品等供儿童选择，而尽量避免有攻击倾向的玩具（如玩具枪、刀等）和含糖量高的食品。使他们得到情感的满足，减少冲突，从而减少攻击性行为的产生。

（2）启发儿童对攻击性的理解和思考，以便从动机上反思其攻击性倾向。例如，可设法让他明确打人、推人、抢夺等攻击性行为是不对的，小朋友、老师和家长都不喜欢。儿童一般不能对自己的行为进行反省。为此，我们可以通过故事教育、角色扮演等途径，让儿童认识到他人对其攻击性行为的不满，从而使其对自己的攻击性行为产生否定情绪，更为重要的是一定要进一步与其共同设想受人欢迎的儿童形象，增强孩子向榜样学习的愿望，从而减少攻击性行为。

（3）给予榜样示范，向儿童提供谦让、互动、享受、合作的榜样。既然儿童能通过模仿去学习攻击性行为，那么同样可以通过模仿去学会谦让、互助、合作等良好的心理品质，教育者应当提供合作互助的榜样，通过模仿加以学习，通过强化而去形成固定的适应社会的正确行为模式。特别是教育者本人及父母家人更应该起榜样作用，言行一致、以身作则，做儿童的表率。

（4）对儿童的攻击性行为表现出"不一致反应"，即对其攻击性行为不予强化，不予注意，而对被攻击对象却给予充分的关注。儿童有可能以攻击性行为来引起他人的注意，因此，成人可以不予理睬其攻击性行为和言语的方法，使其达不到目的，同时用温柔亲切的态度安抚被攻击对象。成人这种一冷一热的不同态度，实际上也为有攻击性行为的儿童提供了非攻击性行为的榜样。对比较冲动的儿童必要时可采取"冷处理"，让其单独待会或暂时剥夺其参加某项活动的权利，但必须因人而异，适可而止，注意安全。

综合起来看，对有攻击性行为儿童，我们应更多地强调用爱打动其心和平静温和的教育，特别是注意在平时培养他们的爱心和善良的品格，彻底铲除孩子攻击性行为产生的土壤。另外，我们还要多注重其非攻击性表现，即时加以表扬和奖励，这样才能使他们成为具有健康心理的、能适应未来社会需要和挑战的新一代。

儿童学习能力障碍

学习能力障碍又称特殊发育障碍，是指言语、学习技能（包括阅读、拼音、书写、计算等）、运动技能等方面的发育延迟，表现与其实际智力水平有明显差距。然而学习能力障碍不是由于严重的智力低下、感觉器官的缺陷、情绪障碍或缺乏学习机会所造成。学习能力障碍在小学生中比较多见，约占学龄儿童的5%～10%，且男孩多于女孩。

儿童有学习能力障碍的原因

引起儿童学习能力障碍的原因较多，归纳起来主要有生理因素和环境因素两方面。

1. 生理因素

（1）器质性因素。儿童在胎儿期、出生时、出生后由于某种伤病而造成轻度脑损伤或轻度脑功能障碍，都可能影响儿童的学习技能的发育。

（2）遗传因素。有些学习技能障碍具有遗传性，例如，阅读障碍可以遗传好几代，从患儿的父亲、爷爷或其他亲属处也可见到类似的情况。

（3）营养因素。如人体必需的微量元素锌、铁缺乏等对儿童发育及学习能力有明显影响。

2. 环境因素

（1）不良的家庭环境。

（2）儿童在幼时未得到良好教养。在儿童早年生长发育的关键期，没有为儿童提供丰富的环境刺激和教育。

（3）不适当的学习内容和教育方法使儿童产生一种厌学情绪。由于有些家长不懂得儿童身心发展的特点，在为子女安排学习内容或进行教育时常出现学前儿童小学化，小学儿童成人化的现象，从而影响了儿童的学习兴趣；有些老师对学生存有偏见，特别是对成绩差的学生，经常予以批评指责，大大伤害了儿童的自尊和自信。

儿童学习能力障碍的表现及类型

儿童学习能力障碍主要有以下表现特征：注意力不集中，学习成绩差；在读、写、算等方面的记忆弱；写字时看一眼写一笔，做作业时间长；写字常常多一笔少一划，部首张冠李戴，左右颠倒；运动技能差，动作协调不良；阅读时常常出现增字、漏字、前后颠倒、跳行等现象；对数学应用题理解困难；计算过程常常忘记进位和错位，忽略小数点或不理解运算符号；说话、写作文内容单调重复、逻辑混乱；语言发展迟缓，表达能力不足。

研究表明，大约5%～10%的在校生属于学习障碍儿童。学习障碍是由若干不同类型所构成的。

（1）书写障碍。小丽就是典型。她写作业十分粗心，经常多一撇少一划，把答案抄错，有时难题可以解出来，简单的计算题却错了。学习障碍儿童的眼睛似乎与别人的不一样，被称为懒惰的眼睛，漏掉许多明显的信息。这种人学习时视而不见，考试时竟然可以把整个题丢掉，事后他们说自己没看见这道题。这种问题体现的是儿童的视知觉的分辨力、记忆力和视—动统合能力相对落后造成的。

这种孩子最易受到老师和家长的误解，因为大人认为他们学习态度有问题，是故意的，要给予惩罚。其实这是一种特殊的学习能力障碍。只有进行有关的视知觉训练才能见成效。

（2）阅读障碍。阅读障碍是学习障碍中人数最多的，男生多于女生。这类孩子往往记不住字词，听写与拼音困难，或朗读时增字减字，写作文语言干巴巴，阅读速度特别慢，逐字地阅读。他们在下棋和玩电脑游戏方面头脑很灵，但在温书和写作业及听讲方面成绩极差。这种落后可能与左脑有关。家长应给予极大的警惕，因为这类孩子由于不能有效地阅读，随着年级增加，会在各门功课上都出现困难。

（3）数学障碍（非语言学习障碍）。这类孩子在机械图形与数学任务上能力落后，记不住他人的面孔，交往能力差，在运动和机械记忆方面也存在困难。男女无差别，约0.1%～1%的儿童有此障碍。这一障碍可能与右脑落后有关。家长应重视逻辑推理能力的开发，在空间想象力和数量关系方面进行培养，要利用孩子的语言优势，进行某种补偿。

儿童学习能力障碍的治疗

遇到孩子学习表现不佳，家长和教育工作者应当首先了解孩子的学习心理出现了什么问题，严重到什么程度。应当善于为孩子设计一个个别化的教育方案，针对特殊的学习能力不足进行培训。

对学习能力障碍的治疗主要是教育训练和心理治疗。

1. 教育训练

这一治疗工作可在条件较好的心理咨询机构（如大学的咨询服务中心）的指导下，由有经验的教师利用寒暑假进行集中治疗训练。治疗的基本程序是针对每位患儿的具体技能障碍，制订出专门的训练计划，然后在治疗教师的示范下进行个别矫治。如对有视觉空间障碍的儿童，可以进行系列视觉空间能力的训练；对听觉困难者，可给以系统的音调、节律训练；对语言表达困难者，可由字到句逐步进行训练。

2. 心理治疗

心理治疗主要采取正强化法，在对患儿进行教育训练时，对患儿每一个微小的进步都要及时进行表扬和奖励，以强化儿童新技能的获得，提高儿童的自信心。

3. 家庭教育

父母不要歧视这类儿童，要给予更多的关心、同情和帮助，为其创造良好的生活学习环境。

·第二节·

以健康心理迎接青春期的朝阳

有人说，青少年是早晨八九点钟的太阳。的确，青春，确是让无数人向往、追求和留恋，但一种病态的青春期是没有一丝让人遐想的欲望的，青少年成长过程中也会遭遇困惑、迷茫，甚至更为严重的心理障碍，这不能不说是青春期如画的风景中的一道败笔。所以，珍惜青春、把握青春、让青春健康，一切由心开始。

青少年心理健康有标准

青少年期是人生的黄金阶段，是个体从儿童、青少年期过渡到成年，逐步走向成熟的中间阶段。从年龄上看，一般指 18 ~ 35 岁左右，甚至到 40 岁的时期。青少年期是个体发育、发展的最宝贵、最富特色的时期，然而这个时期却同时又是人生的“暴风雨时期”、“危险期”。在这时期，生理上要经历一个逐渐发育成熟、稳定的过程，而生理变化则是心理变化的物质基础。随着生理的变化及社会环境的影响、教育的作用，在心理发展上就产生了许多不同的特点。青少年期是个体从心理尚未完全成熟而逐渐走向成熟的时期，在心理发展方面是错综复杂的。

人的健康心理活动是十分复杂的，是气质、情感、思想、性格、能力的综合体现。各国各学派有不同的青少年心理健康标准，我国通行的青少年心理健康标准如下：

（1）情绪稳定，能承受一定压力，能不断调节自我心理平衡。健康人有丰富的思想感情，在强大的刺激面前，能镇静从容，不会因为过度兴奋而忘乎所以，也不会因突然的悲伤事件而一蹶不振。

（2）能正确认识自己的人总以为自己是了解自己的，其实真正客观地认识自己并不容易，包括自己的长处和弱点。心理健康者不目空一切，也不自卑、自苦、自惑，更不会自毁。

（3）能面对现实。不管现实对自己是否有利，都勇敢面对，不逃避，不超越。

（4）具有爱和被爱的能力。有感情，爱祖国、爱他人、爱事业，也爱家庭、爱父母、爱配偶、爱子女及朋友，并接受他们的爱。

（5）具有一定的组织能力。能在复杂的人际关系中从容自若、应付自如、不亢不卑。

（6）有独立性。不依赖于他人，办事凭理智，有独立见解，并能听取合理建议。在必要时，能作出重大决策，而且乐于承担责任。

（7）有计划性。做事有计划性，有长远打算。青年学生拟定学习计划、制定奋斗目标、树立远大理想就是良好心理素质的体现。

（8）有自我控制能力。用自己的意志努力服从理智，自觉支配自己去实现预期目标，这是心理成熟的最高标志。

以上是心理健康表现的众多方面，它们之间也是相互影响、相互促进的。但是由于青少年在各自的年龄、生理、身体健康状况和具体生活条件、文化教育程度等各方面存在着差异，所以要用发展的眼光去分析，要求初中生、高中生和大学生一样成熟是不可能的。

青少年心理健康的误区

青少年正处于确定人生观的时期，然而也是心理误区容易产生的危险时期。为了使青少年更健康地成长，我们一起识别以下几个青少年容易陷入的心理误区。

1. 惧怕交往

有些青少年每当看到其他同学有说有笑、非常开心时，心里既羡慕又嫉妒。他们也渴望与人交往，也想成为被同学们重视的人，但是他们做不到，他们每天独来独往，不敢与同学交往，不敢住集体宿舍，不敢去食堂打饭，不敢抬头听老师讲课，即使在自己家里也不敢去阳台晒衣服，只能偷偷在家里照镜子，心中十分痛苦。

这些青少年的错误在于他们没有能够正确地评价自己和周围的同学，也没有准确地认识周围的环境，于是产生了强烈的自卑和害羞心理。而在人际交往中自卑和害羞常常使人处于孤独状态，往往独处一隅，过分敏感，不愿主动与人交往，一旦受到外界刺激，即使刺激很小，也会不知所措，或者是无法忍受而产生恐惧感。

克服此种心理障碍的关键在于正确地对待自己，找出自身的优势，克服自卑心理，想想自己在学习上的优点，调整一下心态。除此之外，还应该从自己封闭的小天地走出来，注意和同学们多接触，只有在与他人的交往中，才能逐渐培养起相互之间的友好的感情，才能消除害怕别人的恐惧心理。

2. 自我要求过高

有些青少年总是故意给自己制定一个较高的目标，以为只有这样才能更好地激发出自身的潜能，激发出更大的干劲。他们明知目标不能实现，但仍然坚持那个目标，以为只有这样才能有突出的表现。

其实，期望值太高，实现起来的难度相对就会大，如果头脑里总是装着一个不能实现的高目标，那无异于顶着一块石头，早晚会被压垮。他们之所以定出一个很高的期望值，无非是为了证明自己比别人优秀，他们也固然在力图实现它，带有一丝不达目的誓不罢休的味道，但这个期望值如果不切实际，太不合理，就会带来许多的失望和沮丧，反而会影响自我的发展。

真正的成功是由明确、合理的目标开始的。首先你应该对自身的真实情况有所了解，然后依据自身条件制定合理的目标，为了确保目标的实现，你可以把大目标分成若干小目标，再制定好计划一步步地去实现它，这样你干起来才真正会有劲头。

3. 排斥异性

有些青少年学习非常认真，为了不让自己的学习受到干扰，坚决不交异性朋友，以为如果结交异性朋友会产生严重的负面影响，使自己的学习变得一塌糊涂。

其实，将自己的学习状况与异性朋友挂起钩来，这一认识太偏激，心理学家认为，和异性朋友交往不但不会影响学习，而且还会产生促进作用，因为人都有在异性面前竭尽全力表现自己的魅力和良好的一面的心理。为了学习而抑制交异性朋友，只能使自己变得孤僻和枯燥，因为你封闭了展现自我魅力的舞台。

只有以一个健康、纯洁的心态接纳异性朋友，才能使自己的生活更加丰富多彩，还可以不断地促使自己提高学习成绩。与其一味地排斥异性而使自己陷入空虚和不满的状态，还不如让异性看到自己的魅力，这一魅力的展现在学习上将体现为：你为了不让异性嘲笑你、小看你，会更加积极学习，因为现在最可以体现实力的便是学习成绩了。这样一来，你的学习自然会突飞猛进。但是，你在明白了异性朋友将是学习动力的同时，切记不要再有过于亲密的交往，如果发展到对异性朋友念念不忘的地步，那就糟糕了。

4. 狭隘

有些青少年总觉得别人和自己作对。对一个问题的看法，自己提出了意见，而别人提出不同的看法，虽然心里认为他说的也有道理，但却还是觉得那是在故意挑你的毛病。

这种总认为别人和自己过不去的想法，在心理学上被称为反社会型人格心理障碍。这种障碍的直接后果是导致自律神经系统缺损。这对正值青春发育期的青少年危害尤其严重。这种心理会让他们无法正确对待自己和别人的分歧，从而妨碍健全人格的形成，影响别人的正常交往。另外，这种心态还可能会对你的行为产生不良引导，在这种心理的支配下，你很可能会做出偷窃、破坏公物、打架滋事等报复性行为。

胸襟开阔和信赖别人是克服这种心理误区的最好办法。要知道，在日常交往中，和别人发生分歧是很正常的，得不到预期的评价也不代表别人在故意和你作对。不要以为任何人都在反对你，其实，在成长过程中，多听一些与自己相左的意见是没有什么坏处的。它能丰富自己的知识面，更能增强自己把握问题实质的能力。

积极培养自己的进取心，也能有助于走出这种心理误区，一个不断进取、奋发拼搏的人是不会害怕别人的负面评价的。同时，积极的进取还能帮你学习更多的知识，让你更有自信，更能够容纳。即使是面对最尖锐的批评，也能坦然接受。

青春期的心理综合调适

青少年是世界的未来，是人类的希望。但青少年正处于个体发育的特殊阶段，是一个充满着错综复杂的心理矛盾的阶段，如果这些矛盾处理不当，往往会导致后果严重的心理问题，威胁其身心健康。

首先，青少年必须时时注意心理保健，让身心健康发展。

1. 正视理想和现实的矛盾

青少年大多有远大的理想，对未来充满幻想和希望，对一些具体事情，如求学、谋职、恋爱、婚姻等方面，常会对自己“设计”一番，然而最终能否实现却受到诸多现实条件的限制。因此，青少年必须正视理想与现实的矛盾，提高自己的心理素质和社会适应能力。

2. 学习人际交往

人际交往是人与人之间传递信息、沟通思想和交流情感等的联系过程。法国作家罗曼·罗兰说过："有了朋友，生命才显示出它全部的价值。智慧、友爱，这是照亮我们黑夜的唯一光亮。"可见友谊在人生中的分量。确实如此，良好的人际关系和正常的人际交往能消除人的孤独感，缓解心理压力，振奋精神，培养其自尊心和自信心，提高社会价值感，增进社会适应能力，形成乐观豁达的人生观念，实现个性的全面健康发展。

3. 丰富业余生活

青少年平日里学习、工作紧张，其间难免要遇上不顺心、不如意的事情。排解这些心理压力的一个重要法宝，就是过好业余生活，让生活变得充实而有意义。

要抽出足够的时间来进行体育锻炼，最好能根据自己的身体状况和客观条件制订出一个体育锻炼的计划，务必拥有一个健康强壮的身体。要知道，身体是从事一切活动的本钱，也是心理健康的一个物质基础。

恋爱心理

青少年时期由于各器官组织的发育日趋成熟，由性生理成熟引发的性意识也逐渐觉醒，因而会产生恋爱行为，这是任何人也无法阻止的。而当恋爱行为受到家庭、社会、道德以及个体自身因素的制约而适应不良时，就会产生恋爱心理问题。

单 恋

单恋是指一方对另一方的以一厢情愿的倾慕与热爱为特点的爱情。单恋在很多时候是一场情感误会，是青少年"爱情错觉"的产物。"爱情错觉"是指因受对方言谈举止的迷惑，或自身的各种主观体验的影响而错误地主动涉入爱河，或因自以为某个异性对自己有意而产生的爱意绵绵的主观感受。

单恋有两种情况：一种是毫无理由的，对方毫无表示，甚至对方还不认识自己，而自己执著地爱对方，追求对方，这种恋爱是纯粹的单恋；另一种是自认为有"理由"的单恋，错认为对方对自己有情。

青少年心理尚未完全成熟，所以单恋现象比较常见，而且较多地出现在性格内向、敏感、富于幻想、自卑感强的人身上。首先是自己爱上了对方，于是也希望得到对方的爱，在这种具有弥散作用的心理支配下，就会把对方的亲切和蔼、热情大方当作是爱的表示，并坚信不已，从而陷入单恋的深渊而不能自拔。

解决单恋的痛苦关键是要防患于未然。首先是要避免"恋爱错觉"，能够准确地观察和分析对方表情，用心明辨；要视其反复性，某种信息的反复出现可能意义很深，而仅仅一两次就不足为凭了；最后就是要把被认为是重要的信息与其他所有相关的信息结合起来分析，用联系的观点看待问题。

陷入单恋的人，需要拿出十足的勇气，克服羞怯心理和自我安慰心理的折磨，勇敢地用心灵去撞击。如果对方有意，心灵闪现出共同撞击的火花，爱的快乐就会取代爱的痛苦。如果是“落花有意，流水无情”，则应该面对现实，勇敢地抛弃幻想，用理智主宰感情进行转移，通过思想感情的转换和升华来获取心理平衡。

失 恋

爱情是美妙的，但当一场爱情走到了尽头，曾经相爱的双方如何化解矛盾、和平分手，失恋后如何调节自己的心态，周围的人如何帮助恋爱双方摆脱困境，这些既是感情上的问题，又是知识性、技术性的问题。

1. 失恋后有哪些心理与行为特征

失恋者由于失去了对方的爱情，其他感情又不能替代，会产生极度的绝望感、孤独感和虚无感。在此危险时刻，失恋者往往有以下不良的心理和行为特征：

（1）自杀。失恋者的自卑、悲观、厌世、空虚、羞辱、悔恨等各种负性情绪极端强烈，想摆脱心理负荷，就会导致自杀。

（2）报复。这是一种较常见的发泄手段，是极度的占有欲受到挫折而唤起的报复心理，通常会导致过激行为。

（3）抑郁。其主要表现为焦虑、冷漠、痛苦、颓废等，严重者导致精神分裂症。

2. 失恋后如何进行心理调适

失恋的痛苦深沉而剧烈，为了使自己尽快从失恋的痛苦中挣脱出来，恢复心理平衡，保持心理健康，失恋后应注意以下几点：

（1）克服“爱情至上”的观点。爱情是重要的，但它不是生命的全部，人生还有事业、亲情和友情。

（2）进行环境的转移。失恋后即刻换个环境，暂时与能触动恋爱痛苦回忆的情景、物、人隔离，不失为聪明之举。

（3）进行情感转移。站在对方的角度想一想：如果我遇到这样的情人，犯了这样的过错，我能不能容忍？从自责、自恨到发誓改正缺点，以崭新的姿态去寻求新的爱情。

如对方因见异思迁、喜新厌旧、水性杨花或其他消极情绪与你决裂，你不妨这样想一想：既然恋爱时就对我这样，结婚后更不知会是什么样了。抱着“天涯何处无芳草”的信念，以诚心寻觅你真正的爱人。

（4）多为对方着想。既然对方觉得这样更幸福，就让他或她离开你吧。不然，两个人的生活，有一个人觉得不幸福，这样的生活既不幸福，也不稳定。

早 恋

恋爱是人正常的心理反应和行为，在少年男女之间出现过早恋情的现象，就是所谓早恋。在青春期阶段，早恋是最令家长和老师感到困扰和担忧的问题。而且，更令家庭和老师感到困扰和担忧的是，近年来学生早恋现象开始出现低龄化的趋势，不仅高中生早恋的比率居高不下，初中生早恋的比率也大幅度增加，甚至有些小学生也开始谈“恋爱”了。

恋爱本身是无害的，但是在心理不成熟，缺乏教育和引导的情况下过早地“恋爱”是有害的，至少对青少年的成长会弊大于利。尽管陷入早恋状态的中学生会认为自己对爱情是认真的、严肃的，不是“闹着玩儿的”，但是他们对什么叫真正的爱情以及爱情所包含的社会责任和义务却一无所知或知之甚少。加之青春期的少年道德观念还不完善，不大懂得在异性交往中如何自制及尊重对方，不大清楚自己的异性交往活动会导致什么严重后果，以致情感一冲动就忘乎所以，造成许许多多的社会问题。而且，由于早恋具有朦胧性、冲动性和不稳定性的特点，一旦失恋，会导致严重的失落感和不正常心态，对早恋者的心理产生旷日持久的消极影响，甚至会给早恋者成年后的爱情生活造成某种驱不散、抹不去的阴影。

对于被“爱情”冲昏头脑的少男少女来说，要懂得“没有看到问题，并不等于问题不存在”。对待与异性伙伴之间的情感一定要理智、冷静。有了苦恼和困惑，不要拒绝向家长、老师请教。更重要的是，不要让冲动的感情支配冲动的行为，要明白对任何人而言，只有真正的尊重、爱护对方，才能收获美好的“爱情”。

对于青少年的早恋，家长和老师可以从以下方面着手进行干预：

1. 晓之以理

在遇到孩子早恋的事情时，无论情况多么糟糕，也不要大喊大叫、训斥打骂，而应该克制自己，保持沉着、冷静，以机智诚恳的态度向孩子讲明学业的重要性、早恋的后果及危害、改进的方法等。只要父母、老师坚持摆事实讲道理，以理服人，孩子是能够接受教育和劝告的。但是中学生的意志较为薄弱，自觉性和自我控制能力还较差，只讲清道理是不够的，还必须约之以规，对孩子采取行动上的约束，使孩子感到父母、老师对早恋坚定、明朗的不支持态度，对其心理上起到警示和威慑作用，以致最后中断早恋双方的联系、来往。

2. 转移注意力

青少年活泼好动，精力充沛，如果没有丰富多彩的课余生活，他们旺盛的精力难以发泄，无聊之余，难免想入非非，让各种低级庸俗的东西乘虚而入，陷入早恋。因此，父母、老师要鼓励孩子多参加班上的文体活动、科技活动，发展广泛的兴趣爱好，把剩余的精力和时间放在追求高尚的精神生活，丰富文化知识，发展智力，强壮体魄上来。这样能够转移孩子对恋情的注意力，帮助孩子克服精神上的空虚，减少青春期的生理变化给孩子带来的较大波动和冲动。

此外，还应鼓励孩子与德高望重的成年人结成“忘年交”，介绍他认识品学兼优的同龄伙伴，既可以减少两人单独相处的机会，分散对“恋人”的注意力，又可扩大孩子的交际圈子，让孩子在交往中，不知不觉地拓宽眼界和胸襟，激发上进心，让孩子感到局限于个人小圈子、卿卿我我真是相形见绌。

总之，对孩子的早恋行为，切忌态度粗暴，处理方式简单化。父母、老师既要表明自己坚决反对的态度，又要和风细雨，尊重孩子的人格和自尊，寻找早恋发生的主客观原因，对症下药，耐心疏导。

逆反心理

近几年来，常见报端出现以中小学生为主角的家庭悲剧：有中小学生砍杀父母、爷爷奶奶的；也有中小学生自杀、自残的；也有与学校老师发生矛盾的……一宗宗骇人听闻的报道，让读者触目惊心，让家长、教师、教育者大感寒心。青少年学生可是祖国未来的希望啊，他们究竟怎么了？

青少年学生出现上述不可理喻的行为，源于青少年学生的逆反心理得不到及时合理的调适，进而发展成与家长、教师、教育者之间的矛盾，当矛盾得不到化解时，它会逐步上升，最终酿成悲剧。

逆反心理是指人们彼此之间为了维护自尊，面对对方的要求采取相反的态度和言行的一种心理状态。逆反心理在人的成长过程的不同阶段都可能发生，且有多种表现。如对正面宣传作不认同、不信任的反向思考；对先进人物、榜样无端怀疑，甚至根本否定；对不良倾向持认同情感，大喝其彩；对思想教育及守则消极抑制、蔑视对抗，等等。

由于青少年学生正处在身心发育成长的不稳定时期，大脑发育成熟并趋于健全，脑机能越来越发达，思维的判断、分析作用越来越明显，思维范围越来越广泛和丰富。特别是思维方式、思维视角已超出童年期简单和单一化的正向思维，向着逆向思维、多向思维和发散思维等方面发展。尤其是在接触社会文化和教育过程中青少年渐渐学会并掌握了逆向思维等方法。正是青少年思维的发展和逆向思维的形成、掌握，为逆反心理的产生提供了心理基础和可能。因此，逆反心理在成年前呈上升状态。

青少年学生正处在接受家庭、学校教育阶段，由于阅历和经验的不足，在认知事物和看问题时常出现认识上的片面和较大偏差，因而易与家长、教师、教育者的意向不同。当人们的意向不一致时，彼此之间为了维护自尊，就会对对方的要求采取相反的态度和言行。

青少年产生逆反心理的原因

1. 好奇心的驱使

青少年学生的好奇心强，由于阅历和经验的不足，他们不迷信、不盲从，具有较强的求知欲、探索精神和实践意识。但家长或教师在教育孩子时，为了让孩子不走弯路，常用自己的所得经验阻止孩子的好奇心。孩子受好奇心的驱使，听不进大人们忠告，对于越是得不到的东西，越想得到；越是不能接触的东西，越想接触。这样，孩子不听劝告的逆反行为就形成了。

2. 独自意识的增强

孩子的逆反心理从小学进入中学是一个飞跃。他们有较强的行为能力和自理能力，认为自己已经长大了，不是小孩，独立活动的愿望变得越来越强烈，他们想摆脱父母，自立自强。但俗话说："在父母面前，你永远都是孩子。"父母却无法相信孩子已经长大，仍然要主宰孩子的大部分行动。因而孩子会渐渐地疏远父母、教师，对师长的要求会置之不理，我行我素。

3. 教育方法不当

在当今，各行各业竞争激烈，家长为了让孩子打好基础，教师为让学生出成绩，多方加压，恨铁不成钢，教育方法失当。这样青少年学生的成长压力很大，成长历程被压变了形，失去了自由、失去了欢乐、失去了童趣。当压力超过青少年学生的承受能力时，矛盾必然产生，就会产生出逆反行为，甚至敌视父母、教师。

4. 自尊心受损

当青少年学生的自尊心受到伤害时，往往会对对方加以反驳，以维护自己的尊严。如老师在教室里或当着全班同学的面批评某个学生；家长在朋友家或在孩子的朋友面前数落孩子的缺点，这些不当的教育方法也是引发孩子逆反心理的主要原因。

如何克服和防治逆反心理

逆反心理作为一种反常心理，虽然不同于变态心理，但已具备了变态心理的某些特征，其后果是严重的，它会导致青少年形成对人对事多疑、偏执、冷漠、不合群的病态性格，致使信念动摇、理想泯灭、意志衰退、工作消极、学习被动、生活萎靡等。

逆反心理的深一步发展还可能向犯罪心理或病态心理转化，所以必须采取有效的对策来克服和防治其发生。

1. 要重视复杂的社会因素对青少年心理的影响

青少年的心理活动，会受到社会经济制度变革，文化、道德、法律等意识形态发展，善恶、美丑、是非、荣辱等观念更新等方面影响。所以要克服逆反心理，不能把青少年仅局限在学校这个小天地里，而要让他们置身社会，把对他们的思想情操等各方面的培养同社会政治生活、经济文化活动以及社会道德风尚联系起来，以提高他们心理上的适应能力，使他们更好地适应社会，不致迷失方向。

2. 青少年要学会正确认识自己，努力升华自我

这里须提倡自我教育，就是要求青年要学会把自己作为教育对象，经常思考自己、主动设计自己，并自觉能动地以实际行为努力完善或造就自己。

3. 要改善教育机制

教育工作者要懂得心理学和教育学，要掌握好青少年心理发展不平衡性这个规律；不失时机地帮助青少年克服消极心理，使其心理健康发展。教育工作者要努力与青少年建立充分信任的关系，要与他们交朋友，以诚相待、以身作则。要爱护和尊重青少年的自尊心，选择合适的教育方式和场合，注意正面教育和引导，杜绝以简单、压制和粗暴的形式对待青少年。

4. 作为学生、子女应理解父母

（1）作为学生、子女要学着从积极的意义上去理解大人，父母的啰唆、老师的批评都是善意的，老师、父母也是人，也有正常人的喜怒哀乐，也会犯错误，也会误解人，我们只要抱着宽容的态度去理解他们，也就不会逆反了。

（2）要经常提醒自己虚心接受老师父母的教育，遇事要尽力克制自己，要知道，退一步海阔天空。另外，还要主动与他们接触，向他们请教，这样，多了一份沟通，也就多了一份理解。

（3）青少年要提高心理上的适应能力，如多参加课外活动，在活动中发展兴趣，展现自我价值，这样，逆反心理也就克服了。

青春期焦虑症

焦虑症是一种常见的神经症，患者以焦虑情绪反应为主要症状，同时伴有明显的植物性神经系统功能的紊乱。

焦虑在正常人身上也会发生，这是人们对于可能造成心理冲突或挫折的某种特殊事物或情境进行反应时的一种状态，同时带有某种不愉快的情绪体验。这些事物或情境包括一些即将来临的可能造成危险或灾难、或需付出特殊努力加以应付的东西。如果对此无法预计其结果，不能采取有效措施加以防止或予以解决，这时心理的紧张和期待就会促发焦虑反应。过度而经常的焦虑就成了神经性的焦虑症。

青春期是焦虑症的易发期，这个时期个体的发育加快，身心变化处于一个转折点。随着第二性征的出现，个体对自己在体态、生理和心理等方面的变化，会产生一种神秘感，甚至不知所措。诸如，女孩由于乳房发育而不敢挺胸、月经初潮而紧张不安；男孩出现性冲动、遗精、手淫后的追悔自责等。这些都将对青少年的心理、情绪及行为带来很大影响。往往由于好奇和不理解会出现恐惧、紧张、羞涩、孤独、自卑和烦恼，还可能伴发头晕头痛、失眠多梦、眩晕乏力、口干厌食、心慌气促、神经过敏、情绪不稳、体重下降和焦虑不安等症状。患者经常因此而长期辗转于内科、神经科求诊，经反复检查又没有发现器质性病变，这类病症在心理门诊会被诊断为青春期焦虑症。

产生焦虑的原因

（1）青少年因怕黑暗、怕陌生人、怕孤独而引起焦虑。

（2）有些青少年有产生焦虑的心理素质，如胆小怕事、自卑、自信不足等。

（3）家庭因素，如父母感情危机带来的家庭破裂、教育方法不当，也容易使孩子产生焦虑。另外有些疾病，如肥胖症、神经衰弱等也常伴有焦虑。

焦虑症的分类

（1）精神性焦虑，其表现有心神不宁、坐立不安、恐慌、精神紧张。

（2）躯体性焦虑，其表现有查不出原因的各种身体不适感、心慌、手抖、多汗、口干、胸闷、尿频等多种植物神经失调的症状。

青春期焦虑症的心理调适

青春期焦虑症危害青少年的身心健康。长期处于焦虑状态，还会诱发神经衰弱症。因此必须及时予以合理治疗。

一般是以心理治疗为主，配合药物治疗。

对焦虑症患者的治疗主要采用“森田疗法”或“心理分析法”的心理疗法，要有耐心，先设法避免和消除各种刺激因素，还要取得患者的充分信任，培养他们坚强的意志，自始至终地给他们以支持，并教给他们一定的卫生知识，鼓励他们战胜焦虑。对有严重焦虑表现的患者可服些镇静剂。

自信是治愈青春期焦虑症的必要前提。焦虑症患者应暗示自己树立自信，正确认识自己，相信自己有处理突发事件和完成各种工作的能力，坚信通过治疗可以完全消除焦虑疾患。通过暗示，患者每多一点自信，焦虑程度就会降低一些，同时又反过来使自己变得更自信，这个良性循环将帮助其摆脱焦虑症的纠缠。

如果患者能够学会自我深度松弛，就会出现与焦虑中所见相反的反应，这时其身体是放松的而不是为某些朦胧意识所控制。自我深度松弛对焦虑症有显著疗效。患者在深度松弛的情况下去想象紧张情境，首先出现最弱的情境，重复进行，患者慢慢便会在想象出的任何紧张情境或整个事件过程中都不再体验到焦虑。

有些焦虑是由于患者将经历过的情绪体验和欲望压抑到潜意识中去的结果。因为这些被压抑的情绪体验并未在头脑中消失，仍潜伏在无意识中导致病症。患者成天忧心忡忡，惶惶犹如大难将至，痛苦焦虑，不知其所以然。此时，患者应分析产生焦虑的原因，或通过心理医生的协助，把深藏于潜意识中的“病根”挖掘出来，必要时可进行发泄，这样，症状一般可消失。

焦虑症患者发病时脑中总是胡思乱想、坐立不安、痛苦不堪，此时患者可采用自我刺激，转移注意力。如在胡思乱想时，找一本有趣的能吸引人的书读，或从事自己喜爱的娱乐活动，或进行紧张的体力劳动和体育运动，以忘却其苦。

大多数患者有睡眠障碍，难以入睡或梦中惊醒，此时病人可进行自我催眠。

如闭上双眼，进行催眠："我现在躺在床上，非常舒服……我似乎很难入睡……不过没有问题……我现在开始做腹式呼吸……呼吸很轻松……我的杂念开始消失了……我的心情平静了……眼皮已不能睁开了……手臂也很重，不想抬起来了……我要睡觉了……"在一系列的心理暗示下，患者不久就能入睡了。

自杀心理

当前，自杀已经成为了青少年，特别是 18 ~ 30 岁年轻人的主要死因之一。自杀是当一个人的烦恼和苦闷发展到极端，对失败产生恐惧，对生活失去信心，对现实感到绝望而采取的唯一的、最后的"保护"手段。

自杀一般始于心理挫折，发生在摆脱抑郁的心理冲突的过程中。按其心理类型，可分为心理满足型和心理解脱型两大类。前者如绝食坐化，为坚持某一信念的示威性、赌气性自杀；后者如由于挫折、自卑、厌世、绝望等，为排解心理抑郁而自杀。

研究表明，青少年自杀行为是缺乏精神力量的结果。一些青少年的传统道德价值观念日趋淡薄，而新的社会主义的激励人心的道德价值观念又非常缺乏。当然这并不是责怪他们，社会、学校、家庭对此都负有责任。可结果是由于他们缺乏精神力量，一旦身处痛苦境地时，就无法从痛苦中解救自己，也无法在失望中看到生命具有的积极意义，于是更强烈地因自己的痛苦而陷入绝望，这种循环加剧的绝望最终不可避免地导致自杀行为。

青少年在采取自杀行为时，总是以为这是唯一的选择，除此以外就别无他法了。通常，他们的内心感到自己为解决问题已经竭尽全力了，深信只有走向死亡，才能摆脱痛苦。当然，他们有可能预计到，别人对自己的自杀可能不理解，会有种种看法，但是在此时此地，他们确信自己选择自杀是合理的。俗语说，当局者迷，旁观者清，虽然周围的人觉得自杀的青少年十分愚蠢，责怪自杀的想法太糊涂了，但是，采取自杀的青少年本人往往自以为这是最好的选择。"不识庐山真面目，只缘身在此山中"，严重的痛苦使他们产生了片面的、极端的认识。

调查结果表明，初中生与高中生对有关自杀的看法差别不大。多数学生的想法是：自杀在谁身上都可能发生，即使发生也是无奈的事情。显然高中生比初中生更加悲观，因为他们面临的社会压力更大。

导致青少年自杀的因素

1. 家庭关系不和睦

家中父母管教过严，又由于青少年逆反心理较强，一旦与父母发生激烈的冲突，便心生悲凉，或离家出走。若能得到亲友及师长的及时安抚劝慰，可迷途知返；若无人抚慰，孤立无援，就会加重其失望心理，以致走上自杀的绝路。此种情况往往见于离异或父母不睦的家庭。这些孩子自小感受到“世态炎凉”，无论在性格、气质上，都感到自卑、压抑。自幼感受不到父母的亲情，加之受挫，自杀的可能性极大。

2. 挫折和失败

这是青少年自杀因素之一，如高考落榜升学无望、考试失利等。这种人自尊心较强，家庭父母期望值较高，因此自我估计不实，一旦遇挫，便感觉失却了存在的价值，加之受挫后父母不理解、外人讥嘲等，自尊心受到创伤后，往往走上绝路。

3. 失恋和失身

据《日本警察白皮书》报告，自杀的青少年16.2%直接原因是失恋，英国52%的青少年自杀与失恋有关。其中失身导致自杀仅见于女性。一些青少年对爱情缺乏深度了解，失去恋人后极易产生自卑心理，失身后所遭受的身心摧残，以及别人的另眼相待，也会使他们走上绝路。

4. 精神疾患

精神疾患如躁狂抑郁症、慢性烟酒中毒、精神分裂症、药瘾等。据有关调查资料显示，因精神疾患而自杀的青少年占13.2%，因此也不应忽视。一些不明原因的自杀或“意外死亡”，在排除他杀后，应首先考虑自杀者的精神疾患因素。因精神疾患而产生自杀的行为中，抑郁症表现最密切，其一般表现为：患者情绪低落、学习工作效率低、不明原因的食欲减退、不时产生轻生意念等。严重抑郁症患者，自杀率约为10% ~ 15%。因此，在青少年中如发现抑郁症倾向，及时疏导，可减少或预防自杀行为。但由于此症状较隐蔽，轻度患者一般生活正常，所以应引起人们的高度重视。

5. 从众心理

一些平日称兄道弟、讲“江湖义气”的青少年团伙，一旦为首者产生邪念，其他成员易言听计从，盲目从众而自杀。

当然，有意自杀的人通常是充满心理矛盾的：既想自杀又想生活下去。大多数考虑自杀的人在表现中难免流露出蛛丝马迹来。如有的会在自杀前的某个时候谈到自杀，或者在日常生活中一反常态，表现出厌世，饮食和睡眠毫无规律，反叛行为特别明显，情绪喜怒无常等。因此，只要做有心人，自杀的预防是完全可能的。

青少年自杀的预防和干预方法

1. 预防措施

自杀与个性特征、环境状况有关。当个人能力感丧失或受到威胁时，就可能采取自杀行为。个人能力感包括：自我评价、人际关系、智能及躯体状况的认知。使个人能力感受到威胁的因素有：疾病、身心健康问题、学习成绩不良、考试失败、焦虑不安、亲友亡故、矛盾冲突、受批评或惩罚、双亲不和或离婚等。凡个人能力感有上述问题的青少年，自杀的危险性增加，对他们要密切观察。一旦发现有自杀倾向，就要及时采取干预措施。对有自杀倾向的青少年，要请精神科医生、临床心理学家或心理咨询专家进行心理咨询和治疗，努力消除或减轻危险因子。在家庭、学校和亲友的配合下，帮助他们消除自杀心理，增强其能力感，恢复自信心和生存价值感，使其自杀倾向消除在萌芽状态中。

2. 危机干预

当某个人的自杀意念发展到自杀预演，甚至产生自杀行为时，社会或他人要伸出援助之手，从社会、心理和医学上进行危机干预（亦称危机介入），以便帮助当事者从困境和苦恼中解脱出来，重新建立新的适应机制，维持健康的精神状态，或从绝望中醒悟过来，树立起强烈求生的愿望。可采用电话、信件、家访等进行咨询和服务。如发现有自杀倾向者，则可劝其到医院门诊或保健部门进行心理咨询，或向电台、书刊、报纸求助，也可直接向心理学家、社会医学家和少儿卫生保健专家咨询，以减轻心理上的压抑，打消自杀念头，避免发生自杀。

3. 事后援助

对于自杀未遂者，家庭、学校及亲友要给予精神上的安慰和物质上的支持。要引导他们定期接受精神科医生或临床心理学家的咨询与指导，及时处理新发现的心理社会问题，并密切进行追踪观察，以防止再度发生自杀。

4. 进行人生意义教育

精神卫生专家们指出：要从根本上减少青少年自杀的发生，进行人生意义与价值观的教育实属必要。对于人生观的教育，应从医学、心理学、人类学、社会学、哲学、宗教学及法学等诸方面来进行，使青少年树立正确的人生观，正确地对待人生与社会。在认识到人生的意义之后，有自杀企图的青少年有可能会重新审视自己与社会，从而打消自杀的念头。

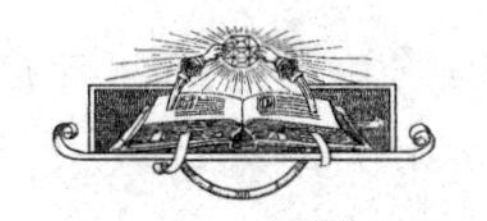

·第三节·

以积极心理面向中年的蓝天

中年时期是人生道路上的黄金分割点，处于中年的人，已经有了稳定的家庭和固定的事业。但是中年同样是心理疾病的多发期，因为中年人往往压力重重，负担繁多，而且生理功能也随着年龄的增长而衰退，于是心理的承重比任何时候都巨大，人往往在此时不堪重负而遭遇心理疾病的袭击。

中年人心理发展的特征

中年人尝遍人间的喜怒哀乐，生活态度比较稳定，但随之而来的倾向是封闭自己，局限于小家庭的束缚和自以为是的孤独。中年是形成人生差异的最明显的年龄段，举目四望，到处是出国的、发财的、升官的，相比之下，那些生活平平的中年人顿生自惭形秽，最易产生内疚和自卑感，使交际范围变窄，人生必然走向灰暗。所以，中年人一定要提高自我保健意识，防患于未然。这就需要了解中年人的心理发展历程。中年人的心理发展一般经历以下过程：

1. 心理发展日趋成熟

一般说来，人到30岁已成家生儿育女，生活方式初步定型，思想也安定下来，不再像青年时期那样充满憧憬，而是满怀信心、脚踏实地地创立事业，故称而立之年。人到40岁，知识增多，见识日广，认识问题有了相当的广度、深度，不再为表面所迷惑，遇事冷静，即使复杂事情也不致摇摆不定，故称不惑之年。至50岁，经验更丰富，学识愈深广，上知天文，下通地理，处事更加稳重妥善，故称知天命之年。中年时期，就这样经历30而立、40而不惑、50而知天命的过程。其心理日趋成熟，知识经验日益丰富，是成就事业的黄金时期。有人统计，1900 ~ 1960年，全世界的1249名杰出的科学家和1228项重大科技成果中，科学发明者的最佳年龄是 25 ~ 45 岁，最佳峰值为 35 岁。

这一阶段的人已经能独立地进行观察和思维，组织和安排好自己的生活，情绪趋于稳定，有能力延缓对刺激的反应，能根据自己所处的客观情境来调节自己的情绪；在人际交往方面也逐渐完善，能把握和适应环境，并按正确的批评意见和社会规范来调整自己的行为；自我意识明确，能根据自己的才能和地位，来决定自己的言行；有坚忍的意志力，一经确定目标，可坚定不移地创造条件为达到目标而奋斗。

2. 智力的持续增长和体力的逐渐衰减

随着心理上的机能随年龄的增加而上进，中年人智力发展到最佳状态，能进行逻辑思维和作出理智的判断，具有独立解决问题的能力。主要表现在能独立进行观察和思维、具备独立解决问题的能力、情绪趋于稳定、自我意识明确、精力充沛、情感丰富，运动协调、感觉思维敏捷、判断力准确、智能高涨、注意力集中、记忆力旺盛，能适应和把握环境等。中年人在心理能力的继续发展和成熟过程中，同时伴有生理功能的逐步渐减，主要表现为心血管系统、消化系统、各种内分泌腺的功能减退，其他系统如肌肉、骨骼、肾脏功能下降，特别是免疫系统能力的降低，给中年人的健康带来了更多的潜在威胁。当进入更年期这个多事之秋，女性还可出现心悸、头昏、潮热、多汗过敏性和抑郁特点的情绪变化等身心症状；男性虽不如女性明显，在外貌和功能上也有明显变化。

智力的继续增长和体力的逐渐衰减，会给中年人带来一系列矛盾。如高度的社会责任感与身心能力不足的矛盾，渴望提高工作效率与内耗的矛盾，希望健康与忽视疾病矛盾等。

3. 中年期是创业的黄金时期，也是身心负担最沉重的时期，集诸多矛盾于一身

人到中年，诸事劳形，万事累心，身心负担极重，难于摄养，以致未老先衰，肩头的社会责任、工作的得意与失意、升迁、贬降，成功与失败，让中年人不胜压力。人到中年，常有家庭不幸、人事纷争，如家庭中的生老病死、婚嫁丧娶令人忧恐苦怒，人际间结怨之积虑郁怒等，往往都会引起中年人的心理波澜。人到中年，经历已多，处境不同，常有挫折、起伏，如始乐后苦、故贵失势、常贵后贱、常富后贫等，都会妨碍身心健康，重者可致精神内伤，身心败亡。

4. 面临着社会义务与角色的转换

中年人情绪与社会生活的变化包括：身体功能的减退、健康与疾病方面的困扰、子女独立的问题、个人兴趣的改变、准备扮演祖父母的角色。社会地位的演变、角色的转换，要比因年龄增长、躯体变化，而要求作出的适应与调整似乎更困难。由于在家庭和社会两方面都承担着较大责任，心理冲突和心理困扰的发生也较频、较重。从家庭来说，有从对子女衣食住行、道德品质、学习工作的担心操劳，到对子女成家立业、婆媳关系处理的变迁；对老辈体迈多病不能亲自侍奉的不安、繁杂的家务和精神负担造成的心理压力。社会环境方面，有同龄人的升迁流动、同事间的人际关系处理、工作调动、新环境中的角色转换等，若处理不当，都难免引起角色冲突，甚至引发角色危机。

面对工作、事业、家庭、现实生活中的层层矛盾，中年人若不能正确处理，便会导致焦虑、失望、忧郁、压抑，使身心疾病增多，引起诸多心理问题。

心理疲劳

一般来说，疲劳有两种：一种是生理疲劳，一种是心理疲劳。而心理疲劳的大部分症状是通过生理疲劳表现出来的，因而往往被人忽视。而中年人正处于社会、家庭、工作、生活的多重压力之下，因此，心理疲劳在中年人身上表现得尤为突出。心理疲劳的一般表现是：当你长时间继续不断地从事力不从心的脑力劳动后，你感到精力不支，而且劳动效率显著下降。

下列 9 项症状说明一个人的心理已经是很疲劳了，这 9 项症状是心理疾病的先兆。而这些心理疾病的先兆，都是由于心理疲劳引起的。这 9 项症状是：

（1）早晨起床后，感到全身发懒、四肢沉重、心情不好。

（2）工作不起劲，什么都懒得去做，甚至不愿意和别人交谈。

（3）工作中差错多，工作效率低。

（4）容易神经过敏，芝麻大点不顺心的事，也会大动肝火。

（5）因为眩晕、头痛、头晕、背酸、恶心等，感到很不舒服。

（6）眼睛容易疲劳，视力下降。

（7）犯困，可是躺到床上又睡不着。

（8）便秘或者腹泻。

（9）没食欲、挑食、口味变化快。

心理疲劳对人产生的影响是巨大的。心理疲劳往往通过一些身体疲劳的症状表现出来，当心理疲劳持续发展时，将导致心血管和呼吸系统功能紊乱、消化不良、失眠、内分泌失调等，最终会导致心身疾患。

心理疲劳是指人体虽然肌肉工作强度不大，但因神经系统紧张程度过高或长时间从事单调、厌烦的工作而引起的疲劳。心理疲劳是在工作、生活过程中过度使用心理能力，使其功能降低的现象，或长期单调重复作业而产生的单调厌倦感。通俗地说，心理疲劳指长时期的思考、焦虑、恐惧或者在和别人激烈争吵之后，使心理陷入“衰竭”的一种状态。

生理疲劳指人由于长期持续活动使得人体生理功能失调而引起的疲劳。从工作方面来说，生理疲劳是为工作所倦，不能再干；而心理疲劳则是倦于工作，不想再干。心理疲劳也会减弱生理活动，如厌烦、忧虑等都会损害身体的健康，使器官的活动效率降低。

心理疲劳产生的原因

人们心理疲劳的产生，不仅与当时所处的环境因素有关，而且与自身的情绪状态密切相关，它受到诸多因素的影响：

1. 工作负荷过高或过低

过高的工作负荷造成高度的心理应激，使人体的紧张程度过高，心理能力使用过度，从而造成心理疲劳。心理负荷过低的单调工作也会引起心理疲劳。单调、乏味、长时间从事一件事情会引起操作者极度厌烦，引起和加速操作者心理疲劳的产生。单调的工作往往与不变的情绪联系在一起。在单调情绪中，人们容易产生不愉快，缺乏兴趣，以及觉得工作永无止境等消极情绪，从而产生心理疲劳。

2. 缺乏工作热情

工作热情高、有积极工作动机的人可以忽视外界负荷的影响而持续工作，他身体上可能感到疲劳，但情绪很好。工作热情低、毫无持续工作动机的人对外界负荷极为敏感，往往夸大不利的效应，虽然工作并不紧张，消耗的能量也不多，但仍觉得“累”。美国心理学家迈尔提出的疲劳动机理论认为，一个人在从事某项活动中体验到疲劳的程度，依赖于个体对完成这次任务的需要和动机的水平。

3. 希望渺茫

在期望即将实现时，人们的精神状态是最好的，如果一个人老看不到希望，心理就易出现疲劳感。许多研究者探索了 8 小时工作效率的变化规律，结果发现：随着工作时间的延续，工作效率逐渐下降；休息后继续工作，则工作效率有一定的回升。更为令人感兴趣的现象是，每当工作日快结束时，人们的工作效率又会出现较明显的回升。毫无疑问，在这里，意识到结束时间快到，结束工作的期望很快就要实现，使人们的劳动积极性大大提高。这里可看出，由于期望的即将实现，虽然生理上可能很疲劳，但心理的疲劳或者说是疲劳体验却减轻了。

4. 消极的情绪

心理疲劳易受情绪因素的影响。消极的情绪使人们体验到更多的疲劳效应，积极的情绪往往让人们将工作中积累的疲劳感冲得一干二净。当一场重大比赛结束之后，胜利的一方往往由于取得了胜利而兴奋、喜悦，比赛中的疲劳已忘了，而失败的一方由于失败而悲伤、消沉，比赛之后就愈感劳累。

5. 精神压力过大

精神压力过重也是心理疲劳的一个重要原因，尤其是中年人。中年人处于社会、家庭、工作、生活的多重压力之中，长期背负着各种压力，在工作、事业开创、人际关系处理、家庭角色的扮演，以及对家庭和事业的不断权衡方面，总是处于一种思考、焦虑、烦闷、恐惧、抑郁的压力之中，心理很容易陷入“衰竭”的状态。

除了上述因素之外，心理疲劳还受人的身体素质、性格特征、工作环境条件、睡眠状况及心理暗示等的影响。

远离心理疲劳

心理疲劳表现突出的中年人，似乎总在忍受一种精神痛苦的折磨，心中积压着许多痛苦、悲伤、委屈、苦闷、烦恼、不平等，总感到自己生活得很累，期盼着能够解脱一点。要解决这些问题，应从以下方面着手：

（1）要了解和认识中年人将面临哪些变化，这些变化会引起什么心理反应，对人体会产生什么影响，以便心中有数，早做准备。

（2）平静地接受生理的变化，关注自己的身体健康，增加体育锻炼的时间，有意识地调整身体状况，改善饮食，培养良好的生活方式。

（3）缓解工作压力。中年人一般工作压力都比较大，常常超时间工作，天长日久难免会透支体力，难以应对。工作中应尽量抽出一定的时间伸个懒腰，活动活动筋骨，如果目标明确，还可以分阶段工作，起码自己的精神上有一定的轻松感，尽量想办法缓解压力。

（4）理好家庭关系。要想消除心理疲劳，最重要的是要处理好婚姻关系，珍惜夫妻间的感情，与妻子或丈夫互相体谅与沟通，尽量满足彼此的需要，分担彼此的重担，多花时间相互交谈与相互陪伴，享受人生乐趣，增进婚姻的满足感。成功的婚姻永远是事业成功和生活幸福的基本保障。

（5）培养业余爱好。人到中年以后，应该有意识地培养一到两个业余爱好，做自己喜欢做的事情。中年以后，事业、家庭趋于稳定，生活变得平淡，有时会产生倦怠感，缺乏新意，多一些时间反省自己，调整生活，拿得起，放得下，做自己喜欢做的事情，大胆进行新的尝试，心态上永远保持年轻。

这里还有一些立竿见影的消除心理疲劳的方法：开怀大笑，以发泄自己的负性情绪；沉着冷静地处理各种复杂问题，有助于舒缓压力；做错了事，要想到谁都有可能犯错误，不要耿耿于怀；不要害怕承认自己的能力有限，学会在适当的时候说“不”；夜深人静时，悄悄地讲一些只给自己听的话，然后酣然入梦；遇到困难时，坚信“车到山前必有路”。

此外，可通过按压劳宫穴来解除心理疲劳。劳宫穴在手掌正中的凹陷处，感到疲劳时，可用对侧的拇指按压劳宫穴。

更年期神经症

更年期的疾病，多有明显的精神因素，如长期精神紧张或精神创伤。临床表现除失眠、头昏、头痛、注意力不集中、记忆力下降等神经衰弱症状外，还突出表现在情绪不稳、易怒、烦躁、焦虑，同时伴有心悸、潮热、多汗等植物神经症状。有些症候的中年人时时处处总表现出紧迫感，对个人和家人的安危、健康格外关切，注意自己身体的微小变化，担心会得什么严重疾病，常因身体不适而四处求医。尽管如此，这些症状对日常生活或工作并无明显影响，即使持续多年自知力仍然良好。

吴某，女，50岁，农民，近两个月来自觉头昏、失眠、记忆力衰退，总是担心外出打工的子女身体状况不好，怕他们人生地不熟会遇到什么麻烦，要求念高中的小女儿隔三差五地给他们写信，小女儿对此感到很烦，她就勃然大怒，骂小女儿不孝。一次她和邻居家吵了一架，就害怕其报复家人，对丈夫和小女儿总是千叮咛万嘱咐，甚至半夜三更突然从床上跳起来，要丈夫赶快躲藏起来，说邻居的儿子拿着刀要来杀他。一天早晨，她起床发现自己的脸色不好，又觉得喉咙很不舒服，以为自己得了什么可怕的病，因而十分担心，立刻去医院检查，医生告诉她只是上火引起扁桃体发炎，给她开了点药让她在家休息。但两天以后，炎症仍没消失，她就怀疑医生没有告诉她实情，还跑到医院将医生大骂了一顿。家里人都觉得她不可思议，她自己也怀疑自己可能得了什么神经病。

吴某显然患有更年期神经症。对吴某最好采取疏导法、认知领悟疗法，并教其掌握放松技巧。首先要让她了解该年龄阶段的生理、心理特点，尤其是更年期可能遇到的各种心理疾病。有了一定的心理准备，才有较好的状态去迎接生活的新挑战。其次是培养豁达开朗的性格，对什么事都要往好的方面想，而不是总想其阴暗、狭窄的一面，毕竟世上美好的人事比丑的人事要多得多。再就是让她协调好人际关系，争取朋友、同事、邻居的帮助和支持，最重要的是依靠亲友情感系统的支持。

吴某在心理医生的帮助下，对更年期的生理、心理特点都有了较深入的认识和了解，而不再害怕自己是得了什么可怕的神经病。同时，通过心理治疗，她有了乐观、开朗的性格，能保持平静的心绪，对待事情也能一分为二。半年以后，其精神面貌和第一次见面时，简直判若两人，她已经走出了更年期神经症的阴影。

女性更年期的调适

1. 增加更年期保健知识

更年期不是病，只是每个女人生命中必经的一个时期。正确认识更年期的到来，因为它是人类老化过程中的必然阶段，可以找医生咨询，不必焦虑紧张，树立信心，以顺利通过更年期。

2. 增加体育锻炼及社会交往，充实生活内容

女性患更年期综合征，主要是由于下岗、退休或子女成家后赋闲在家无事可做，又缺少感情交流造成的。自己应找些事做，别总待在家里。当你陷入深深的苦闷和焦虑之中不能自拔的时候，要按时到空气清新的室外从事一些合适的体育活动或体力劳动，它会唤起你的满意感和愉快感。

有趣的工作也会“中和”不良情绪产生的恶果，并会大大提高乐观情绪的储备量。当遇到不顺心的事或陷于痛苦时，“储备量”会发生作用，不致使你过度郁闷。

还可以到大自然中去陶冶。在生活最艰难的时刻，投身到大自然可从中找到慰藉。大自然中花草散发的浓郁芬芳、树叶沙沙微响、鸟儿婉转啼鸣、溪流潺潺声和海浪拍击声都会对身体产生良好的作用。遇烦闷时与家人或密友去郊外森林散步是很有益的。

3. 进行自我心理调适

易怒、发脾气是更年期到来的前兆，它们一冒出来，就该提醒自己要注意。若有什么怨气，应该提醒自己这是更年期的表现，不要随着自己的性子，乱发脾气。

4. 倾诉和发泄

要彻底倾诉心里的郁结，倾诉是治愈忧郁悲伤的良方。当你遇到烦恼和不顺心的事后，切不可忧郁压抑，把心事深埋心底，而应将这些烦恼向你信赖、头脑冷静的人倾诉。如没有合适的对象，还可以自言自语地进行自我倾诉。

英国心理学家柯切利尔极力推崇一种自我倾诉内心苦闷和忧郁的方法——放声地自言自语地倾诉。他指出，这种心理上的应激反应是防治内科各种疾病，尤其是心血管病和癌症的良药。他认为积存的烦闷忧郁就像是一种势能，若不释放出来，就会像感情上的定时炸弹，埋伏心间，一旦触发即可酿成大难。但若能及时地用倾诉或自我倾诉的办法，取得内心感情和外界刺激的平衡，则可祛灾免病。

有眼泪要让它流出来。生活中遇到痛苦和折磨，流泪也可以解除苦闷。因为情绪激动时，人体血液会产生某种化学变化，眼泪的流出将使这种物质得以排泄。

5. 家人和朋友要给予理解和支持

家人的不理解会加重她们的症状。所以，如果家有处在更年期的女性，千万要多关心她们。眼下，“更年期”变成了打趣甚至嘲弄人的词。男人碰上看不顺眼的事，如果当事人是中年女性，就不由分说朝她们贴个“更年期”的标签，年轻人也会用怪眼光看年纪大的人。作为家人，不要动不动就说“你是不是更年期到了”之类的话。她们生气时，要采取冷静、宽容的办法。

6. 适当补充雌激素

更年期症状明显时，可以在妇科医生的指导下，补充体内的雌激素水平，但切忌盲目用药。怕相关药品有副作用，就尽量多吃能增加雌激素的食物，如乌鸡、花粉、蜂蜜、维生素 E 等。

7. 中医药治疗

根据中医理论，更年之期，肾气渐衰，天癸渐竭，导致五脏功能失调、阴阳失衡而为病。因肾虚不能涵养肝木，则肝气郁结，可见情绪低落、胸闷胁胀、不思饮食；肾虚不能滋养心神，可见精神恍惚、无故悲哭；肾虚无以温养脾土，可见头晕耳鸣、腹胀腹泻、疲乏无力等。因此治疗在补肾的基础上，佐以疏肝理气、滋养心神、健脾化痰，可缓解病情且患者易于接受。

8. 合理的性生活

合理的性生活可以防止因生理和心理、社会等复杂因素而引起性淡漠和性衰老。千万不要认为年纪大了，就没有过性生活的必要了。

婚姻适应不良

人们进入中年之后，似乎身上的担子更重了，各种各样的压力纷至沓来。除去工作、人际交往方面的压力，中年人在家庭、婚姻中也面临着矛盾和压力。中年人在家庭生活中既要扮演丈夫或妻子的角色，又要扮演父亲或母亲的角色。有的人由于对婚姻的准备不够充分，对婚后生活感到不够理想，甚至感到失望，以致矛盾迭出。即使婚前双方对家庭生活各方面都有所了解，并有充分的计划，但现实生活中往往会有未能预料的事情发生，使原定计划不能如愿进行。这都极需适应能力和面对现实的勇气。

我国中年夫妇的离婚率虽很低，但确有 16% 的夫妇婚姻不睦。有的夫妇事无巨细见面就争吵；有的恰好相反，无论什么事都不争吵，彼此客客气气，实际上貌合神离，同床异梦；有的夫妇婚姻关系只存有一纸结婚证，分居两处，互不往来，十分冷淡。这些不协调的夫妻关系的共同特点就是，缺乏真正的爱情和相同的志趣，思想格格不入，互不情感交流，认识上也存在差距，很少有灵肉交融的性生活，有的则干脆分居，至少有 50% 的夫妻离婚是从分居开始的。

中年人婚姻适应不良，有的要追溯到年轻时双方或一方的恋爱动机。源于功利主义者必然导致夫妻关系冷漠，以性魅力或肉欲为目标的婚姻在早年就植入了中年夫妻失和的祸根，当然也有由于性生活失和以致相互吸引力降低，长此以往也会导致危及婚姻关系的夫妻不睦。

中年夫妻婚姻适应不良的危害性是显著的，首先，夫妻之间由于长期对立、纷争，会给身心健康造成像 X 光一样肉眼看不见却长期持续的损害。更严重的是，家庭内部无休止的争吵与冲突会使孩子幼小的心灵受到伤害。对孩子的性情及整个精神生活都是一种灾难。

离婚是夫妻婚姻适应不良的不幸结局，但离婚后的现实生活也不一定都是自由和欢乐的。因离婚而蒙受精神创伤的人，可能出现反应性抑郁，不少人借酒浇愁，醉生梦死，因此而自杀者也不乏其人。

周女士，39 岁，在某出版社工作。她就诊时自述道：

“我与丈夫结婚已经 12 年，有个 7 岁的儿子。丈夫是个无可非议的好丈夫，除了努力工作，还很休贴、关怀和爱护我，家务事几乎全由他料理，我只管孩子。按说，这样的丈夫真是非常难得了，可我觉得我对他并没有像对我父亲和儿子那样有强烈的感情。一有空闲，我就陪父亲或儿子逛公园，说说笑笑，可我却没兴趣陪他去遛遛弯，逛逛商店。有时我自己也不明白：我是不是真爱我丈夫？”

根据周女士所述情况，可基本认定属于婚姻适应不良。医生采用认知领悟疗法治疗她的婚姻适应不良问题。在一个月里，心理医生与周女士作了4次交谈，着重向她作了如下分析、开导：

“在人的情感生活中，往往有些令人难测或非意识所能理会到的情况，说出去别人不理解，自己也闹不明白，这就只能从你的潜意识里去探索了。现在在你面前的男性，有你父亲、你丈夫、你儿子。女性第一个接触的异性毫无疑问是自己的父亲。他伴随着女儿整个童年和少年，在女儿的人格形成和人际交往模式上占有非常重要的地位。可以说人成年后的行为都要受早年行为模式的影响。根据你的介绍，看来你存在着“恋父”情结。这种爱的潜能本该随着年龄增长而自然过渡到异性身上，但你过渡得不太理想，保留了一些原始感情因素，这使你情不自禁地在心理上回到童年情境里，去享受父女之爱。你应当清楚，“丈夫”不是“父亲”的缩影或“拷贝”。从意识上来说，你爱父亲、爱儿子是出于天伦和母性，因为天伦在维护你的恋父情结上最有说服力，最合理。而母性更不用赘言。其实，对像你这样的女性来说，儿子往往是丈夫的化身，因此，就把对丈夫的爱转移到儿子身上。此时的丈夫虽能感到妻子不如以前那样爱他了，但孩子毕竟是自己的，所以尚能心安理得地接受这一变化。还得补充说一句，似乎有这样一种规律：有“恋父”情结的女性多恋子，因为与父与子不存在那种性的情感。但对丈夫则不然，从某种意义上说，丈夫是性伴侣，夫妇关系是建立在性基础上的关系。假如把对父亲的感情直接转移到丈夫身上，把他当作父亲，岂不乱伦？因此，在无形中会产生一种爱的压抑感，这也许就是你对丈夫爱不起来的原因吧。”

心理医生在周女士对自己的心理问题有一定认识之后，进一步开导她：“恋父”情结并未统治你的全部心理过程，所以你对丈夫仍能履行做妻子的义务，只是与父、与子的关系相较显得逊色一些而已。虽然让你一下子改变这种心理模式较难，但你应该意识到这种心理的存在，你必须有意识地去改造这种爱的偏向。起初也许觉得是“违心”的，但对心理规律和自己的深层心理有了进一步认识后，你会渐渐扭转过来的。

周女士经过心理医生的启发和开导，意识到她的心理是不正常的。在心理医生与家人的帮助下，她注意培养自己对丈夫的性爱感情，使自己处理好与家庭成员的不同关系。最后，她逐渐正常地担当起女儿、妻子、母亲这三重角色。

中年人如何进行婚姻维护？通过调查发现，目前我国大多数中年人的婚姻顺利，所组成的家庭也是美满的，且绝大多数人在二三十岁时就已完成了这一使命。中年的婚姻关系经历了新婚燕尔的狂热期、情感生活的持续调适期、养儿育女的移情期，终于进入夫妻相互眷恋而亲昵的深沉期。大多数夫妇的婚姻关系和睦而稳定，这对中年夫妇的健康和长寿起到了积极的作用。

那么，怎样才能维持美满的婚姻和理想的家庭呢？

首先必须认真对待婚姻中的爱情问题。婚姻中最重要的是爱情，爱情是不能附加任何条件的，尊重和友谊是爱情的基础，只有这样才能“相敬如宾”。

其次，要保持婚姻生活的新鲜与活力。保持婚姻生活的新鲜和活力，才能防止产生“爱情厌倦”心理。要树立配偶第一的原则。处理日常生活中的任何事情，都应优先考虑配偶的正当感情要求，只有重视夫妻情感，生活中的各方面关系才会平衡。尽量使家庭生活丰富多彩。可经常举办一些诸如结婚纪念、生日纪念之类的活动，可通过家宴、野餐、外出旅游等形式，回忆往事，加深了解，及时进行爱的滋润，这会燃起夫妻对爱情、对生活的新的追求。

再次，要将赞美挂在嘴边。不要认为配偶的长处是应该具有的，而缺点是不可容忍的。而应使对方感到在生活中占有重要地位，双方都是对方的精神支柱，都是对方获得幸福的源泉，因此又何必吝啬你的赞美呢。

最后，提高各自的修养。努力提高各自在各方面的修养是保持吸引力的重要手段。夫妻既是一个共同生活的整体，又是两个独立的个体，只有双方共同提高，才能使婚姻稳固和谐。

此外，培养子女健康成长也是使家庭幸福、婚姻美满的条件。孩子的健康成长往往是父母双方共同努力的结果，会让父母对孩子、对家庭、对自己都产生成就感，从而维系美满的婚姻。

职业适应问题

在市场经济化的今天，只有从事一定的职业才能获得酬劳，从而维持个人或家庭的生存，同时，从事工作也可以使人感到自我价值的实现，满足人的精神需要。现代社会，想取得某些事业的成功是件很艰难的事，而失败却随时等候在每一个人的身边。固然事业的成功会给人们带来喜悦，促进人们的心理健康，但失败却容易使人失望沮丧，因此有不少人“干一行怨一行”。

心理学家经过研究发现，有三大因素有助于人的敬业乐业精神：

（1）客观的工作环境（包括社会环境和物质环境），包括领导者的才能、同事间的合作、对工作成绩赏罚标准的公平合理等社会环境，工作场所的舒适、必要的设备工具、个人生活条件的方便等。如果个人满意自己的工作环境，则能产生对工作的安全感，提高工作效率。

（2）主观的自我实现。工作有深度，对个人能力是一种挑战，个人可全力以赴，施展才能，达到自我实现而获得成就感。

（3）职业的未来展望。由工作中获得的经验、成就随工作表现而提高，责任随成就而加重，所得物质报酬及社会地位也随之升迁。这样才能使人觉得有希望、有前途，才能兢兢业业地工作。

虽然大部分中年人都拥有就业机会，但是完全适合自己的职业是不容易找到的。办公自动化的出现使人的体力负担有所减轻，但是工作变得呆板，个人不过是整体工作过程中的一个环节。由于工作缺乏艺术性，使得从业者缺乏兴趣与成就感，这是物质文明进步所产生的负面影响，它使人们对工作的内在动力有所减弱。“大锅饭”阻碍了个人奋勇进取的事业心，职业选择也难以做到学以致用、扬长避短，以及无法完全考虑到个人的性格、气质、志趣、能力和体质的差别，因此，中年人会出现对职业、职位的心理上的不适应。工作中经常碰到的复杂的人际关系，如上下级的隔阂、同事的摩擦，以及来自工作上的压力，均可使中年人的心理稳定性受损。

中年人在工作场所感受到的压力和挫折，有些源于自身的性格弱点，有些源于年轻一代的对立与威胁，有些源于客观工作环境或组织功能的压力，这常使中年人表现出沮丧与焦虑。成年累月的疲劳，中年人常常出现身体生理状态的失调，易产生焦虑、抑郁和早期衰老等疾病。

雷女士，37岁，在公交公司当售票员。两年前离婚，半年前与另一离异男士结合后，丈夫觉得她每天早出晚归很辛苦，就请人帮忙将她调到一家企业管理后勤，工作近3个月，仍感到不适应，老是觉得还是原来的工作好。她常抱怨：“现在就收收信、发发报纸，实在无聊，回家后吃饭也不香，觉也睡不好！”几次向丈夫提出要求调回原单位，丈夫认为她精神出了毛病，放着轻松的差事不干，却专捡重活累活干。因雷女士始终闹着要回原单位，其丈夫与她发生了多次争吵。

一位略懂心理医学的同事建议雷女士到心理诊所来咨询，于是其丈夫陪同她一起去了心理诊所，想让心理医生帮助她，开导她，让她继续留在那家企业。

雷女士属于职业适应不良，是一种心理问题。可采用疏导疗法，使患者矫正心理偏差。心理医生与雷女士作了4次交谈，着重向她作了如下分析、开导：

一个人从出生到老，会遇到许多适应问题，例如，胎儿刚离开温暖的母体，光、冷的刺激，他不适应就啼哭了；刚进幼儿园孩子不适应又要哭；直到老年，从工作岗位上退下来，也有许多人适应不良。所以适应不良，比比皆是，不足为怪，仅凭这点，不能说是精神病，只可谓心理问题。

一个人能否适应新的环境，有的因客观困难，有的因主观问题，更多的是主客观方面都有原因。而其能否适应，多与家庭教育、社会环境有关。

你在公交集团工作多年，已适应了售票员这一职业，而且对这一职业有了很深的感情，当你离开原来的工作岗位，突然到一个没什么事可干的工作岗位，你当然感到不能适应。

在雷女士对自己的心理问题有了一定认识之后，心理医生进一步启发她：不同的工作岗位都需要人，并不仅限你原先所在的单位。你走了，也为其他一些工人提供了就业的机会。另一方面，现单位有了你做好后勤工作，单位上的人也可全心全意干好分内的事，对大家都有益处。

雷女士经过为期3周、每周两次的开导，慢慢地适应了现在的工作环境。

存有职业适应困难的中年人，一般经过疏导疗法，提高其认识之后，患者能够很快在短期内适应工作。

失业综合征

对于成年人来说，拥有一份满意的工作是一件很幸福的事情，因为工作不仅仅意味着挣钱、养家糊口，还意味着自我价值的实现。即使是一份不甚满意的工作，也能给人带来精神上的满足。但是，如果失去了工作，面临的不仅是经济危机，更重要的是心理上的失衡、个人价值观的丧失、自尊心的损伤。这些都会使人产生比经济危机还重的精神压力。因此，工作与人们的心理健康密切相关。

失业在我国是市场经济改革以来产生的新现象。计划经济时期盛行大锅饭、铁饭碗，虽然有些人会对国家分配的工作不满意，但是那时的工作毕竟是稳定安全的。对于部分中年人来说，他们已经适应了没有竞争压力的环境，一旦失业后不容易很快适应这一现实。同时由于中年人家庭负担比较重，有赡养老人、抚育孩子的任务，失业会使得中年人的经济状况恶化，生活质量急剧下降，容易使中年人处于沮丧、焦虑、紧张、抑郁的心理状态。这时，如果没有得到社会和家庭的积极引导，很容易产生失业综合征。

失业综合征的表现

（1）失业以后，心理上出现了挥之不去的对家庭的内疚感和负罪感。

（2）把自己失业的原因都归结于社会和企业，对所有的人都产生了不满的情绪。

（3）认为自己失业的原因是自己无能，因此整天陷入了抑郁和苦闷之中不能自拔。

（4）产生了强烈的自卑心理，认为自己处处不如人，以至于不愿与人交往。

（5）失业以后，借打牌、吸烟、喝酒等不良嗜好打发时间。

（6）脾气日益暴躁，焦躁不安。

（7）不愿面对未来，对以后的生活失去了信心。

（8）失业以后，一蹶不振，不愿再去寻找新的工作。

（9）生活失去规律，食欲不振，经常出现失眠多梦、心悸、心慌等身体不适症状。

不同的失业者因为年龄、性格、职业、人际关系、经济状况、文化程度的不同出现不同的心理问题，对中年失业者而言，最容易产生的是失落、自卑、内疚和焦虑心理。

失业者离开了原来的工作岗位、社会群体，离开了奋斗多年的事业，失去了奋斗的目标以后，整天闷在家里无所事事，就会产生失落感与被遗弃之感，内心深感苦闷。即使再就业以后，如果不能重新树立奋斗目标，或者不能适应新的环境，也会存在一种寄人篱下的失落感。由失落感还会产生怀旧感，怀念过去的时光，从而更增加对现状的不满，引起更严重的心理失衡。

不少中年失业者，尤其是性格内向的人，会因为失业而产生强烈的自卑感，觉得自己无能，是个失败者。还有人感到自己被社会淘汰了。有些人甚至不愿被人知道自己失业的现实，害怕被人耻笑，自觉在亲朋好友面前抬不起头。有自卑心理的失业者往往把自己关在家里，不愿与人交往。这样，长期处于失败的体验之中，势必会影响身心健康。

失业意味着经济收入锐减，使家庭经济紧张，甚至陷入经济困境。作为需要供养家庭的中年人来说，会因为失业而深感内疚不安，觉得愧对家人，从而陷入深深的自责之中，这更加重了自卑心理。而青年人暂时失业往往没有这种心理问题，他们没有什么家庭负担，甚至可以坦然地接受父母的临时资助，所以不容易产生内疚心理。

焦虑是对危险或威胁的预料所引起的无方向的唤醒状态。中年失业者，在感到怨恨、苦闷之余，更多的是感到焦虑不安，为家庭的生活担心，为自己和家人的前途担心，久而久之，变得脾气暴躁，容易发火。

徐某，男，35岁，原来是一家外贸公司的销售部经理。由于徐某外语流利，业务熟练，深得上司和客户的好评。他的这份工作舒适高雅，又有丰厚的薪水，使他如鱼得水，轻松而惬意。

但是随着该外贸公司因经营失利而破产，徐某也随之失业。失业后徐某表现出悲伤、愤懑，最初几天整日发脾气，看什么也不顺眼，甚至乱摔家里的东西，并且郁郁寡欢，把一切都看成是灰暗的，对什么也不感兴趣。徐某感到生活非常寂寞、孤独和无趣。虽然妻子的收入足够两人的开销，但是工作权利的失去，社会地位的丧失，脱离集体的孤独感及在家无所事事、精神无所寄托的空虚感，使他精神非常压抑。最让他难以忍受的是他一个堂堂大男人竟要依靠妻子来养活。

妻子劝他去找份工作散散心，他就对妻子大声喊叫：“我能干什么，我会干什么！”他觉得自己很无能，很没有用。无论妻子怎么劝她，他都听不进去，终日沉浸在失业的痛苦中不能自拔。他觉得妻子劝他去工作是嫌弃他不能挣钱，只能靠妻子养活他，徐某因此与妻子闹起了矛盾。

失业综合征患者经常感到胸闷头晕、食欲不振、全身乏力，继而引发入睡困难，即使睡着也会噩梦不断，夜半惊醒。患者曾经采用中西医治疗了近两个月仍无好转。在朋友的建议下，患者接受了心理治疗。通过治疗，患者的症状很快有了缓解，重新恢复了开朗的个性，又找到了一份满意的工作。

失业综合征的心理调节

性格决定人的命运，一个人能力再强，但是性格有缺陷，就会影响他能力的发挥。同样，只要一个人具备坚忍的性格和不被困难所压倒的精神，那么任何打击、任何磨难都不会使他放弃自己的信念和追求。

在一般情况下，人在失业后会产生没面子、抱怨命运不济、消极、刚愎自用、自暴自弃、异想天开等消极心理，表现为沮丧、抑郁、不能面对现实、怨天尤人。但是如果不从行动上来改变自己，就会陷于巨大的心理落差之中不能自拔。成功者善于调整自己的心理状态，不回避或歪曲现实。只有抛弃怨天尤人或自暴自弃的心理，乐观生活，积极调整自己的不良情绪，才是缓解失业综合征的关键。在现代社会，失业和就业一样，都可以看做是暂时的状态，失业者首先要战胜自卑，充满自信，相信自己的智力、才能和判断。因为如果事情没开始就先打退堂鼓，如果自己都不相信自己，又怎么能奢望别人重视自己？只有战胜自卑，才能实现超越。拥有了自信，便拥有了成功的开端。

失业会给人带来很大的打击，但是失业后不能一味地怨天尤人，抱怨命运，应积极地调整自己的心态，战胜自卑，冷静地分析自己失业的原因，对症下药，只有这样，才能尽快地找到另一份工作。

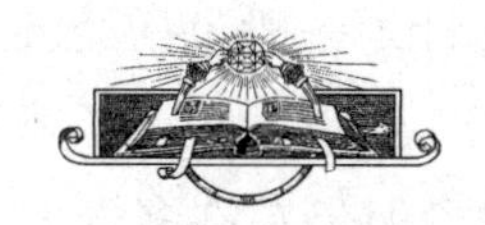

·第四节·

以乐观心理面对老年的无奈

人进入老年，因为退出了生活的主角位置，离开了社会的工作岗位，更伴有生理上的衰老、人体器官的退化，致使一些老年人出现悲观绝望、焦虑不安、情绪紊乱、生活兴趣低迷等心理不健康的现象。只有调整心态，保持乐观，才能使每个老年人踏上幸福之路。

老年退休综合征的自我调适

老年人的悲哀，莫过于鲁迅笔下的“九斤老太”“一代不如一代，一年不如一年”的哀叹。事实上，社会责任应由一代一代年轻人担当，老年人应能领悟社会的进步，顺应社会的需要，做好离退休的心理准备。

（1）制订退休计划。一些研究表明，退休前曾做过妥善计划的老年人，离退休之后的生活适应较好。退休计划一般包括经济上的收支、生活上的安排和对保健方面的预先策划，以及对老年配偶的生活照顾等。一般的老年人，在退休后6个月，即能适应新的生活方式。但仍有许多老人，不能适应退休生活，离退休综合征表现明显。这种情形常发生于突然失去日常工作及社会职业的老人中，尤其在退休以后又没有伴侣的老人，更难适应退休后的生活。“不活动是衰老及死亡的催化剂”，在离退休之前，做好了各种计划与心理准备，就会产生安全感，对退离原职泰然处之，适应良好。

（2）培养一至两种兴趣爱好，使生活丰富多彩，富有生气和活力。

（3）克服心理老化感和不爱活动习惯，“一身动才能一身轻”。

（4）有明显心理病症，应及时接受心理咨询与药物治疗。

（5）老年人在可能条件下也应为儿孙分忧解愁，使双方关系更亲密、融洽。

当然，社会对离退休老年人应给予更多的关注，家庭要关心和尊重离退休的老年人的生活权益，切不可把老人当成保姆或雇工使唤，甚至在生活上虐待老人。要使他们感到精神愉快、心情舒畅。

老年焦虑症

中国已经开始逐步进入老龄化社会，老年人的心理问题也开始得到社会的关注。由于特殊的社会伦理和社会心理，老年焦虑症已经成为困扰老年人的重要心理疾病之一。在国人的印象中，西方社会的老年人大多安详沉稳、心境开阔、喜好旅游，还有非常丰富的兴趣爱好和业余活动。而在国内，尤其是城市中，经常看到有些老年人心烦意乱、坐卧不安，有的为一点小事而提心吊胆，紧张恐惧。这种现象在心理学上叫做焦虑，严重者称为焦虑症。

焦虑是个体由于达不到目标或不能克服障碍的威胁，致使自尊心或自信心受挫，或使失败感、内疚感增加，所形成的一种紧张不安带有恐惧性的情绪状态。一般而言，焦虑可分为三大类：其一，现实性或客观性焦虑。如爷爷渴望心爱的孙子考上重点大学，孙子目前正在加紧复习功课，在考试前爷爷显得非常焦急和烦躁。其二，神经过敏性焦虑。即不仅对特殊的事物或情境发生焦虑性反应，而且对任何情况都可能发生焦虑反应。它是由心理、社会因素诱发的忧心忡忡、挫折感、失败感和自尊心的严重损伤而引起的。其三，道德性焦虑。即由于违背社会道德标准，在社会要求和自我表现发生冲突时，引起的内疚感所产生的情绪反应。有的老年人因为自己的行为不符合自我理想的标准而受到良心的谴责。如自己本来是一位受人尊敬的老人，但在大街上看到歹徒行凶时因为自己年老体衰，势单力薄，害怕受到伤害而没有上前制止，回来后，感到自己做了不光彩的事，对此深感内疚，继而不断自责。

焦虑心理如果达到较严重的程度，就成了焦虑症，又称焦虑性神经官能症。焦虑症是以焦虑为中心症状，呈急性发作形式或慢性持续状态，并伴有植物神经功能紊乱为特征的一种神经官能症。

老年焦虑症的类型

老年焦虑症有一般焦虑症所没有的特点，而且人们往往忽略这种心理疾病，而把原因归结到一些器质性疾病中去。

一般来讲，老年焦虑症可分为急性焦虑和慢性焦虑两大类。

急性焦虑主要表现为急性惊恐发作。患者常突然感到内心焦灼、紧张、惊恐、激动或有一种不舒适感觉，由此而产生牵连观念、妄想和幻觉，有时有轻度意识迷惘。急性焦虑发作一般可以持续几分钟或几小时，病程一般不长，经过一段时间后会逐渐趋于缓解。

慢性焦虑症，其焦虑情绪可以持续较长时间，其焦虑程度也时有波动。老年慢性焦虑症一般表现为平时比较敏感、易激怒，生活中稍有不如意的事就心烦意乱，注意力不集中，有时会生闷气、发脾气等。

老年焦虑症的防治

1. 要有一个良好的心态

首先要乐天知命，知足常乐。古人云："事能知足心常惬。"老年人对自己的一生所走过的道路要有满足感，对退休后的生活要有适应感，不要老是追悔过去，埋怨自己当初这也不该，那也不该。理智的老年人是不会注意过去留下的脚印，而注重开拓现实的道路。

其次是要保持心理稳定，不可大喜大悲。"笑一笑，十年少；愁一愁，白了头"，要心宽，凡事想得开，要使自己的主观思想不断适应客观发展的现实。不要企图让客观事物纳入自己的主观思维轨道，那不但是不可能的，而且极易诱发焦虑、抑郁、怨恨、悲伤、愤怒等消极情绪。

最后是要学会"制怒"，不要轻易发脾气。

2. 自我放松

当你感到焦虑不安时，可以运用自我意识放松的方法来进行调节，具体来说，就是有意识地在行为上表现得快活、轻松和自信。比如说，可以端坐不动，闭上双眼，然后开始向自己下达指令："头部放松，颈部放松……"直至四肢、手指、脚趾放松。运用意识的力量使自己全身放松，处在一个松和静的状态中，随着周身的放松，焦虑心理可以慢慢得到平缓。另外还可以运用视觉放松法来消除焦虑，如闭上双眼，在脑海中创造一个优美恬静的环境，想象在大海岸边，波涛阵阵，鱼儿不断跃出水面，海鸥在天空飞翔，你光着脚丫，走在凉丝丝的海滩上，海风轻轻地拂着你的面颊……

3. 自我疏导

轻微焦虑的消除，主要是依靠个人，当出现焦虑时，首先要意识到这是焦虑心理，要正视它，不要用自认为合理的其他理由来掩饰它的存在。其次要树立起消除焦虑心理的信心，充分调动主观能动性，运用注意力转移的方法，及时消除焦虑。当你的注意力转移到新的事物上去时，心理上产生的新的体验有可能驱逐和取代焦虑心理，这是一种人们常用的方法。

4. 药物治疗

如果焦虑过于严重时，还可以遵照医嘱，选服一些抗焦虑的药物，如利眠宁、多虑平等，但最主要的还是要靠心理调节。也可以通过心理咨询来寻求他人的开导，以尽快恢复。如果患了比较严重的焦虑症，则应向心理学专家或有关医生进行咨询，弄清病因、病理机制，然后通过心理治疗，逐渐消除引起焦虑的内心矛盾和可能有关的因素，解除对焦虑发作所产生的恐惧心理和精神负担。

“空巢”孤独感

人类千百年来一直过着群居生活，尤其在中国，喜欢几代同堂，特别是老年人,对于孤独可能达到恐惧或害怕的程度。有专家曾对13963名城市老人进行调查，发现40%的老人有孤独、压抑、有事无人诉说之感。1993年上海市曾对1446位老人进行调查，发现42.2%的老人平时仅在家门口活动，66.7%的老人则全年足不出户。子女远走高飞，年轻人离开家庭踏上社会，老年人告别社会重返家庭后，尤显得“孤苦伶仃”。他们一旦感受到“空巢”的孤独，心理或情感的支持系统往往趋于脆弱。若老年伴病者，更易对自身的价值表示怀疑，易消极悲观，甚至产生抑郁、绝望的情绪，认为自己上了年纪就只能一步步迈向坟墓，重者还会快速加入到老年性痴呆的行列。

“空巢”孤独感的表现

有“空巢”孤独感的患者往往表现出爱回忆往事，觉得受到冷落，不喜欢参加活动，闭门发呆，不同亲友来往。总觉得别人对自己很冷淡，觉得人情冷漠，认为子女离开了，自己就没有了情感依附。

“空巢”孤独感的形成

（1）认识上的错误。不能正确认识子女“离巢”是家庭发展的必然趋势。子女长大后要独立，要开拓自己的事业，但为人父母，却不习惯这种事实。

（2）感情上的错觉。极端地认为子女不在身边了，感情也不存在了。

（3）固执地怀旧。觉得没有了往昔的热闹，清静得如同一湖死水，因而郁闷、孤独。

（4）情绪上的排外。没有发觉身边的老伴是自己唯一的终身伴侣，因孤独而产生了一切排外的情绪。

“空巢”孤独感的治疗

1. 正确认识家庭发展的规律

在当今社会，子女“离巢”是家庭发展的必然趋势，父母把孩子养大，孩子成家立业，从父母身边独立出来，去开拓自己的生活空间，这是家庭发展的规律，父母是无法改变的。

2. 正确对待孩子的“离巢”

孩子“离巢”是孩子成熟的标志。孩子长大了，父母要改变自己对孩子的眼光。在许多父母眼里，孩子总是孩子，对他们总不放心，总觉得孩子离开了自己便不能正常生活。其实，在孩子的生活空间里，有一套他们自己对生活的看法，有一套自己的处理事务的方法，父母不要把孩子与自己在看法和做法上的分歧当成孩子的幼稚、无知和无能的反应。对孩子“离巢”的关心是必要的，但担忧则大可不必。

如果孩子长大了，事事处处都离不开父母，结婚无住房，长期与父母住在一起；经济拮据，每月要求父母补贴；孙辈无力抚养，非要寄养在老人家里不可，这只能反映出子女的无知、无能和幼稚，反而是家庭不幸的表现。所以，老年人应该为子女的离巢而感到高兴，不必消极地哀叹。

同时，离巢并不等于断绝关系。子女离家建立新的生活空间后，父母还应该继续加强与子女的联系，尽量增强两代人，乃至三代人之间的相互了解和理解，给他们更多的体贴和帮助，注意消除误会，让他们经常回家来团聚。

3. 夫妻才是真正的终身伴侣

一般而言，孩子出生后，夫妻感情都会逐渐转向孩子，孩子成为家庭的中心，夫妻间的关心和体贴相对地减少了。孩子离巢，老年夫妇应该及时地将情感转向老伴，夫妇俩多参加一些有意义的活动，加强夫妻情感的交流，进一步改善夫妻的关系，以此去填补因子女离巢而留下来的“真空”。如果遭遇丧偶，应该在适当的情况下考虑再婚，重建家庭，营造欢乐的家庭气氛，使自己的情感有寄托。

4. 扩大自己的交际圈，参加一些社会活动

当自己感受到孤独时，可以考虑加强与社会的交往。多交朋友，努力与他人

和睦相处。一方面要帮助他人，赢得别人的尊重和真诚的友谊。另一方面，又要求助于人，通过别人的帮助，使自己的心态从紧张趋向松弛。如果自命清高，遇到困难不肯求助于人，或者对别人的困难不屑一顾，结果必然加剧自己的孤独感。此外，还可以参加一些老年活动社团、协会之类的团体，扩大自己的交际面，消除孤独感。

5. 开拓新的业余生活

从看书、习字、画画、练琴、打拳、击剑、种花、饲养动物和撰写作品等活动中获得乐趣，将自己从孤独的小圈子里脱离出来。

人老话多

俗话说："树老根多，人老话多。"人一旦上了一定年纪之后，说话往往重复啰唆，喜好忆旧，固执己见。老年人的语言障碍表现有失语、错语等不同的形式，这多由神经系统的疾病造成。老年人由于精力不足，许多事情不能直接参与，解释老年人适应成功与否的解脱学说中，马柯夫说过："这种人际关系的退缩，增加了他对自己的注意力……由于社会的疏远，即转入了一个新的平衡状态。完全解脱的人，把他的能力完全倾注在自我的内在生活里，倾注在自己的记忆、幻想以及富有意义和自我形象中。"他们只好借助话语来表白自己，以求得心理平衡，且固执己见以维护自身尊严，自我防卫；老年人能做的事情少了，为排除寂寞，也只好借助唠叨、重复的语言为手段；老年人言语杂乱，也是思维方式和思维过程某种异常的表现；老年人津津乐道陈年旧事，炫耀以往的功绩，都是为了寻得一种心理上的慰藉，以解脱现实的空寂；常言对死亡的恐惧是畏惧死神以求长寿的表露。所以老年人总显得那么啰啰唆唆，无休无止。作为老年人，应尽量克制自己，而作为家中的晚辈，因尽量对老年人予以谅解。

陈某，女，73岁，退休职工。近几年，由于陈某的眼睛有时红肿，所以不敢多看报，因此就对广播情由独钟，因为爱听广播，她的大小收音机有很多。每周的广播报上画满了各种符号，什么新闻、戏曲、评书、法律知识、生活小常识以及天气预报，都是她每天必听的节目。有时和她讲着话的时候，她会突然叫起来，好像什么节目又开始了，她要是听节目时，会变得旁若无人，聚精会神，如痴如醉，看到她这种忘情的模样，真让人忍俊不禁。她除了爱听以外，每每茶余饭后就开始唠叨了，从中东局势到伊拉克战争，从布什到萨达姆，从古典文学到当今的流行风，等等，她无一不谈。但是她家人并不爱听这些，她说的时候总是眉飞色舞，意犹未尽。

陈某喜欢听广播，然后评价广播，这本是好事情，但是她听到兴奋处总要评头论足，滔滔不绝，这就有点“人老话多”的问题了。

对于陈某的“人老话多”症，可以采取家庭疗法、暗示疗法和角色疗法治疗。

在心理医生的指导下，陈某的女儿及亲属开了一个家庭会议，确定了要正确引导陈某的话多的情绪，在老年协会给她报了个名，让她的能力和话语发挥在有用的地方，那里还真有不少人愿意听她议论。为此，陈某开始喜笑颜开，在外边说话多了，回来后也就感到累了，需要休息，从此不再像以前那样喋喋不休地说这说那了。这样陈某从家庭的角色转变成社会角色。

一旦陈某在家里又犯老毛病时，家人用暗示疗法，暗示他们不喜欢听那些东西，引导她将话题转移，这样，陈某明白后就不再说了。

恐病症

随着年龄的增大，人体的机能会逐渐减退，整个机体功能也会减退，60岁以上的老人躯体疾病发生率可达60%以上，但是确有一部分老年人本来身体很健康，可一看到同龄好友生病或病逝后，也觉得自己身上这痛那痛，顽固地认为自己也患了某种疾病。虽经检查未发现异常，但自己仍不能消除疑虑，并由此产生恐惧、悲哀等消极情绪，给工作及家庭生活带来不必要的影响，这就是“恐病症”。

陈某，59岁，退休教师，中专文化程度。陈的童年十分不幸，3岁时母亲因病过世。父亲整天忙外难以顾家，继母经常打骂她，使其总是提心吊胆。10岁时，父亲因机器事故而丧生。继母改嫁后，陈由叔父抚养成人。初中时成绩很好，但迫于经济困难，报考了师范学校，后成为小学教师。长期以来，陈某非常关注自己的身体健康，身体稍有不适，便去图书馆翻阅书刊对照检查一番。3年前，胃痛不止。陈某在杂志上看到有关胃癌的资料，觉得胃癌的症状，自己条条都有。可是去医院检查，却只是一般的胃炎，但是开来的药始终没有效果，胃一直在隐隐作痛。陈某怀疑医生没有对自己说实话，吃药只是在拖延时间而已。去年，她又发现自己心脏跳动加剧，不时有心绞痛，可是心电图却没有发现任何问题。医生劝她放宽心，她却怀疑是癌症转移了，竟和医生吵了起来，坚持认为自己有病，要求住院治疗。

上例中的陈女士对自己的健康状况过分关注，以致怀疑自己患有某种绝症，但她的猜测与实际情况并不相符，而且医生的解释和客观的医疗检查结果又不足以消除其固有的成见，这就是典型的恐病症。

恐病症产生的原因

1. 认识能力下降

面对身体素质的每况愈下，有些老年人却总要求自己的身体状况像年轻时一样旺盛和强壮，对那些生物性衰老、健康状况的“自然滑坡”认识不够，而对一些慢性病未引起足够重视，病情明显了才意识到，并由此产生恐病心理。

2. 敏感多疑

老年人往往多思善虑，经常把自己身上的不适与医学科普文章上的种种疾病“对号入座”，并“自以为是”，而表现出高度的敏感、关切、紧张和恐惧。

3. 环境的刺激

老年人经常去医院探望病人或参加追悼会，看到别人的疾患与去世，总觉得别人的今天就是自己的明天，常怀疑自己患病，惶惶不可终日。此外，老年人患慢性病者较多，家庭中的环境、气氛不和谐，劣性刺激，及周围人群对自己病情的反应，哪怕一句话、一个动作、一个表情，都会让病人惶惶不安而产生恐病情绪。从精神分析角度看，老年恐病症或疑病症倾向是一种自恋活动，从年轻时性爱指向他人到老年时转而指向自身，转向对自身的过分关切和爱怜。据研究，老年妇女的疑病观念显著多于老年男性。

老年恐病症的临床表现

老年恐病症就是以怀疑自己患病为主要特征的一种神经性的人格障碍。老年恐病症的临床表现有如下几大特点：

（1）患者长时间地相信自己体内某个部分或某几个部分有病，求医时对病情的诉说不厌其详，甚至喋喋不休，从病因、首发症状、部位、就医经过，均一一介绍，生怕自己说漏一些信息，唯恐医生疏忽大意。

（2）患者对自身变化特别敏感和警觉，哪怕是一些微不足道的细小变化，也显得特别关注，并且会不自觉地加以夸大和曲解，形成患有严重疾病的证据。

（3）患者常常感到烦恼、忧虑甚至恐慌，其严重程度与实际情况极不相符，他们对自己的病症极为焦虑，别人劝得越多，疑病就越重。

（4）即便客观的身体检查的结果证实患者没有病变，患者仍然不能相信，医生的再三解释和保证不能使其消除疑虑，甚至患者会认为医生有故意欺骗和隐瞒行为。

老年恐病症如果不能得到及时缓解和治疗，在心理上就有可能从怀疑自己有病发展为对疾病的恐惧，甚至是对死亡的恐惧，即所谓的“老年恐惧症”，这对老年人的身心健康将会产生更严重的不利后果。

老年恐病症的预防

对于老年疑病症的防治，心理调节是最重要的。过度关注自己的身体是恐病者的共同特征，所以老年人首先要设法转移自己的注意，可以使自己专注于某一项工作，或者热衷于某一种业余爱好，或者多交一些朋友，倾诉情感。

其次，恐病的痛苦发生在老年，对往事的追忆却涉及幼年的经历，这些早期经历往往构成了恐病的根源，因此，老年人应该多回忆过往的愉快往事，回味当时的幸福体验，多设想今后美好的生活，不要让过去的痛苦和不幸笼罩和掩盖自己。纠正自身性格的缺陷，保持乐观、开朗、自信的心态有利于老年人克服恐病症。

老年恐病症的治疗

在治疗过程中，治疗者应和患者建立相互信赖的关系，帮助患者寻找疾病根源，解除或减轻患者的精神负担，同时尽可能避免医疗过程中不利影响的发生。

恐病症主要是心理障碍，因此，首先要帮助患者消除心理上的恐惧，提高患者的认识。除此之外，还可以辅之以药物治疗，常用的药物有抗抑郁药和抗焦虑药，但是用量不宜过大，还须注意用药时间不宜过长。

记忆障碍

生活中我们常常看到这样的现象：一位老人将他的老花镜摘下来放在书柜边去上厕所，等他从厕所回来，他却四处找眼镜。他已经忘记了刚才把眼镜放在哪里了。这在老年人中是常见的。老年记忆障碍通常是自然衰老的现象。老人对陈年往事能记忆犹新，而对新近接触的事物或学习的知识却忘得快，尤其人名、地名、数字等没有特殊含义或难以引起联想的东西。生活中，老年人记忆障碍往往带来诸多不便，如烧开水后忘了关火；刚介绍过的客人的名字转眼就叫不出；把门关上才想起没带钥匙；老花镜架在额头上还到处找等。这些总令老人感到苦恼不安。

据统计，70 岁健康老人的脑细胞数量要比 20 岁健康年轻人减少 15%，脑的重量也减轻 8% ~ 9%；周围神经传导速度减慢 10%，视力下降，视力超过 0.6 的只有 51.4%。这些都会在一定程度上影响记忆力。这些自然衰退，使老年人一方面要为回忆某人、某事、某日期比过去耗费更多的注意力和时间，另一方面使他们要记住重要事情的能力大大下降，所以老年人总是表现得那么“健忘”。

老年人记忆的特点

1. 从记忆过程来看

瞬时记忆（即保持 1 ~ 2 秒的记忆）随年老而减退，短时记忆（即保持 1 分钟以内的记忆）变化较小，老年人的记忆衰退主要是长时记忆（即所记内容在头脑中保持超过 1 分钟直至终生的记忆）。研究发现，老人对年轻时发生的事往往记忆犹新，对中年之事的回忆能力也较好，而仅对进入老年后发生的事遗忘较快，经常记忆事实混乱，情节支离破碎，甚至张冠李戴。

2. 从记忆内容来看

老年人的意义识记（即在理解基础上的记忆）保持较好，而机械识记（即靠死记硬背的记忆）减退较快。例如，老人对于地名、人名、数字等属于机械识记的内容的记忆效果就不佳。

3. 从再认活动来看

老年人的再认活动（即当所记对象再次出现时能够认出来的记忆）保持较好，而再现活动（即让所记对象在头脑中呈现出来的记忆）则明显减退。

由此可见，老年人的记忆衰退并不是全面的，而是部分衰退，主要是长时记忆、机械记忆和再现记忆衰退得较快。

老年人记忆力的减退主要是信息提取过程和再现能力的减弱，而识记的信息事实上仍然可以很好地保持或储存在大脑中。根据以上生理规律，如果能够经常提醒老人回忆往事，是有助于减缓记忆力的衰退速度的。

当然，记忆力的下降也给老人的生活带来了许多的不方便。例如，有的时候眼镜明明架在鼻梁上却到处找眼镜，出门经常忘带钥匙、烧开水忘记开火、饭煮熟了却忘了关煤气等，记忆不好在无形中甚至增加老人的危险。

老年人记忆的改善

为改善记忆力，老年人一方面要多用脑、勤用脑，使大脑处于一种积极功能状态。此外，不少科学家大量研究证明，通过食物疗法可增强记忆。

1. 补充卵磷脂

卵磷脂是大脑中的重要组成部分，被誉为“智慧之花”。吸收后可释放胆碱，胆碱在血液中转换成乙酰胆碱，能增强人的感觉和记忆功能；它还能控制脑细胞死亡和促使大脑“返老还童”及降低血脂。卵磷脂多含在蛋黄、豆制品、动物肝脏中，但由于胆固醇含量也多，故不宜进食过多。鸡蛋、鱼、肉等可以提供乙酰胆碱的食物也较好，老人每天吃 1 ~ 2 个鸡蛋，可改善记忆力。

2. 多吃碱性食物

豆腐等豆类食品及芹菜、莲藕、茄子、黄瓜、牛奶等能使血液呈弱碱性，菠菜、白菜、卷心菜、萝卜类、香蕉、葡萄、苹果等也能使血液呈碱性。多吃这些食品，使身体经常自律地调节成弱碱性，对大脑的发育和智力的开发都是有益的。

3. 多吃含镁的食品

核糖核酸是维护大脑记忆的重要角色，而镁这种微量元素能使核糖核酸注入脑内。含镁丰富的食物有麦芽、全麦制品、荞麦、豆类及坚果等。

此外，蛋白质对健康也很重要，多吃鸡、黄豆、沙丁鱼等有好处。

睡眠障碍

老年人睡眠的质和量均较年轻时有了很大下降。他们睡眠减少，睡眠浅，易惊醒，有的还入睡困难、早醒；睡眠模式不稳定，极易受外界环境变化的影响，如某些心理因素（亲人亡故带来的悲伤等），环境噪声的干扰；也易受体内环境的影响，某些躯体疾病如感冒、气管炎、关节炎、慢性疼痛、肾功能不全所致的夜尿增多，或精神障碍如抑郁症，生物钟紊乱、对催眠药物的依赖等。

有学者研究发现，老人在睡眠过程中的自然醒转情况要比年轻人多，且男性超过女性。许多老人常感到睡后不解乏，精神不振，整日昏昏欲睡。老人还有睡眠过多或睡眠倒错现象，晚上不能入睡，到处乱走或做些无目的的事，甚至吵闹不安，但白天则嗜睡，精神萎靡。这些都是脑功能自然衰退的标志。

洪先生，68 岁，大学退休副教授，性格内向，沉默寡言。因为某种变故，他的工作热情下降，在科研上也搞不出什么新的有水平的成果，几次申报教授职称，都未获通过。后来退休后本以为可以好好地修身养性，哪想比自己年龄小 25 岁的年轻妻子，竟因感情破裂与之离婚。烦恼和痛苦使洪先生在晚上总是无法入眠，通常一两点钟仍毫无睡意，早上 4 点钟就醒了，每晚入眠时间不会超过 3 个小时，到了白天便头昏脑涨，心悸气短，变得烦躁、易怒、健忘、全身乏力。

案例中的洪先生很明显是出现了睡眠障碍。他的一生非常曲折，教授职称屡次评不上，退休后又遭受了婚姻失败，在工作和生活中都有不如意之处。这些挫折使他的睡眠出现了问题，晚上睡不着，早上又早醒，睡眠时间严重不足，而且还引发了心理方面的消极变化。洪先生所患的是“老年睡眠障碍”。

老年睡眠障碍的类型

老年人的睡眠障碍主要包括 3 种类型。

第一种为非病态睡眠障碍，例如，个体进入老年期后，睡眠随年龄增长而逐渐减少；或者旅行时由于时差而使睡眠时间减少；或者因更换睡眠环境而产生的境遇性睡眠障碍等，这些仅引起较少和短暂的主观不适。

第二种是病态假性睡眠障碍，指个体持续一周以上有睡眠时间明显减少的主观体验，而实际睡眠时间并无减少，因而又称为缺乏睡眠障碍。

第三种为病态真性睡眠障碍，包括入睡困难、易醒和早醒等表现。入睡困难指入睡所需的时间比平时多一个小时以上，易醒是指在睡眠过程中比平时觉醒次数多，且不能很快再入睡，早醒指比平时提前醒来一个小时以上。案例中的洪先生就属于第三种情形，这种睡眠障碍对老年人的身心影响最大。

老年睡眠障碍的病因

生理、心理因素及环境的变化等都会引起睡眠障碍。

1. 生理因素

老年人因患某些慢性病而出现疼痛、瘙痒、咳嗽、气喘、尿频、吐泻等症状会引致睡眠障碍；服用兴奋剂，或长时间服用安眠药停药后也会影响睡眠质量。

2. 心理因素

老年人由于心理承受能力越来越弱，遇事不能调整好心态就会产生消极情绪，像前面介绍的老年抑郁症、疑病症等精神疾病都伴有不同程度的睡眠障碍。

3. 生活或客观环境的变化

例如，睡前吸饮过多烟酒、喝过浓的茶或咖啡，睡前过饱、饥饿或口渴，外出旅游、时差反应，噪音、气温变化等，加上老年人生理功能日衰，对外界适应能力趋弱，因而容易出现睡眠障碍。

老年睡眠障碍的防治

首先，养成良好的生活习惯。老年人晚上睡觉前可以用温热水洗澡或洗脚，促进血液循环，消除疲劳，改善睡眠；晚餐不宜过饱，也不宜空腹；睡前不宜饮用浓茶、咖啡和酒等刺激性饮品。生活要有规律，早睡早起，养成午睡习惯。

其次，创设适宜的睡眠环境。尽量做到室温适宜、室内无光、空气流畅、无异常气味，环境寂静，被褥干净、舒适，总之，睡眠环境应该安静、整洁、舒适和安全。同时，保持良好的睡姿，宜右侧卧，不应仰卧或俯卧，不要蒙头掩面或张口而睡。

再次，睡前保持良好的情绪状态。睡前精神放松，情绪安宁，避免过于兴奋、激动或过于悲伤、抑郁。正如《睡诀》中所说："觉侧而屈，觉正而伸，早晚以时，先睡心，后睡眼。"保持宁静的心境是轻松入睡的诀窍。老年人一旦出现睡眠障碍，应该平静、客观地面对现实，正确认识睡眠状态，积极配合治疗，否则会容易形成恶性循环，变成顽固性睡眠障碍。

最后，适当用药物辅助治疗。患者可以服用安眠药辅助睡眠，原则是剂量宜小不宜大，时间宜短不宜长，宜多种药物交替使用。

老年痴呆症

老年痴呆症又称老年性精神症，大多在老年后期发病，是由脑的器质性病变所引起的一种心理障碍。

首先，表现在人格的改变上：患者变得主动性差、孤僻、活动减少、自私自利、以自我为中心，对周围环境兴趣减少，对人缺乏热情，难以完成原已习惯的工作，不能适应新环境；对亲人亦漠不关心，情绪不稳，易激怒、争吵，无故打骂人；病情严重者，甚至不修边幅、不讲卫生、常收藏杂物、缺乏道德感和羞耻感、当众裸体、性欲亢进，更有甚者做出有逆道德和违法的行为。

其次，还表现为痴呆综合征的症状，出现记忆力障碍，对近事记忆表现为"健忘"，病情加重后对远记忆也发生障碍，从而出现虚构及抽象思维障碍，思考问题易偏激，不分主次，固执己见，判断力出现障碍，多疑、妄想。

再次，睡眠障碍也是这种病的一个常见症状。一旦病情恶化严重，病人会变得呆滞，会完全丧失与人交往的能力，连洗澡、洗衣服、大小便等日常生活都不能自理。

李某，70岁，退休工人。63岁时左右，家人开始发觉他比先前容易忘事，生活中常出差错，如老伴叫他去买鱼，他到了菜市场却想不起该买什么，最后买了一只鸡。感冒吃药时，刚吃完没几分钟又去拿药吃。后来病情继续发展，记忆障碍更为明显，到自己家周围不远的地方都找不到回家的路，女儿回家他也认不出是谁；经常晚上不睡觉，在房间里走来走去，或敲敲打打，弄得四邻不安；容易发脾气，无缘无故地大喊大叫，动辄大声斥责和谩骂家人，经常怀疑妻子有外遇；行为怪诞，有一次拿着一瓶杀虫剂到一家商店里乱洒，说是店里着火，他来帮助救火。后来，生活完全不能自理，一切靠家人照料。

这是一个典型的“老年痴呆症”病例。患者的病情呈进行性发展，先是记忆力减退，后日趋严重，还出现了睡眠紊乱、食欲亢进、烦躁多疑，甚至行为怪异，是一组典型的以智力衰退为特征的精神障碍。

据报道，60岁以上老人的痴呆患病率为3%左右，65岁以上为4%，75岁以上急剧上升，每增龄5岁，痴呆的患病率增加1倍，到80～85岁时的患病率已达20%以上。估计目前全世界有老年痴呆病人2900万，而我国已达到400万。专家们认为此症已构成世界性的健康危机，应引起全社会的关注。

老年痴呆症的发病原因

老年期发生痴呆的病理相当复杂。

首先，随着年龄增长，脑本身出现退行性变化，如脑细胞和组织萎缩等，使脑功能出现失调。

其次，与脑血管相关的一些脑部疾病可导致老年痴呆症，如帕金森氏病、脑外伤后遗症等。酒精中毒、营养失调等其他因素，也可能导致老年人发生痴呆。

此外，本病有一定的家族倾向，提示可能有一定的遗传因素，而且一般女性比男性的发病率高。

老年痴呆常常发生在50岁以后，起病隐潜，发展缓慢，呈进行性，最早期往往以逐渐加重的健忘开始，同时还可能伴有比较明显的情绪和人格的改变以及整个机体的衰老。与年龄相关的智能损害多在65岁以后加速。

老年痴呆症的预防

（1）保持良好的心态。在老年痴呆症的预防方面，老年人保持一个良好、积极的心理状态尤其重要。老年人须注意调整心态，要乐观自信、豁然开朗、心胸开阔，保持活跃的思维状态，养成多看书、勤思考的好习惯，同时要保持广泛的社会联系，坚持社交活动，使脑细胞处于活跃状态，防止脑功能的退化，延缓智力的衰退。案例中的李某性格内向，不善交际，没有兴趣和爱好，无所事事，长期处于寂寞和孤独之中，这与他的发病关系密切。

（2）合理安排作息时间，适当锻炼身体。生命在于运动，适当的锻炼可延缓衰老。老年人空闲时间较多，一定要合理安排时间，生活作息要有规律，这对维护身体健康很重要。前面介绍过，老年人的智力衰退并不是全面衰退，主要是与生理因素相关的液态智力的衰退，所以，老年人应该经常参加体育锻炼，不仅能增强体质，还能加速血液循环，增强脑的活动，延缓痴呆的发生。手、脚等部位的运动对大脑特别有益，如转动手腕、抛球接球、左右旋转脚腕、脚尖绷直回收等，经常性的咀嚼活动也可以预防痴呆。

（3）合理饮食，养成良好的饮食习惯。老年人在饮食方面应提倡清淡，多吃新鲜的水果、蔬菜以及富含维生素、蛋白质和胡萝卜素的食品，以满足大脑营养的需要，对防止脑细胞的衰老和老年痴呆症有特殊的作用。老年人应少吃油腻、辛辣、过咸的事物，戒除烟酒，忌暴饮暴食。

（4）家庭成员应给予老人关心、照顾。随着年龄的增长，老年人体力下降，疾病增加，需要家庭和亲人的关心和照顾，儿女要理解老年人的心理变化及需要，从物质和精神生活上给予保障，帮助老年人做好心理保健工作。同时，也要尊重老人，切莫冷落或轻视老人。案例中的李某的子女在成家后独立居住，对老人关心不够，这也是加快他智力衰退的因素之一。

老年痴呆症的治疗

关于老年痴呆症的治疗，目前在医学领域尚无特效的疗法，因此，早发现、早治疗就显得更为重要，在老年人出现先兆性症状如记忆力明显下降时就应及时治疗，阻止病情进一步发展。药物治疗对于老年痴呆症是不可缺少的，可以常用一些B族维生素、脑复新等来提高大脑功能，减缓智能衰退，或适当选用一些精神药物来控制精神症状，改善患者的智力状况。

老年期的幻觉、妄想症

老年期幻觉是指发生在老年期的一种类似精神分裂症的幻觉和妄想状态，伴有注意力、认知能力、精神运动和睡眠周期障碍。由于老年人常伴有脑或躯体的各种疾病，遇有突发因素，甚至是很轻微的感冒，或不引起注意的低热、便秘、脱水等即可导致幻觉，对生命构成威胁，如不及时治疗，死亡率很高。

幻觉的发生和脑组织代谢障碍有关。常见原因有感染、电解质不平衡、心血管疾病、脑血管疾病、中枢神经系统疾病、新陈代谢疾病、营养不良、外伤、高温、外因性的毒素（如乙醇或药物）等。其中又以不当的药物使用引起的幻觉最常见。

老年人幻觉起病急，病程短速。临床特征以意识障碍为主，可能出现复杂多变的精神症状和各种异常行为，如定向力障碍、记忆障碍、对周围事物理解判断障碍，思维混乱、不连贯，有视听幻觉及被害妄想症等，时有兴奋、不安、激动等，或嗜睡、缄默。对时间、地点障碍最突出，持续时间长短不等，大多数可很快缓解。

老年期的幻觉与年龄有很大关系。老年人各种机体的丧失，极易引发忧郁情绪，也会给情感状态带来不安定倾向，某些特异的性格倾向，一经触发易造成幻觉、妄想状态，及产生疑病妄想。另外，以听觉、视觉为中心感觉系统机能的衰退，带来了知觉的模糊，会造成认识机能上的错误，易产生幻觉、错觉。

老年期幻觉多是假性的，内容多为听觉上的，多由老年期特有的情感性状态产生的错觉而引起。妄想多与经济财产有关，对象多为自己的儿子、儿媳或其他家属、亲属等与自己有关的人。对于本病的治疗，可酌情选用吩噻嗪类或丁酰苯类强安定剂治疗，效果较好。

老年期妄想症的主要表现为有被逼害的幻觉和妄想。幻觉通常是幻听（听到一些别人听不到的说话或声音），但亦可以是视觉、嗅觉、味觉或触觉等感官上的幻觉。例如，患者在白天可以很清楚地听到邻居骂他、见到鬼魅或嗅到粪味，但家人却听不到、看不到及嗅不到。妄想通常是错误地相信有坏人监视、跟踪他；相信有人在他的食物中下毒；相信电台、电视的节目影射他等。行为上患者通常有相应的表现，例如，幻听、对骂、不在家中煮食、将窗门遮蔽等。患者的情绪也可能受到影响，例如，感到恐慌或抑郁等。患者通常都觉得如此被害是不合理的。所以患者会要求警方去拘捕邻居、要求房屋部门安排调适，或向传播媒介投诉等。

上述虽然是功能性（即原因不明）妄想症的典型症状，但有很多身体疾病也可以产生类似症状，例如，脑部肿瘤、中风、肝或肾衰竭，及各类感染等。医生处方的药物也可能是元凶，例如，治疗帕金森症的药物。

老年痴呆症的初期（当记忆衰退还未明显）的表现也可以是被害症状。所以，医生要详细了解病史，作适当的精神、几何及实验室检查，才可确定诊断。

治疗妄想症的主要方法是药物治疗，同时要让患者及家人明白那是一种精神疾病。家人要避免与患者争论症状的正确性，但要表示明白患者的症状及感受，并答允会尽力协助患者。治疗药物主要是重性镇静剂（并不会上瘾），一般是口服。若患者不合作吃药，医生会考虑用针剂，患者只需数周接受一次注射。

大部分患者的症状于治疗后都有所缓解，部分患者的症状会完全消失。一般来说，起病快、病情短、有家人支持的患者对治疗的反应较好。通常医生会建议患者服用药物一段时间后（可能是症状消除后半年至一年）才减少或停用药物。若症状不能完全消除，或于停药后重现，则医生会建议患者作更长期的治疗。

第二章

婚恋、家庭中的心理困扰及调适

每个人在不同程度上都有一定的心理问题。因为社会的不断变革，人们的情感、思维方式、知识结构、人际关系也在发生变化，所以引发心理问题的因素也是多种多样的，这也决定了心理问题的多样性。理论上讲，一般的心理问题都可以自我调节，每个人都可以用各种形式自我放松，面对“心病”去认识它，以正确的心态去面对它。只有这样，你才能学会心理自我调节，在某些阶段成为自己的“心理医生”。

·第一节·
解决爱情中的心理困惑

恋爱的3个阶段

俄国文学大师托尔斯泰有句名言：“1000个人有1000种爱情。”的确如此，现实生活中，每个人的爱情都有不同的对象、不同的经历，各有特色。但是，从初次接触到结婚，完整而有效的爱情发展包括初恋、热恋和熟恋3个过程，通俗地讲，即“谈”、“恋”、“爱”3个过程。其中“谈”是恋的前提，“恋”是“爱”的基础，不同的阶段有不同的心理特征。

初恋阶段

初恋阶段是指爱情萌生的时期。在时间上大体指恋爱的双方从进入角色到热恋前的这段接触。处于这一阶段的青年男女一般具有下列几种心理。

1. 试探心理

与对方接触后，由于对其了解甚少，于是便设法通过不同的方式全面地了解对方，或人为制造“考验”情景，或正话反说以观察对方的情感变化等。一般来说，女子的试探心理较男子复杂。

2. 戒备心理

由于交往程度浅，接触时间短，故恋爱双方都存有不同程度的戒备心理，不愿很快动真感情，不轻易暴露自己的缺点。双方接触时显得十分冷静，故交谈时含蓄敏感，不能推心置腹。

3. 矛盾心理

恋爱的双方经过一段时间的接触了解，既发现了对方的一些优点，又发现了一些缺点。此时，欲罢不能，欲谈又勉强，心理上充满了矛盾。

热恋阶段

这是爱情走向成熟的时期。客观地讲，是指双方进入了感情上的迷恋时期。“谈”的过程结束，就是“恋”的阶段的开始，二者紧密相连，很难从具体时间上予以划分。经过初恋阶段的相互了解，双方的心理相容程度向更深、更广的方向发展，双方都沉浸在幸福之中，精神面貌也焕然一新。此时，双方心灵相悦、精神相通，彼此真正地了解了对方，已经能够完全接受对方的一切。与初恋阶段相比，热恋阶段的男女具有下列一些心理特征。

1. 情感热烈

由对方外表、气质、才华等汇集而成的巨大魅力激起心中对他（她）的强烈思念和躯体依恋，产生企盼、等待、幻想等一系列内心活动。整个身心常处于迷恋恍惚的状态中，有如痴如醉之感，有时难用理智控制，常有“一日不见，如隔三秋”之感。

2. 感情专注

热恋中的男女感情专一，指向性很强，注意力和兴趣都集中到热恋的对象身上。不但注意对方的穿着打扮、仪表风度和言谈举止，而且注意对方的为人处世、情趣志向和品格情操。热恋中的男女，总是有说不完的知心话。此时，他（她）心中只记挂着对方，恨不得时时刻刻在一起，而对二人感情活动以外的其他活动兴趣不大。

3. 产生审美错觉

随着热恋的进行，感情日趋深化，对方在心目中的地位变得更高，形象变得更完美，热恋中的人会出现审美错觉，即“情人眼里出西施”。由于对恋人的爱慕，常将对方加以美化、理想化。即使有一些缺点，也被这种爱慕冲得一干二净。

这种近乎偶像化的崇拜心理常可使爱情误入歧途，可能等到婚后才能发现对方的一些缺陷，但为时已晚。

熟恋阶段

熟恋阶段又称稳恋阶段，是恋爱进程趋于完美、成熟的阶段。时间上已开始进入婚前准备和计划婚后生活的阶段。“恋”和“爱”二者是互相渗透、互相依存的，有“爱”才能产生“恋”，有“感”才能加深“爱”。但与热恋阶段相比，此期又具有不同的心理特征。

1. 排他心理

由于感情的深化，思想上合拍，此期恋爱的双方已把恋人的命运与自己紧紧地联系在一起，产生占有心理，嫉妒心理，不愿恋人与其他异性接触，爱得越深，这种排他心理越甚。

2. “冷淡期”出现

经热恋期的频繁接触，双方解除了戒备心理，言行较前更随便，自我暴露增多。加之热恋的热度有所下降，对生活的认识更为实际，双方都会发现对方的一些不尽如人意之处。有时对一些问题的认识也难达到统一，加之受到家庭成员态度、社会舆论的消极影响，心理上易出现不愉快的情绪。当双方都意识到隔阂存在时，一般都能冷静地面对，以最大的努力消除这种隔阂。

3. 现实感增强

度过“冷淡期”后，感情在理智的维系下回潮并进一步发展，双方都努力争取达到精神上的和谐、观念上的一致。此时恋爱已与婚姻联系在一起了，已进入了婚前准备、计划婚后生活的阶段，并常讨论一些实际问题。

恋爱过程是一个情感复杂、心理多变的过程。这是因为爱情的欢乐与幸福从来都是与痛苦、烦恼相互依存、纠缠在一起的。只要我们了解了恋爱过程中不同阶段的心理特点，力求“谈”、“恋”、“爱”3个阶段的和谐统一，就会拥有幸福、完美的爱情。

人的择偶心理

每个人都希望找到自己理想的伴侣，因而，每个人的择偶心理各不相同，并且往往是多种心理的交织，只是以某种心理倾向为主罢了。现代人复杂的择偶心理，取决于社会时代背景、个人人生观、恋爱观、价值观等多种因素，不同的人有不同的恋爱观和择偶心理。现实生活中，常见的典型的择偶心理有以下几种类型。

1. 过分追求外表美的择偶心理

在年轻人中，追求外表美的择偶心理是很普遍的。希望自己的对象漂亮点、英俊些是人之常情，但如果一味地追求这种外表美，则会进入择偶误区。仅靠漂亮的外表维系的爱情，往往是短暂和肤浅的：当岁月使容颜衰老时，爱情拿什么来继续呢？相对于漂亮的外表，一个人的品行、才干和经济基础应该是更重要的择偶条件，就像歌德所说的："外貌美丽只能取悦一时，内心美方能经久不衰。"

有些人在择偶时过分注重对方的外在条件，从长相、身材到举止风度均有较苛刻的要求。究其原因，除了求美心理外，主要是虚荣心作怪。但外表美并不等于心灵美，外表美只能取悦一时，心灵美才能地久天长。因此，一味追求外在美，并以此作为择偶首要条件是不可取的。

2. 追求完美的择偶心理

择偶时要求对方完美无缺，既要外部形象优美，又要内在素质良好；既要本人条件优越，又要家庭情况满意。这种尽善尽美的择偶标准理论上讲是好的，但现实生活中实难找到如此的完美的个体，故易产生动机挫折，造成婚恋困难。

具有这种择偶心理的，也是以年轻人居多。年轻人选择对象时，往往事先制定一系列条条框框，凡不符合其中一二点的，哪怕其他方面都中意，都不在考虑范围。比如常听一些女孩子这样说："我的白马王子，长得要帅、要会关心我、家庭背景要好、要聪明，更要有钱……缺了一条，一概不考虑！"具有这种择偶心理的年轻人，常常等到成为大龄青年的时候才找到爱情，但对象往往也不是最初的完美形象。这是因为处处完美的人几乎没有，即使有几个，大家都抢着追，成功的几率又何其小。纵使终于抓到一个完美的情人，交往中不可避免的瑕疵也会使追求完美的人无法忍受，在经历了孤芳自赏或几度甩人之后，年龄大了，不得已，委曲求全嫁了人。

3. 物质至上的择偶心理

有些人择偶时对物质的要求较高，注重对方的经济状况、住房条件和对方父母的地位、权势、财产等，他们不是把婚姻建立在爱情的基础上，而是把婚姻当作一种交易，把自己的幸福和命运寄托在对方的金钱和地位上。在某些经济落后地区买卖婚姻、索要彩礼的现象可谓是这种类型的典型表现。产生这种心理的原因除了追求物质享受、满足虚荣心外，还有一些人，特别是女性的依赖心理、从众心理有关。

在现代社会，拜金主义流行，这种择偶心理自然比较普遍。对于很大一部分人来说，经济状况是择偶的首要考虑因素。但是，他们忘了，建立在物质、金钱基础上的爱情与婚姻，铜臭会淹没感情的温馨。当金钱失去的时候，这种关系将难以维系。

4. 追求精神满足的择偶心理

随着社会经济、文化的进步和个人素质的提高，追求精神满足的恋情的人越来越多。这类人在择偶时，不拘泥于某种外在的东西，追求心灵上的相互沟通和共鸣，注重对方的道德品质、思想感情、性格爱好等方面情况。

有人择偶时对对方的内在素质要求较高，注重对方的事业心、思想品德、学识才干、气质性格等。较多年轻人，特别是文化素质较高、知识修养较好的青年男女的择偶心理属此型。他们重才不重财，重德不重貌，追求彼此心灵上的沟通和感情上的融合。如此获得的爱情才是靠得住的，因为高尚的人品、良好的素质是维系持久而真挚的爱情和婚姻的重要基础。

但是，一味地追求精神满足而忽视物质基础，将会使恋人爱得坎坷。

5. 游戏择偶心理

有一部分年轻人，朝三暮四，以爱情为掩护去玩弄他人感情，以伤害别人为乐趣。这种人的人生观、恋爱观是无耻的，伤害了别人的同时也浪费了自己的青春。

男女的择偶心理多种多样，以上所述不过是几种基本的类型。现实生活中，典型单一的择偶心理毕竟是很少的，大多呈复合可变型，表现为多种心理状态交织，但以某种心理倾向为主。无论持有什么样的择偶心理，都要牢记这样的格言：以利交者，利尽则散；以色交者，色衰则疏；以心交者，方能永恒。

初恋的特殊心理及调适

初恋是每个人一生中最初恋爱的经历，通常具有新奇性、纯洁性、含蓄性等特点。一般来说，纯洁的初恋完全以情感的吸引为联系的纽带，每一个青年都十分珍视自己的初恋时光，对它寄托着全部的深情、希望和幻想。在他们的脑海里，初恋是一幅画、一首歌、一串脚印；在他们的文字里，总会用最美好的字眼将它描绘成一个童话。为了自己心爱的人，他们往往能不顾一切，认为能和他（她）在一起，自己就是世界上最幸福的人。

阿帆的初恋经历：

我的初恋是在初二，虽然我们最后没有在一起，但是我还是很感谢她，给我留下了一段那么美好的回忆。我们是一个班的，她是一个很活泼的女孩，漂亮、乐于助人，是我们班的副班长，很多男孩都暗恋她，我那时刚转学过去，跟她不是很熟悉，我的物理很好，她常来找我讨论问题，她很细心，慢慢地就有了感情。我们在一起两年，只牵过一次手，那真是一次柏拉图式的爱情，但是很甜蜜。虽然很遗憾我们最终没有在一起，但是还是很感谢她带给我的美好初恋。

在青春期发育的初始阶段，少男少女们都情窦初开，常常选择生活中或者影视中的突出异性作为自己仰慕、暗恋的偶像。这时候的单相思带有很大的盲目性，一旦确立了心中追求的偶像，就会陷入想入非非之中，总是一厢情愿、顽固不化地爱恋对方，而全然不顾对方的感受。初恋中的人很容易把爱全部倾注于对方身上，而不管此人的优缺点到底是什么，甚至缺点也是魅力所在。这是初恋中所特有的心理现象，也是很正常的。

大多数人在懵懂的初恋时期，都会冲动、盲目地向意中人直抒胸臆，并且会死缠烂打，最终受了挫折则很容易一蹶不振。

初恋是美妙而又珍贵的，它一般经历了以下几个发展时期：

1. 迷醉期

这是被倾慕对象的形象、言行、品格、才能等精神的魅力深深吸引而迷醉的阶段。此时，会出现一种被对象所吸引的近乎幻觉性的思念情绪，对方的形象时时在脑海中萦绕，并产生综合效应。心灵战栗、恐慌、幻觉、羞涩、急盼等情绪重叠着占据身心，使其陷入强烈而又无理智的恍惚中，有一种难以捉摸的亲近欲与冲动。

2. 怀疑期

因为被恋人迷醉，所以想在对方面前显示自我，向她（他）进言，以微妙的眼神和动作来示意，以期引起对方注意。但“他（她）对我有意吗？看得起我吗？”

对他（她）的爱的可能性疑虑不止。一方稍有不慎或可疑举动，都会引起另一方的不安与烦恼。这其实是过敏性思维所致，往往是自寻烦恼。

3.“非我”期

当终于知道对方也在爱着自己的时候，就进入了“非我”期。相见时很激动，情感体验强烈，常举止失控，声音颤抖、脸色紧张，没有以前那种“镇静自若”的形象，不像平时的“我”了，故称“非我”。这阶段时间虽短，但很重要，从中可判断出爱的深度与强烈性。

4. 美化期

这时，恋者在心里总是把自己和对方融为一体，你我不分了。无论是学习、工作、生活还是穿戴等活动，常从对方角度考虑，以对方的苦为苦、乐为乐。对恋人的一切进行感情升华的审美效应，会不同程度地把对方理想化，恋人常常依照对方的价值尺度来改造自己、提高自己、塑造自己。

初恋是苦涩的，大多数初恋都不会坚持到谈婚论嫁的时候。初恋为什么多以失败告终呢？心理学家认为，在人第一次恋爱时，年龄通常比较小（16 ~ 23岁），一方面，心智还未完全成熟，独立性、与人沟通能力、自我控制力、判断力以及自我反省意识还有欠缺，情感世界丰富而多变；另一方面，社会角色多为学生，经济上还不独立，出身、家庭对个体具有持续影响，未来的安排还不明确，尚未完全具备守护爱情的能力。在个体主观和客观双重因素的影响下，初恋总会面对来自各方面的挑战。

初恋的失败让人终身难忘，会给年轻人的心理造成很大的压抑，甚至会给以后的恋爱和婚姻蒙上不可磨灭的阴影。

有个小伙子叫涛，在中学时就暗恋同班的女生雨，总是围绕在雨的周围默默地为她做事。高考后，雨考入了某名牌大学，而涛落榜了。为了追求雨，涛发奋补习了一年，第二年也考入了雨所在的大学。俩人在共同的学习中慢慢地建立起感情，涛终于如愿以偿。但好景不长，接触一段时间以后，雨觉得涛做事唯唯诺诺、男子气不足，便与他分了手。涛经受不住初恋失败的打击，万念俱灰，甚至想一死了之，最终不能正常学习而不得不辍学回家。不仅如此，涛很多年里都没有走出痛苦，最终随便找了一个姑娘结婚。

初恋的失败有时候也并非坏事，它可以使人成熟起来。失恋者不应沉溺于失恋中而痛不欲生，要采取积极的态度化解内心的痛苦，并总结经验教训，以便在面对后来的爱情时不会再犯同样的错误。对大多数人来说，都能顺利地度过初恋，进入到甜蜜的热恋和婚嫁阶段。就像现在正在幸福生活着的人们，有几个没有经历过失败的初恋呢？

初恋令人刻骨铭心，有很多人一辈子都难以真正忘怀自己的初恋。从心理学的角度而言，这主要源于初恋的未完成性，人总是对未完成的恋情有更高的期待和憧憬。并且沉于初恋，不仅仅是怀念那位让你春心萌动的人，更重要的是去追寻、去回味、去记忆那段青春年少中再也找不回来的特殊岁月……

恋爱中的心理差异

由于生理特征、认知方式等诸方面的差异，恋爱中的男女是存在心理差异的，了解这些差异，有助于我们建立更加稳固的恋情。恋爱中男女的心理差异具体表现在以下方面。

1. 男性比女性更容易一见钟情

人们之间的了解，总是从相识开始。爱情萌生于好感，而人们之间的好感，也离不开最初的一见。有的初见没有什么，但是日久生情，而有的只要见上一面，就会顿生情愫。通常情况下，男性更注重女性的外貌长相等外貌特征，而女性更注重男性的内心世界，选择对象一般比较慎重。因而男性比女性更易一见钟情。

2. 男性求爱时积极主动，女性则偏爱“爱情马拉松”

在恋爱的过程中，男性往往比较主动，敢于率先表白自己的爱情，喜欢速战速决，与对方接触不久，就展开大胆的追求，希望在短期内能够取得成功。而女性则不然，她们喜欢采取迂回、间接的方式，含蓄地表达自己的感情，喜欢将爱情的种子珍藏在心灵深处。

3. 男性在恋爱中的自尊心没有女性强

在恋爱中，男性一般并不过分计较求爱时遭到对方拒绝所带来的尴尬。如果求爱受挫，他们会用精神胜利法来安慰自己以求得自身心理上的平衡。而女性则不然，她们在恋爱中极其敏感，自尊心强，并想方设法来满足这种需要。

4. 男性的戒备心理没有女性强

一般来说，男性在恋爱中的戒备心理比女性少一些。不少男性在与女性开始接触后，几乎不会怀疑对方的心理。女性则不然，她们在恋爱初期显得十分冷静，常常以审视的态度来观察对方是否出自真心实意，考察对方的家庭细节，唯恐上当受骗。所以在恋爱的初期，女性往往显得十分小心谨慎。

5. 女性的情感比男性细腻

在恋爱中，男性往往有些粗心，不能体察女方细微的爱情心理。他顾及大的方面，而不注意小的细节，发现对方情绪变化时，经常百思不得其解，不知所措。

女性的情感很细腻，善于体察对方的心理。她们追求爱情的亲密，要求男子的言谈举止都要称心。马马虎虎、粗心大意的男友不经意的一句话、一件事，就常常也会搞得她们伤感不已或大发脾气。

6. 在情感表现方面，女性较男性含蓄

男女在恋爱中的情感表现大不相同，即使到了感情白热化的热恋阶段。

男性一般反应迅速强烈、意志坚强、勇敢大胆、感情洋溢，但情绪不稳定。这种个性特点，使他们对爱的感受容易溢于言表、喜形于色。言行多不深思后果，易冲动，受到刺激时不善控制自己，如急于用亲吻、拥抱等亲昵形式表达爱。

女性一般沉稳持重、灵活好动、情绪多变、感情充沛而脆弱。体现在恋爱过程中，则是她们感情羞涩而少外露，善于掩饰自己，表达爱慕常感到羞口难开，喜欢用婉转含蓄、暗示的方法，而不喜欢过早用动作、行为的亲昵来表达。

7. 失恋后，女性的承受能力较强

失恋对于男女双方来说，多是痛苦的。但面对失恋，男性的忍受力较差，在失恋这种重大挫折面前易于消沉、哀伤。女性失恋后自然也会非常痛苦、伤感，但她们忍受力比较强，又喜欢憋在心里，所以看起来就不怎么痛不欲生。

上述的是在恋爱过程中男女之间的心理差异。由于女性较男性的情感更丰富细腻，心理活动更复杂、多变，尤其是处在恋爱中的女性，其心理更是让人捉摸不透。恋爱中的女性还存在以下几种特殊心理。

1. 假心假意的“转移”

女性在恋爱时，常常希望自己的男朋友说：“亲爱的，没有你和我在一起，我很寂寞”，“我永远离不开你”等甜言蜜语。然而男性很少了解这一点。正因如此，女性会有意识地在男朋友面前与其他男性友好、亲热，企图激起男友的醋意，以考验男友的真诚程度，但现实中往往适得其反。因为大多数男性对于女性的这种“移情”会信以为真，而主动退出恋爱，从而导致双方结束美好的恋情。

2. 扑朔迷离的“施虐”

恋爱中的女性具有一种施虐的意识，如与恋人约会时，会故意姗姗来迟，或有意不赴约，让久等的恋人焦急、烦躁、疑惑、担心，甚至痛苦备受煎熬，以得到男友为她付出苦楚的快乐。恋爱中，这种轻微的偶尔的“施虐”也是不可缺少的“作料”，但经常、过分的施虐却是一种变态的心理，是万万不可取的。

3. 莫名其妙的嫉妒

女性对周围的人或事甚为敏感，尤其在恋爱中，她会不断地将自己和他人作一比较，脑海里总担心自己的价值得不到对方的承认，因此便产生嫉妒，有时会使自己无法得以解脱。嫉妒心理是有害的，它不仅有损他人，也影响自己的身心健康。

4. 真真假假的否定

女性在恋爱过程中表达自己欲望的方法一般比较含蓄、委婉，有时还会是反向。她说“不”的时候，内心往往是“好而愿意”。如约女友去看电影时，男友要去买票，女友说不用，男友就不去了，等女友去买，那么，这场电影肯定看不成。

女性的这一奇特心理，实际上是一种自我保护的计策。当然，有时也是女性真正内心的表示。男性在恋爱中掌握女性的这种异常心理，仔细斟酌，真正领悟，有助于恋爱成功。

如何走出单相思

恋爱是两个人之间的感情交流，如果只是一方投入感情，而对方毫无感觉或不想与之交流，就形成了单相思。单相思只是单方面的倾慕，所以不是恋爱。但由于这种倾慕者大部分是默默地表现着，又迫切希望自己能够被接受，所以这种情感往往十分强烈，也容易受到伤害，产生心理疾病。

单相思的形成大多由于以下两种原因：一是“爱情错觉”，即把男女间正常的交往，同志、朋友式的关怀和友谊误解为爱情，想入非非，陶醉于遐想的“爱情”中造成单相思。另一个原因则是“理想模式”，即每个青年男女的心中都有自己的“白雪公主”或“白马王子”，一旦在生活中遇到一位在容貌、才华、气质、风度上都与自己心中的理想模式吻合的人，就会产生难以抑制的爱情之火，这种爱在没有引起对方的感情共鸣时就形成了单相思。单相思的对象有的是同窗好友，有的是邂逅新朋，有的只是一面之交，也有的是影视明星或小说中的男女主人公。

单相思又被称作“单恋”，是指对某个异性一厢情愿的爱恋，而对方却不能投之于爱的回报，或者根本就不知道。

单相思的滋味很多人都品尝过，并且有心理调查发现，单相思在 14 ~ 18 岁的年龄更容易发生。

单相思是人渴望爱情的一种心理反应，只是这种感情不是建立在双方相恋的基础上，而是当事人主观愿望出发的“自作多情”。有些单相思者往往把自己的想法和情感倾注到对方身上，但又不知道对方是否有意，因此陷入痛苦、彷徨、忧虑的状态；也有一些单相思者由于对倾慕对象一往情深，想得到对方爱情的心太切，在这种心理的支配下，常常会把对方的言行举止纳入自己主观需要的轨道来理解，造成对他人认知的偏差。

单相思者思慕的对象可以是相处多年的好朋友，也可以是偶然邂逅的路人，还可以是和自己已经分手的昔日恋人，甚至是书中或屏幕上的人物，稍瞬即逝的情景在心中留下了不可磨灭的印象，爱慕之情便产生了。

对于单相思者来说，自己像是热情的火焰，而对方却淡漠如水。这种“不平衡”很容易让单相思者陷入痛苦。另外，有些单相思者还在承受着来自自己心灵的道德的谴责。比如，自己爱上了一个有男朋友的女孩，可能会觉得“我怎么会有这样不道德的想法”？同时也可能觉得“她为什么爱上他而不是我，是我不如他吗”？这些错误的想法都会将单相思的人抛向痛苦的深渊。

单相思是一种心病，能反映出一个人的心理状态。单相思的人自卑感很深，这些人虽然总是进行爱的自我陶醉，但当真正面对对方时，会表现出极度的紧张和不安，并且试图掩盖自己的真情，以致出现语无伦次、动作僵硬等笨拙的举动，使对方感到莫名其妙。这样，往往引起当事者事后的懊悔。他们对相思的人怀有高不可攀的畏惧心理，尽管对现实的恋爱十分向往，但却不敢轻易地向对方表白，生怕对方说出“不”字。于是将深情藏在心里，却又急切、焦灼不安地期待着对方的爱情吐露。长时间的感情压抑和失望，会加重忧郁和苦闷。在单相思的状态下，人们心情烦躁、情绪低落、敏感多疑、注意力下降，学习、工作效率低，失眠，厌食，严重者会造成忧郁症，影响身心健康，影响正常的生活。

那么，单相思的人该如何正视这份渺茫的感情，从虚幻的遐想中解脱出来呢？方法有三：一是移情，将自己的注意力转移和集中到努力地学习和工作中。当人处于极度的繁忙之中时，就会无暇顾及情感问题。二是倾诉，既可以把自己的心事告诉密友，让对方分享你的痛楚，也可以直接向意中人明白地表达爱慕之情。如果他接受你的爱当然是最好的。如果他找出种种缘由劝慰你放弃对他的爱，你就知道你们情缘已了，但交个普通朋友他是不会拒绝的。这样，你单相思的苦恼也可解除不少。如果他拒绝了你，你可以大哭一场，或大怒一场，这对你来说也是人生必经的一次磨炼和情感体验。美梦惊醒的那一瞬虽然痛苦，但你很快会发现这也并非世界的末日，吸引你的事情还会不断地出现。如果他漠视了你，不理睬你，你应该对自己说："他根本不懂得爱，一个完美的人怎么可能对别人的爱慕无动于衷呢？"你尝试用批评的眼光去扫视你的崇拜对象，会发现这也是一种非常有趣而且有用的体验。三是运用心理学上的贬值法：某些东西，由于人们对它的态度不同，其价值也就不同。这时候可以将其"贬值"，降低其在心中的地位，进一步摆脱对它的依恋。你可以多想想对方的缺点，然后你会发现，自己心仪的对象原来也不是那么令人着迷，这样可以逐步消除对对方的迷恋。世上没有一样东西是万能的，最有价值的东西，比如自己爱得死去活来的对象，一旦给自己带来忧愁，就应该让它贬值，降低客观存在在心中的地位，摆脱对它的依恋。这样，忧愁消除了，就能心境轻松，快乐地投入生活，享受人生的美妙。

失恋后的心理调适

失恋，就是恋爱的一方否认或中断恋爱关系，使对方失去了爱情而受到痛苦的心理挫折。这通常发生在那些曾经获得过某种程度、某种性质的"爱"，并为此做出过真心承诺或有较大的物质和精神投入的男女。他们在意想不到的情况下突然或不情愿地与恋人分手，从而体验到一种内心的失落感、伤心感甚至痛不欲生之感。

失恋的人常有如下心态：其一，羞愧难当，陷入自卑与迷惘，心灰意冷，走向怯懦封闭甚至绝望、轻生，成为爱情殉葬品。其二，对抛弃自己的人仍一往情深，对逝去的爱情充满美好的回忆与幻想，否认失恋存在，而陷入了单相思的泥潭，也有人会出现一种既爱又恨的特殊感情矛盾。其三，因失恋而绝望暴怒，失去理智，产生报复心理。或攻击对方，或自残，或从此怀疑一切异性，或从此玩世不恭。

既然失恋已经不可避免，陷入痛苦的泥淖痛不欲生依旧于事无补，不如调节好自己的心态，正视失恋，使自己从失恋的阴影中走出来。

1. 正视现实，不要纠缠与责难

如果他或她已经真的不爱你了，到了必须分手的时候，不要纠缠着不放，纠缠也许会令对方一时难以逃脱，但却更坚定了其离开的信念；不要再一味地责难，责难也许会让你感觉一时痛快，但却可能粉碎曾经的美好回忆；更不要怪罪自己天生缺乏魅力，活在怨恨里会令你的生活更沉重。既然你已得不到所希望的那份真情，又何必再为她或他伤心劳神、浪费感情与青春呢？放弃一段已经死亡的情感，你也许仍会痛苦，但却有了新的爱情空间，有了重新选择的机会。

2. 学会宣泄

失恋后，心中的空虚、寂寞会油然而生。此时，最好的办法是找到你最好的朋友或师长，向他们诉说你的悲伤和烦恼。当他们在倾听你的诉说后，会很好地安慰你。如果你不善言谈，那么你可以奋笔疾书，让情感在笔端发泄，释放自己的心理负荷，求得心理解脱。你也可关门大哭一场，因为痛哭是一种纯真感情的爆发，是一种自我保护性反应。另外，去打球、去参加文娱活动都能消除心中的郁结，解除失恋带来的心理压力。

3. 做出不在乎的样子

失恋了，一点感觉也没有是不可能的，但表面上装作不在乎有利于控制自己的情绪，积极的自我暗示在这时候是非常重要的。你可以这样去暗示自己："对付负心人最好的办法就是让自己好好地活下去！"或者"是不是都要看我难过痛苦？没门！"又或者"他都不在乎了，我为什么要在乎？一定要镇静，什么也没有发生过，只是梦醒了而已"。

4. 自我安慰

有时，也可以适当运用挫折合理化心理作感情转移。一种是"酸葡萄"心理，即缩小或否定个人求而不达的目标的好处，而强调其各种缺点。比如失恋了，就说对方不好，就好像狐狸吃不到葡萄而说葡萄是酸的一样。另一种是"甜柠檬"心理，即不是把目标好处缩小，而是把目前的境况扩大。比如失恋了，可以说这更有利于集中精力学习。这两种方法可以暂时延缓对不愉快的事情真相的接受，直至心理准备完毕，能够正视现实为止。当然，自我安慰只是一种消极的方法，如果失恋后听任这两种心理支配，不能接受现实，那就还没有从根本上解决问题。

5. 移情

移情就是及时适当地把情感转移到失恋对象以外的其他人或事上。可以把注意力分散到自己感兴趣的活动中去，因为活动本身就是在冲淡心中的郁闷。如失恋后，可与朋友发展更为密切的关系，可积极参加各种娱乐活动，释放苦闷，陶冶性情；可投身大自然，把自己融化到大自然的博大胸怀。

6. 要懂得爱惜自己

要忘掉一段曾经真心付出的感情，绝非是一蹴而就的事情。不要太苛求自己，要给自己留出空间与时间。要知道，你的生命不光属于你一个人的，还属于你的亲人、你的朋友和你的工作岗位。你必须珍惜自己，没有权力自暴自弃。失恋了，不必再挂念那个人了，正好可以多疼惜一下自己。

网恋心理窥探

随着网络的普及，由于网络和爱情之间的某种契合度，人们发现了在虚拟的空间可同时满足对爱以及安全的需求，于是网恋产生了。不管是虚幻还是真实，是时尚还是游戏，网络时代的恋情，不可否认地正悄悄地向我们走来。爱情的网线开始取代月老手中的红线。许多未曾谋面甚至远隔重洋的男女通过网络相识、相知、相恋，有少数终成为眷属。在众多的网恋中，年轻的“网上一族”是其中的主要人员。他们以网络为主要沟通工具，充分利用网络通信的各种方法，如E-mail、ICQ、网上聊天室、BBS、网络虚拟社区等来表达感情。据21CN的网上调查显示，近40%的网民坦言有过网恋的经历。如果网上调查结果是可信的，那么就意味着目前国内已有600 ~ 700万的网民已在网上寻觅到自己的虚拟爱情。

许多钟情男女在指尖点击中相识、倾心交流、心心相印，成了伴侣。由于网上交友没有先行的目的，更符合情感发展的自然规律，更容易建立情感交流。但是，网上交往替代实际交往，不能获得对方的全面信息，往往容易产生不准确的信息，不利于发展到婚姻。网上恋爱精神性多于物质性，往往成为夹生饭。

网恋类型多样，主要有以下几种：

1. 超越型的虚幻网恋

这类网恋者幻想能在网络上得到超越一切世俗的纯真爱情。有此类心态的人往往很容易在网络上坠入爱河而不能自拔。但是，由于他们所拥有的恋情带有很大的虚幻性，而这种恋情的最美丽之处又在于其神秘性，正如人们所知的“距离产生美”。况且，此类恋情中恋人彼此间少了生活中的各种磕磕碰碰，少了许许多多责任，少了有矛盾时面对面的尴尬，而多了不少随意与自由。在网上，“恋人们”可以不受限制，尽情“相爱”。

2. 超脱型的浪漫网恋

现实生活中爱情与婚姻通常是一种必然的联系，而在网上可以爱得死去活来，却不必谈婚论嫁。所以，具有超脱心理的浪漫型网恋者，便在网上互诉衷肠。他们在网上谈人生、谈理想、谈工作、谈爱好、谈浪漫、谈恋情……唯独不谈现实中的爱。也许，他们觉得这种感觉才是最超脱、最浪漫的爱情体验，因此深陷其中而乐此不疲。

3. 游戏型的欺骗网恋

有些人只是想在网络上体验一下交友甚至是恋爱的感觉，他们既无心真诚地爱对方，也无意对自己的言行负任何责任。他们只想在网上潇洒玩一回，而从不将此事当真。他们心里很清楚，所谓的“网恋”就是玩玩而已，根本就不可能投入。也许在现实生活中张口说出“我爱你”3个字太难，但在网上可以向不知真实姓名和真实性别的“恋人”千百次地说出“我爱你”甚至更甜蜜的情话。这种体验既可过瘾又有安全感，因为只要一关机便可全身而退了。值得一提的是，现在有不少居心不良的人，利用“网恋”进行欺诈犯罪活动，骗财骗色，使不少缺乏社会经验的网恋者深受其害，这点应引起人们足够的警惕和重视。

研究发现，网恋者一般有以下两种心态。一是实用型，由于网络具有便捷的特点，很多有意于寻找终身伴侣的人把网络作为实现目的的一种手段，他们往往会主动挑明自己的条件和要求，因为他们不想浪费过多时间。还有一种是恶作剧型，有些人以在网络上勾引异性为乐事，当他们成功地使一个异性爱上自己时，就悄悄地退出，对方越是痴情，他们越是有快感。

网络是虚幻的，在虚幻的网络中爱情显得非常脆弱。有网友这样调侃网恋：网恋，就是一根电话线，两颗寂寞心，三更半夜里，四目不相见，十指来传情。网恋，就是电脑和电脑诉衷肠，键盘与键盘说情话，鼠标和鼠标谈恋爱。

许多人之所以热衷于网恋，是因为在网恋的初期，有强烈的神秘感。网络就像一层厚厚的面纱，隔开了两个人，也遮住了两个人的真实面目。因此，在交往时，人们只能从对方的“言谈举止”中去猜测，即使有所了解也是“犹抱琵琶半遮面”，看不真切，因而总有一种雾里看花、水中望月的感觉，于是吸引着人们去一探究竟。人类不但非常信任自己的主观感觉，而且还对危险具有天生的排他意识。当人在没有感受到危险警示的状态下去主动接触陌生事物的时候，会首先将危险意识转化为兴奋，然后，“本我”为了说服“自我”，便会把未知描绘成或想象成自己希望的模式。然而网恋就像闭着眼睛盖房子，没有稳定的架构，房子终不会结实。在褪掉网络的面纱，在现实中相遇或相处后，才发现以往的感情何等脆弱。

·第二节·

越过婚姻中的心理陷阱

新婚心理调适

当恋人们带着美妙多姿的想象和天真烂漫的愿望，步入婚姻的殿堂时，发现在白色婚纱的炫目光影背后,不再有罗曼蒂克的情调,要面对的是平凡、单调的“锅碗瓢盆交响曲”。由天马行空到脚踏实地，理想与现实的极大落差，让新婚的人们陷入了迷茫和困惑之中，使他们产生了适应不良。因此，新婚夫妻需要正视心理变化与冲突，并及时调适。

心理失落感调适

热恋与婚姻是有很大差别的，一下子从无忧无虑的浪漫跌进了琐碎、操劳的现实生活，许多新婚夫妻，尤其是妻子，产生了心理失落感。许多新娘子抱怨：恋爱时，男朋友总是主动请求约会，到家门口接、送到家门口；会牢牢记住自己的生日和情人节，送上精心挑选的红玫瑰，大献殷勤；闹矛盾的时候，不管谁对谁错，总是小心翼翼地赔不是……可结婚后，却像变了个人似的，不像以前那么好了。其实，并不是男方不好，只不过他认为，成了家就该养家立业，只卿卿我我怎么行呢？于是他将很大的精力给了工作与事业，自然不像以往那么殷勤了。另外，恋爱时双方都注意给双方以良好的印象，较少显露出弱点和不足。婚后，随着生活的深入和时间的推移，双方各自的弱点逐渐暴露出来，也容易出现感情的摩擦、引起心理失落。解决这个问题，最关键的是双方要互相理解和体贴，不要强迫别人按照自己的意愿行事；要正确理解并接纳恋爱和婚姻的正常差别，努力达成激情与琐碎生活的平衡。

性格与生活习惯的磨合

新婚之后的一段时间是两个人的“磨合期”。性格需要磨合，生活习惯也需要磨合。生活是由许许多多具体的生活琐事组成的。两个人的家庭出身、文化背景、性格特征、兴趣爱好都不尽相同，生活在一起难免发生矛盾。比如，一方喜欢整洁而另一方喜欢乱放东西；一方不修边幅而另一方有“洁癖”；一方节俭而另一方却大手大脚，等等。所以，许多新婚夫妇经常为鸡毛蒜皮的小事争吵，伤害了夫妻感情，破坏了家庭和谐，甚至会闹离婚。婚后“磨合期”一般至少要半年至一年。这段时间内，夫妻双方要正确认识“磨合期”内矛盾的必然性，尽量站在对方的角度去看问题，欣赏对方优点的同时也要接纳对方的缺点。不要太固执，要学会容忍、变通。

化解自由与责任的冲突

步入婚姻，必须负起应有的责任和义务。恋爱时虽然也需要负起一定的责任，但毕竟比较自由。比如，你把女朋友送回家后，还可以和其他好朋友一起去酒吧喝酒，去 KTV 唱歌。结婚以后就不行了，如果丈夫经常要和朋友一起喝酒、打牌，把妻子抛在脑后，妻子当然不能接受。结婚前，女孩除了享受男朋友的殷勤，回到家还能享受爸爸妈妈的照顾，吃喝不愁。结婚以后，妻子通常在下班后还要做饭，如果下班后就躺在床上吃零食、看电视，全然想不到丈夫下班后的饥肠辘辘，矛盾就难免了。还有，如果你的爱人在家是老小或是独生子女，在家时一般都是别人想着他（她），那他（她）的责任心多数要差一些，结婚后就不怎么懂得为别人着想，矛盾也可能要爆发出来。矛盾是在所难免的，关键是双方要相互体谅，化解责任与自由的冲突。总之，结婚以后，双方都不能再“为所欲为”，要增强责任心，做一个像样的妻子或丈夫，婚姻才能持久。

调解性生活的矛盾

性生活是婚姻生活的重要组成部分。新婚夫妻都没有太多的经验，难免会配合得不和谐。女性容易对疼痛感到紧张、惧怕，但也对性生活充满期望；男性容易对自身的能力、对方的满意度感到紧张、有压力，等等，都会影响性生活的欢愉。新婚性生活的美满与否，会对以后的夫妻性生活心理和质量产生很大的影响。因此，要注意努力化解性生活中的问题。

男子性欲较强，在婚前就有强烈的从肉体上与自己心上人结合的愿望。新婚之夜，便容易表现得迫不及待地要与妻子性交，甚至做出粗鲁无礼的举动。在第一次性生活中男子几乎毫不例外地处于主动地位。女子不同，相当长的时间内仅仅是陶醉在感情交流和心灵融合上，而对性生活，从心理上有紧张感和羞涩感，不利于性生活的美满，双方应一起克服。

1. 克服紧张感

新婚夫妇初次性交，因缺乏性知识和性体验，不可能“无师自通”，在心理上很容易产生一种自我紧张感。性交不顺利或因处女膜的破裂而产生出血和疼痛，会进一步加强这种紧张感。双方要学会自我放松，丈夫动作要温柔体贴，不要粗鲁，这对克服新婚妻子的紧张情绪很重要。

2. 排除羞涩感

由于受传统观念等因素的影响，即使是长时间热恋的情侣，初次性交双方也都会带有一定程度的羞涩感，而这种羞涩感女性又重于男性。丈夫应该主动通过动情的话语和爱抚打破这种羞涩的气氛，排除性交前的心理障碍。

新婚夫妇如果初次性交顺利、和谐、欢愉，就会品味到新婚的幸福和甜蜜，甚为满足。如果不顺利或没有快感，就可能产生失望感。反复多次之后，就会影响美满婚姻的情感基础。新婚性生活不顺利是很正常的，新婚夫妇一般要经过3～4周之后才能有满意性交。一时不顺利，不能抱怨妻子不行或丈夫无能，更不能因此灰心失望。双方应降低初夜期望值，不断总结经验、改进方法、密切配合，一定会很快达到满意的程度。

婚姻不是爱情的坟墓，也不是浪漫的爱情童话，它是实实在在的生活。生活中不能没有锅碗瓢盆、油盐酱醋，婚姻中的不和谐、矛盾要由夫妻双方共同化解。幸福美满的婚姻需要夫妻共同创造。

经营你的婚姻

结婚以后，才发现“两人世界”其实没有想象中的那么浪漫，不仅平淡如水，而且有时还繁琐得吓人，时间长了，竟毫无激情，甚至有的婚姻早早地触礁了。那么，如何经营你的婚姻呢？

我们来看看周女士是如何经营她的婚姻的。下面是她的自述：

我跟丈夫结婚已经6年了，快要接近所谓的七年之痒。我和丈夫的婚姻依然很热络，我想这是我们一直互相“投诉”的结果。

刚开始婚姻生活，丈夫的各种奇怪生活习惯就被无限扩大，凸现在我面前。甚至有天开始我觉得他只要一起床，我的噩梦就开始上演。他一爬起来就要大咳好几声，漱口声音又是一阵轰雷，喝茶、吃面很大声……总之有那么多的“看不惯”。跟他也不止说过一次，他每每表示会改，却老也不见行动。我们的上下班时间不是很合拍，我回家时他已睡着，他起床时我还在梦中。后来我从杂志上学了个办法，把他的缺点一个个写在小纸条上，临睡前压在床边。我很高兴第一天的纸条就见效了。后来他也给我写起了纸条，什么老是晚回家不太好、什么一直不做饭、家里好寂寞等等。我们彼此的“投诉”从此一发不可收拾。我们都把“投诉”当做一回事，我们的婚姻一直经营得很好。

周女士的这种“投诉法”比起喋喋不休的互相指责好了许多，既有实效又为对方保留了面子，有时甚至还带点浪漫。

美国心理学家卡奇特·沃利斯坦在研究的基础上推出《美满婚姻》一书。书中收集了大量的“好婚姻”的例子，总结出 8 条“好婚姻”规则。这本书在美国引起轰动，成为一本热门畅销书。这 8 条规则如下：

（1）结束过去，重新开始。

（2）不要只想自己，随时准备做出让步。

（3）性是婚姻的基础，设法改变不协调情况。

（4）找出时间来两个人独处，结婚后依然是情侣。

（5）幽默有特殊的意义，学会日常遇到麻烦的时候开个玩笑。

（6）想出解决矛盾的办法，不要忍耐或动武。

（7）学会处理家庭危机。

（8）双方互相支持。

有句话叫“平平淡淡才是真”，这得到了许多“围城”中人的认同。可是，你想过吗？如果你尝试改变一下，你的婚姻生活就会焕发新的生机。

1. 去掉思想负担

许多夫妻将婚姻看得过于严肃，日子过得十分刻板。像对待工作那样严肃地对待婚姻，过于认真反而成了婚后的精神负担。

2. 制订轻松自然的计划

要为自己创造条件，挤出些时间，放下烦心的事，去做喜欢做的事情。比如：

外出散散步，休息日去公园玩玩，晚上烛光下共进晚餐。

3. 给爱人一个惊喜

做些你配偶料想不到并且能显示出你一直惦记对方的事情。曾有一位妇女一直被这样一件事感动：一个春天的早晨，她醒来时发现床头有一朵鲜艳的玫瑰花，这是她丈夫起大早为她采来的，这是他们的花园开放的第一朵玫瑰花。

4. 在一起大笑

许多夫妻婚前经常在一起开怀大笑，但婚后这笑声却越来越少了。他们忽视了欢笑可以重新充实夫妻之爱。其实夫妻可以记住白天听到的有趣事儿、小笑话，晚上讲给对方听。经常在一起分享笑话的夫妻，在一起持久生活的可能性更大，因为幽默能使人欢乐。

5. 幽默地戏谑

有暗示意味的戏谑性语言能超越时间，唤起某些感人的事情。亲切的戏谑具有动人的力量，可以增进夫妻感情。伴随着亲切的爱抚，激情的拥抱，夫妻间用幽默的语言说出我仍然深爱着你，比用平常的语言表达要好得多。

6. 若即若离

夫妻间保持若即若离的距离，即结婚了也保持恋爱时双方的相对独立性和自由度，可大大提高相互的吸引力。这种距离可分为两种：一种是有形的，另一种是无形的。前者是指夫妻在时间和空间上的间歇性暂时分离，后者是指夫妻在充分信任的基础上尊重对方的隐私权，不干涉对方正常的社交活动，给对方充分的合理的社交自由。俗话说“小别胜新婚”，夫妻间保持适当的距离，可获事半功倍的呵护婚姻的效应，可避免夫妻间因长期耳鬓厮磨而产生矛盾与厌倦。

7. 神秘浪漫

妻子时不时给丈夫来点儿“罗曼蒂克”的小把戏，适度给丈夫一点儿小悬念，可有效地引起丈夫好奇与吸引丈夫注意。一般情况下，爱情的小“陷阱”能创造意外的惊喜，能营造婚姻的浪漫气息。再说，妻子保持少女时那种“犹抱琵琶半遮面”的害羞与含蓄，还可给丈夫遐想的空间，让丈夫不时如雾里看花，这种朦胧美可使妻子更富有魅力。

8. 把情趣带入性生活

婚后的性生活陷入“例行公事”或程式化状态的可能性很大，这也是个最难改变的事情。性生活的情趣是多种多样的，惬意的性生活不总是刻板的，动人的爱抚、涉及性方面的含蓄的谈吐，也能增加心理愉悦。

夫妻生活不能在沉默中度过，不然会感到婚姻生活单调、乏味、麻木，把情趣带进婚姻，你会觉得生活变得妙不可言。

婚外恋的典型心态

如今，越来越多的家庭出现婚外恋，究竟是一种什么心理促使这些人越过传统的防线，远离自己的家庭呢？根据心理学家的调查研究发现，出现婚外恋主要是基于以下几种心态：

1. 补偿心理

有的人因为夫妻关系向来不和，或者夫妻二人分居，寂寞难耐，或者因为双方中的一方有生理缺陷，生理上得不到满足，因而便主动在外寻找第三者或乐意接受第三者予以补偿，从而形成婚外恋。其实，性生活并非夫妻生活的全部内容，只要夫妻之间加强联系，感情上多沟通，心里想念对方，生活照样充实，又何须补偿。

2. 贪财心理

还有的人因为贪图对方的钱财，就不顾自己的人格和尊严，主动委身于对方，以换取对方的钱财，从而形成婚外恋。

岳某出生于偏远农村，自小家境十分贫寒。15 岁的她就开始在外面闯荡，到 23 岁的时候她已小有成就。当所有人都以为羡慕她时，却突然听到她是某港商包养的二奶，她的所谓的那些成就也是在港商的帮助下取得的。后来，港商夫人得知实情后，要港商立即与她断绝关系，最终，岳某离开了港商，而自己也变得一无所有。

其实，人的尊严和人格是无价之宝，钱财乃身外之物，又何必用无价之宝换取区区几个铜板呢？另外，财资丰厚者也应切记，既然对方贪图的是你的钱财，又何必对对方产生恋情。

3. 欠情心理

也有人因为有一种欠情心理，走上了婚外恋之路。有些有情人最终未能成眷属，双方各自成家，或一方成家后另一方不愿成家依然在心里想着对方，当一方生活困难或夫妻感情不和时，另一方觉得还欠着对方的情而主动投入旧情人怀抱，旧情复萌，从而产生婚外恋。

枫和岚是高中同学，在高二那年，两人互相爱慕，产生了恋情。高三毕业时，成绩相当好的枫选择了同岚报考同一所普通高校。然而事不凑巧，当枫顺利进入这所高校后才发现，那位心爱的女孩岚却参加了补习。第二年岚考上了某重点大学。由于身处两地，他们的关系淡了。然而事隔多年岚一直忘不了当初为了自己放弃美好前程的枫。婚后的某一天，他们在某个城市不期而遇，枫仍旧单身一人，岚甚觉愧疚，为了“偿还”当年的情债，她主动与枫发生了关系，并且一直保留这种关系至今。

岚正是处于欠情心理，发生了婚外情。其实，天下有情人未必都能成眷属，既然双方已各自成家或对方已成家，就应面对现实，珍惜现实夫妻感情，当对方生活有困难或夫妻感情不和时，用婚外恋来报答对方的情，与其说是帮助对方，倒不如说是害对方，于事无补。

4. 图貌心理

有人因为贪图女方的美貌或男方健美的身躯，主动示爱，从而产生婚外恋。其实外表美会随着年龄的增长自然消失，只有心灵美才是永恒的，像美酒一样，时间越长越醇香。因此，最要紧的是要善于发现配偶的闪光点，献出自己一片真情，这样，情人的眼里自然会有西施出现。

5. 报恩心理

有的人因为生活有困难而得到对方帮助，或者因丈夫长期在外，家庭长期得到对方照顾，自己无以为报，只好献上身体，从而产生婚外恋。其实，既然对方诚心帮你，就不图你的回报，对方对你有恩，你心里记得就行了，何必献上自己的身体？如果因此影响双方的家庭，岂非好心办坏事？

6. 报复心理

有的夫妻因为一方有外遇，又不听规劝，另一方为了报复对方，主动寻求第三者，从而产生婚外恋。其实，既然知道对方有外遇是错误的，自己为何又去寻找第三者，岂不是明知故犯？况且，婚姻自由，离婚也自由，如果感情确已破裂，且无和好可能，不如离婚算了，好聚好散，做个朋友也比报复对方强。

7. 好奇心理

有的夫妻生活平平常常，有人便觉得平淡无味，而影视剧中的男女主人公却与情人爱意缠绵，浪花迭起，过得有滋有味、潇洒自在，自己也想体验一下这种生活，于是，在这种好奇心理的驱动下，产生婚外恋。其实，平平常常才是真，不要这山望着那山高，身在福中不知福。

8. 享乐心理

有的人因为受不良思想的影响，或者受淫秽影视书刊的影响，认为人生在世，吃喝玩乐，趁着年轻，应该及时行乐，因而滥交异性，从而产生婚外恋。其实，性解放及淫秽影视书刊是害人的毒素，我们每个人都应自觉予以抵制，树立正确的道德和人生观，不能错将砒霜当白糖。

9. 相悦心理

有的男女因为工作上相互帮助、支持，久而久之，双方产生好感，两情相悦，从而产生婚外恋，其实工作上的好帮手，未必能成为生活中的好夫妻，既然双方在工作上互相帮助、互相支持，为何不能像兄妹姐弟一样相处呢?

10. 互利心理

有的人因为工作上的制约关系，互相利用，互相勾结，合伙作案，成了一根线上的两只蚂蚱，双方谁也离不开谁，从而产生婚外恋。俗话说得好：“手莫伸，伸手必被捉。”一旦东窗事发，锒铛入狱，这样的婚外恋只好到监狱去“恋”了。

男女婚外恋的心理差异

生活像大海，家庭则是一叶小舟，小舟在海中航行，就不免会受到海浪的冲击。婚外恋就是一股逆浪，它使有些小舟失衡。如何认识和对待这股逆浪，已是一个十分现实和无法回避的问题。

在现实生活中，情人们由热恋而结婚，爱情也由浪漫神秘的天堂回到了实实在在的日常生活中，夫妻的爱情生活体验也慢慢在改变。

在有些家庭，婚后的生活虽然平淡无味，甚至苦不堪言，但由于种种原因，夫妻不离婚，硬是支撑着一个名存实亡的家庭。在这种状况下，人类特有的需要情感上的抚慰、渴望得到情感的滋润以及寻求情感寄托的天性，就无法得到满足。于是，这些人就在有机会和条件的情况下，便向婚外异性那里去寻找。这类情形，不但在有婚无爱的夫妻那里存在，就是在充满甜言蜜语的夫妻那里也难免发生。而一旦已婚者在配偶之外找到了某种强烈之情的寄托者，而彼此之间的感情达到如胶似漆的地步，婚外恋便出现了。

据有关机构对有婚外恋的人的调查发现，他们多半不相信这段婚外恋能为自己的终身谋来幸福。这不难理解：婚外恋是没有约束、没有义务也没有权利的一种“地下”关系，神秘感一消失，所谓的“魅力”也就不见了。那么，为什么还有人要从婚外去寻求慰藉呢?

男女婚外恋的心理差异

现实生活中，出轨的男女他们的心思是各不相同的，存在性别上的差异，那么，男女婚外恋存在哪些心理差异呢？

有一部分男子的婚外情是以性为直接目的的，寻求的是新鲜的感官刺激。他们有的也承认对婚姻很满意，只是为了寻求新鲜感，追求新奇，满足生理欲求。因为有愧于妻子，他们反而显得更顾及家庭。如果没有东窗事发，这部分出轨男性很乐意在两个女人之间周旋。他们认为，只要在感情上忠实于妻子，偶尔在外逢场作戏也无大碍。因此，乐意逢场作戏的男性喜欢用钱或权打点人情，免得被对方黏上不放。

除了那些单纯以满足感官刺激为目的的玩弄女性者外，有一部分男性特别是中年男性，往往是由于对家庭产生厌倦与不满，而离开轨道迈出最初这一步的。夫妻关系中的不和谐因素使他们陷入感情困惑，于是就会把注意力转向外界，一旦遇到一个理解自己的女人，就会投入感情。在婚外恋的初期，他仍企图左右逢源维持原先家庭的完整，但是，他自身的行为已经给既存的婚姻关系造成了很大的伤害。家庭生活中的进一步龃龉往往会扩大这道裂痕，乃至发展到难以挽回的地步。

男性虽然比女性花心，但在重要的抉择面前，他们往往比女性更理智、更现实。

有妇之夫在偷尝婚外恋禁果时，大多没有与情人步入婚姻的目的。向往浪漫、刺激的婚外恋，并不意味着会割舍踏实、清淡的婚姻。情人虽能给自己带来如痴如醉的新鲜感和沁人肺腑的罗曼蒂克，但毕竟不安全。“家花”或许不如“野花”艳媚、醇香，但却不失温馨、素雅，也更耐看、受用。因此，婚外恋常常只是为他们超负载的社会角逐松弛一下神经，或者帮助他们暂时忘却一下家庭烦恼，只是他们人生的调味品而已。一旦面临两者必居其一的选择时，他们大多会放弃定时炸弹似的浪漫爱情，回到平静的现实中来。

与男性相反，女子的外遇多以情为目的，寻求的是丈夫所无法给予的精神慰藉，以及那种一度丢失了的浪漫感觉，她们认为肉体的接触是双方感情加深的结果。有些女性则崇尚柏拉图式的感情际遇，认为只要肉体上忠于婚姻，精神上的出轨可以原谅。女性婚外恋者一般都对自己的婚姻感到失望和不满，配偶的冷漠和不解风情，使她们心灵空虚，一腔激情无从寄托。一旦遭遇合适的情感，便会铤而走险，正所谓：“满园春色关不住，一枝红杏出墙来。”有婚外情的女性对婚姻大多不满，她们深深地被情人吸引，无法维持与丈夫间的性生活。所以，女性出轨多半是离婚的序幕。

在追求婚外幸福时，女性往往比男性更勇敢、执著，敢于蔑视伦理道德，能够顶住种种社会压力，有的甚至放弃子女抚养和财产利益，毅然与丈夫决裂，投入情人的怀抱。然而，她们的结局通常很惨，一无所有、孤注一掷的时候，情人却临阵退缩，最终弃之于不顾，害得她们人财两空、进退维谷。

如何面对婚外恋

既然婚外恋是源于对婚姻现状的不满与当事人道德、意志的缺损，那么，改善婚姻现状和提高当事人的道德修养便成了防备和处理婚外恋的重要环节。既然婚外恋是当事人对婚姻现状不满的产物，那么当事人虽是罪魁祸首，但受害人也不能说一点责任也没有。虽然婚外恋的当事人背地里干出了对不住配偶的事，但他们对配偶的爱情之火并没完全熄灭，所以，亡羊仍可补牢。

要解救濒临破裂的婚姻自然比摧毁它艰难很多。不过只要双方都有重建感情的愿望或基础，及早发现外遇的先兆就极为重要了。对此婚姻问题专家提供了下列建议：

1. 弄清对方外遇的原因

你要帮助另一半找出他外遇的真正原因和动机，帮助他分析、权衡利弊得失，并且从头到尾地检查你们的婚姻究竟出了什么问题。当找出属于自己的原因时，你要诚恳地向另一半认错，并决心在以后的日子里用实际行动改正自己的错误。

2. 追忆美好时光

把家庭影集拿出来，夫妻俩和孩子共同欣赏。在欣赏中，回忆你们的蜜月、度假，以及孩子出生时的激动时刻。你们还可以一家三口到你们二人恋爱时曾经旅游过的地方旧地重游，一同回味昔日的美好时光。

3. 重建亲密感

重新唤起两人的亲密感，关键是要承认每个人的差异，不同意对方的观点，也实在不是什么大不了的事，应该允许对方有自己的想法，要给对方表达意见与体验情感的机会。夫妻间要认真倾听，学会通过对方的言谈举止来体会对方的感受。肢体语言也很重要，千万别忽略。而且愤怒的妻子绝对不要提出分房或分床睡，分房或分床会使你俩的亲密感更加疏离，反之，继续同房或同床则更能让你们觉得你们彼此是夫妻，是一种极其亲密的关系。

4. 控制丑闻蔓延

从心理学的角度来说，夫妻是一个封闭的小群体，这个小群体是两人的小天地，外人是不得进入的。有了婚外恋，最好在两人之间解决，吵也好、骂也好，暂且不要诉诸外人，不要轻易使矛盾激化。否则只会使对方在人前抬不起头来，迫使对方横下心来，破罐子破摔，与第三者同病相怜、相依为命了。所以，尽量控制丑闻的蔓延，一旦别人问起你时，你可以若无其事地告诉他们根本没这回事，此时你要保持镇静的态度才能使别人相信你所说的话。

5. 不要在孩子面前暴露事实

不管夫妻感情如何，一般人都很爱孩子，都非常注意在孩子面前保持作为家长的尊严。当你忍不住要在家中大吵大闹时，这个时候若孩子也在家中，你要尽量支使孩子出去，否则你就只能暂时忍耐一下或约对方去别的地方。或许你会关起你们卧室的门然后大吵大闹，你以为你的孩子根本听不到，那你就错了，孩子是非常敏感的，你们的争吵哪怕只是小声的争吵他也能感受到。也许你会想到让你的孩子去说服另一半，会把真实情况全告诉孩子，但同时你要知道孩子知道真相后会受到伤害，而且你的另一半会因为你告知孩子而讨厌甚至仇恨你。

6. “出口转内销”

配偶一旦坠入婚外恋，明智的办法是“出口转内销”，和风细雨，交流思想，解决问题。回忆当初，哪对夫妻都有一段令人陶醉与向往的日子，只是时间的长与短而已；检讨当前，分析矛盾与冲突的根由，各作自我批评；展望未来，探讨夫妻重新契合的途径。这样做的目的，在于用加倍温暖的心去弥合对方心田的创伤，去唤回对方的离散之心。“拉”字当头，不计前嫌，允许“离”心，也允许“回”心。一般说，将心比心，以心换心，精诚所至，金石为开，婚外恋者尽管婚外恋时感情炽热，但他们的内心始终为罪恶感和羞耻感所扰，只要阶梯搭牢，他们是会下台阶的。如果对方一意孤行，视“内销”为软弱，视宽容为无能，再诉诸法律不迟。

7. 将心比心

对于已经发生过的一切，无论你怎样的后悔与懊恼，你都已经没办法抹去早已发生过的事实，此时的你肯定特别希望对方能够理解你、原谅你，那么，就请互换角色尝试一下对方的心情，换一个角度看问题吧！这时，你们会发现什么情绪都是在情理之中，什么问题都可以解决，只要你们放开心胸，彼此接受。

8. 重视性生活

性爱在婚外恋中往往是第一要件，而在婚姻中却常常是敬陪末座。被工作和家务缠了一天，等你们上床时，早已是筋疲力尽，即使强打精神，也只能是敷衍了事，这当然和与第三者幽会时的感受无法相比。因此，要重建你们的婚姻，就得趁双方精力充沛、“性”致勃勃时好好地恩爱缠绵。也可以在周末或节假日，使自己和爱人都暂时从繁琐的事务中解放出来，养精蓄锐，以便到晚上好好缠绵一番。

9. 宽容与谅解

你的配偶此时正像一个做错事的孩子一般不知所措，你如果能拿出耐心温和地对他、安慰他，他内心一定会很感激你，日后自会加倍地回报你，所以，你要学会宽容。

面对婚外恋，有人丧失了理智，发现配偶有外遇后，气恼、愤怒接踵而至，竭力报复，或扑向配偶，或扑向第三者，非置之于死地不可，似乎不如此就便宜了配偶，便宜了第三者。殊不知，这样一闹，无异于把配偶逼进死胡同，里外不是人，欲回无门，只得横下心来割断最后一缕情丝，投向第三者的怀抱。

对付婚外恋的对策，日本的一位婚姻心理学家不同意草率离婚，他说：“不管怎么说，由于对方的用情不专而断然离婚的做法毕竟是太草率了一点。因为虽说对方有了外遇，但是也不能绝对地说他（她）对配偶的爱情之火已经熄灭了。”

专家们之所以不赞成把不贞与离婚画上等号，主张“破镜重圆”，并不意味着对婚外恋者的姑息，亦不意味着不同情受害者，是因为构成人的感情的因素是极其复杂的。一个人犯任何过错，改了就好了，为什么唯独感情上的过错，改了还不好？滂沱的大雨会使泥土粘得更结实；一碎为二的钢板，焊接后强度胜过原先；破碎的爱情，只要修补得当，浪子回头将是金不换的。

真挚的感情，善意的规劝，回忆甜蜜的过去，叙述幸福的现在，展望美好的未来，都可能使误入歧途的配偶重返正道，使家庭的小舟平安渡过“婚外恋”这股逆浪，在生活的海洋中继续驶向幸福的彼岸。

离婚后的心理调适

离婚，不管是何种原因所致，对大多数人来说都非幸事。离婚后，痛苦的往事回忆、新增的苦恼烦忧交织在一起，万千思绪缠绕，当事人在很长一段时间里都很痛苦。但是，既然已经离婚了，就要接受现实。那么，离婚后该如何进行心理调节呢?

1. 做好自我调节，努力去适应周围的环境和社会

绝大多数人离婚后，心情总是很沮丧，情绪低沉、伤感。他们表现出愤恨、不满、自卑、看破红尘等各种各样的消极心理。

同时，面对周围人的非议和白眼，他们会感到孤独、无奈和愤愤不平。一位离了婚的女人深有感触地对想要离婚的女伴说："你知道吗，有个名义上的丈夫，别人就不敢欺负你，可是你一离婚，在所有人的眼里，你就成了一个危险的女人。正派人远离你，别有用心的人上门纠缠你。你知道离婚对女人意味着什么吗？意味着再不能像过去那样做一个正常人，随心所欲地活着，必须夹着尾巴，必须穿朴素的衣服，只要你不想成为舆论的中心，只要你不想被人看做无可救药的堕落女人……"有一些离婚女人，她们对前途，对人生充满了绝望。她们认为，世上没有一个好男人，充满了欺骗，充满了虚伪……因此，离婚者做好心理自我调节是必需的。

短时间内可以将主要精力用于工作和学习中去，暂时遗忘眼前的不愉快，使心情趋于好转。离婚后，不妨这样想：终于解脱了，再也不必忍受同床异梦的折磨了，可以选择自己的生活了。另外，周围的同事和朋友的关心、理解与支持，也可以帮助离婚者振作精神，走出离婚的心理阴影。对那些难以自我调节心理状态，难以从痛苦和偏见中自拔出来的离婚者，这时，可以建议其看看心理医生，接受心理咨询，以获得心理医生的帮助。

2. 离婚不离德

很多夫妻由于合不来，长期打打闹闹，最后不得不分道扬镳；有的家庭虽然风平浪静，不打不闹，但夫妻彼此没有感情，同床异梦；有的经不起金钱、权势和美色的诱惑，充当了第三者或引进第三者，等等。

夫妻一方总是心理不平衡，需搞得另一方身败名裂，才解心头之恨。我们认为，这是不足取的。不管是对自己，还是对对方，都没有好处，而且这种行为也是极不文明的，有的甚至是违法的。既然夫妻没有感情可言，过不到一块，那就友好地分手，道一声再见，做到好聚好散，切勿在经济、心理和身体上报复对方。

3. 要坦然面对现实，积极转移注意力

离婚后，不要再怨天尤人，要坦然接受现实，积极转移自己的注意力，减轻离婚的痛苦。要将更多的精力放在事业进步和对长幼的爱上，冲淡离婚的心理阴影；要鼓足勇气、投身到集体中去，获得集体的关怀和温暖，不可整天自我封闭、长吁短叹、难于自拔。或投身到大自然中，借美丽的自然风光欢愉身心、豁达心胸，有助于摆脱心灵痛苦。

4. 注意维护孩子的身心健康

离异者，无论是在离婚过程中还是离婚之后，都要注意维护孩子的身心健康。双方必须要继续承担起抚养、教育子女的责任和义务，为他们提供更多的关怀和保护，继续培养其对父母双方的感情，训练孩子的自我照顾能力。双方要用爱心去抚慰孩子受伤的心灵。一旦发现孩子出现了不良心理反应，要及时请专业人士对其进行诊治。

5. 通过心理、环境和社会适应后，应积极准备再婚

再婚选择另一半时，要吸取以前的教训，多重对方的人品。要正视现实，不要还生活在一种幻想中。同时，要把过多的精力投入工作中，再婚不能急于求成，更要理智，稍有不甚则会酿成更大的苦酒。因为第二次离婚，将会比第一次离婚面临更多、更大的非议和社会压力。

有这样一个中年女子，她不满足家庭平淡的生活和老实的丈夫。她常外出跳舞，在一次舞会上，她结识了一个留着浓密络腮胡子的中年男子。他体格健壮、身材魁梧、精力充沛，浑身上下充满一种青春的活力。从此，她像着了魔一样，再也不想离开他，经常背着丈夫与他私下幽会。与丈夫离婚后，她很快就与这个男人结了婚。但好景不长，新丈夫很快对她失去了兴趣。有一天，她回家取东西，打开房门时，她不禁呆若木鸡，丈夫正与另一个女人躺在床上。她感到屈辱和愤怒，转身跑向门外，向一辆急驶而来的汽车撞去……

这个例子说明，不管是离婚，还是再婚，都要慎重，不要只图一时的开心和快乐。婚姻是以感情为基础的。如果仅仅把感官刺激的乐趣当成感情，那就会导致婚恋的失败和悔恨。再婚择友，更应慎重。通过慎重选择，再婚后，生活一样可以很幸福的。

有些人离婚后，伤透了心，尤其是有些女性，她们对异性普遍感到怀疑，不相信会有真正的爱情和幸福。这种心理，对再婚是很不利的。有些离了婚的人再婚时总是顾虑重重。因此，对这样的一些妇女，除了再婚择偶要慎重外，再恋爱时，更应放下包袱，多从现实出发，应注重对方的人品，钱财和地位不应作为考虑的首要条件。同时，要信任和尊重对方。当然，有些夫妻离婚是碍于面子，互不相让，斗嘴吵架一时气极，说离就离了。但通过离婚后一段时间的思索和反省，彼此还时时想起对方，藕断丝连，双方还是很有感情的，而且他们都喜欢共有的孩子，因此这样的离婚夫妻进行复婚、破镜重圆是可行的。通过一段时间的曲折和磨难，他们会更理解对方、宽容对方，生活比以前会更幸福。

再婚的不良心理及调适

再婚夫妻的心理状况与初婚夫妇相比是有所不同的，前者具有后者一般所不具有的某些心理敏感，比如对过去的一方念念不忘，经常拿两人作比较，等等。再婚后的夫妇除了具有对比心理外，还有诸如怀旧、嫉妒、自私、报复等多种不良心理。

方华心烦意乱地躺在床上难以入睡，听着身边的丈夫鼾声如雷，越听心里越烦。不禁想起了前夫，前夫很有情调，对自己很好，即使做爱也是温情款款，哪像现在的丈夫这种强奸式的性生活，没有前戏，也没有激情后的抚慰。前夫虽不爱说话，却一贯小心翼翼，连睡觉时都安安静静的，哪像现在丈夫这样每天吵得自己无法入睡。方华心烦地翻了个身，又想起现在的丈夫确实能干，公司开得火火热热的，可跟自己说话时总爱发火。然而在公司总与异性客户或女性职员打得火热。前夫却永远那样文文静静的，常常陪自己聊天，从不在自己面前提别的女人。

这个案例中，方华存在三种不良心理：对比、怀旧和嫉妒，这也许是许多再婚人常见的心理状态，无论是男性还是女性。

民政部门的有关统计资料显示，再婚夫妻的离婚率高于初婚夫妻。原因是多方面的，但最根本的原因在于再婚者受离婚的心灵创伤、固有的生活习惯和传统道德观念的影响而存在种种不良心理，致使产生夫妻感情隔阂，最终再度离婚。

再婚的人，必须克服以下可能存在的几种不良心理，才能使再婚生活幸福美满。

再婚者常有的不良心理

1. 怀旧心理

这种再婚不良心理，多见于原配夫妻感情深厚、一方因故死亡的再婚者。此类人再婚后会时常不自觉地流露出对原配偶的思念之情，也易引起再婚配偶的痛苦与嫉恨，不利于再婚生活的幸福。有些丈夫或妻子看到爱人有触景生情怀念前人的情况，就认为在爱人的心目中，自己的地位还不及其先夫或先妻，由此对爱人表现出不满。但这种做法并不妥当，结果往往适得其反。正确的做法应该是互相体谅与照顾。无可否认，爱情应该是专一的；但专一的爱情并不意味着要彻底清除对方心中留下的痕迹。同时，对怀旧一方来说，对原配偶的思念要注意方式和方法，尽量避免引起现配偶的不满，毕竟已重组家庭，需要对新的家庭负责。

2. 对比心理

由于其中一方或双方已经有过一次婚姻，再婚夫妻在进行外部对比的同时，还有内部对比。不能说这种比较不正常，关键是怎么比较。如果是用原配偶的优点与现配偶的缺点相比较，那就进入了一个误区。特别是当双方闹矛盾时，这种不公平的比较心理就越发膨胀。这种心理使人表现得处处挑剔与不满，会恶化其情绪、扩大同现配偶间业已存在的矛盾，不利于再婚美满。

寸有所长，尺有所短。应当积极地、全面地评价对方，了解对方，认识对方的优点，帮助其克服缺点，使对方成为自己理想中的配偶。有矛盾时最好就事论事，不要进行有损感情的比较，更不要说伤害对方的话。因为在伤害了对方的同时，也使自己对重建的家庭失望，容易导致婚姻的再度破裂。

3. 嫉妒心理

上面的案例中方华对当前的婚姻有成见，还有个不可忽略的原因，那就是嫉妒心理，看到成功的丈夫与别的女性交往心中感到别扭。其实，这也不是个别现象。许多再婚者常爱嫉妒或计较对方以前的婚姻生活，不时地揭其隐私、捅其伤疤，甚至亵渎对方人格，挫伤对方自尊心，天长日久必将影响双方的感情。因此，再婚夫妻必须防范嫉妒心理，特别是性爱型嫉妒，要重视对方的心理贞操，珍惜双方间的感情，抚慰对方饱受创伤的心灵，才能使两颗心紧紧地结合在一起。

4. 报复心理

当然也有不少被动离婚者，对前配偶心怀怨恨，在重新选择对象时只要求某些方面超过前任，以达到报复的目的。这种选择常带有盲目性，不讲感情基础，非但不能使自己的心理得到平衡，而且也使再婚后家庭基础不稳固。为此，婚姻心理学家认为：再婚后很重要的是对自己不断反思，重新评价一下自己在过去家庭中的表现，找出前婚的误区，并不断地完善充实自己，这才有助于在新组合的家庭中和另一半建立良好的关系，从而提高现实婚姻的质量。

5. 自私心理

自私心理是再婚者夫妻关系紧张的重要原因，主要表现是在经济和财产方面想控制对方。当双方均有孩子时，则时不时地会冷落对方的孩子，偏向自己的孩子，这种想控制钱财和对待孩子的不公正态度，更容易使夫妻双方产生敌对情绪，使婚姻更加不稳定。

再婚夫妻容易在自私心理的作用下各自偏袒自己的亲生子女，由此家庭战火常燃。如何正确处理和亲生子女及继子女之间的关系，是关系到再婚生活是否幸福的关键问题。

不要让孩子支配自己的生活

俗话说“满堂子女不如半路夫妻”，离异者再婚时适当考虑儿女的感受是必要的，但不要因为孩子而冷淡了夫妻感情。孩子毕竟会长大成人，总会建立自己的家庭生活，而夫妻则是终身的伴侣。摆正孩子在自己生活中的位置，可以减轻因再婚而产生的对孩子的负疚心理。只要再婚配偶和自己的子女能够和睦相处，并且自己的子女没有因再婚而出现明显的身心异常，那么就不必对子女感到深深的愧疚，应该在夫妻生活上多下点工夫。

1. 对待继子女和亲生子女应一视同仁，不要偏袒

在生活、教育、关心爱护等各方面都应该一视同仁，并注意培养孩子们之间的亲密感情。这样家庭才会和睦。即使继子女一时误解你的一片苦心，也不必苦恼，随着年龄的增大，他们终会明白你的良苦用心。

2. 别逼着继子女喊自己爸爸或妈妈

逼着继子女喊自己爸爸或妈妈，只会使孩子产生逆反心理，不利于感情的培养。孩子们喊爸妈自然要高兴地答应，喊叔叔或阿姨也不要介意，随其自然就好了。

3. 要尊重继子女的生活习惯

很多孩子认为改变原有的生活习惯是对亲生父母感情上的背叛。如果逼着继子女去完全适应自己，会引起他们的反抗和仇视。要学会容忍。当然对于不良生活习惯，要在容忍的基础上，循序渐进地帮助他们改正。

4. 不要期望继子女对自己像对亲生父母一样感情深厚

无论如何，在孩子的本性中，继父母都无法与亲生父母平起平坐。也不要期望成为一位出色的继父或继母。因为你做得再好，孩子也不一定领情，只会使自己陷于失望与痛苦之中。

5. 要理解和支持孩子看望他们的亲生父亲或母亲

孩子看望他们亲生父母的时候，你也许并不开心，但也不要表露出不满的情绪，理解和支持继子女会赢得他们的尊重与感激，孩子的亲生父亲或母亲也会感激你，这样有利于再婚生活的和睦与幸福。

面对第二次婚姻，当事人要明白自己不再是孩子，应该学会直面再婚，克服不良心理。对对方抱一种欣赏和包容的态度，对对方的孩子不要有歧视心理。在共同造家的过程中，对于共同创造的财产不要有太强的戒备心理或时时防着对方独占，这样才有利于婚姻的正常发展。

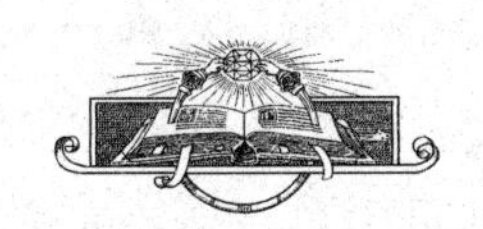

·第三节·

蹚过家庭中的心理险滩

家庭环境与孩子的心理健康

未来社会需要身心全面发展的人才，他不仅要具有高智商及丰富的知识，而且还应该具有健康的心理和健康的体魄。而心理健康是关系到一个人成功与否的关键。有专家研究表明：早期的经验与儿童的心理健康有重要的关系。简单地说，家庭生活的情绪气氛和教养方式决定了人类是否将从一个个体的婴儿发展到一个社会化的成人，因此，适当的家庭教养方式和健康的家庭氛围为儿童社会性发展奠定了基础，也对儿童心理健康的发展和稳定产生重要的影响。

家庭是孩子在人生旅途上的第一站，对人一生的成长具有十分重要的作用。孩子最初的经验来自家庭，这将决定他是否有安全感、被爱等情感，或者是焦虑、憎恨等情感。研究指出，家庭气氛中有一些因素对儿童的心理健康具有特别重要的影响。

有一些家庭会产生紧张的家庭气氛的情境，例如：家庭成员不和睦、家庭经济管理混乱、家庭成员的不健康的爱好、经济或社会地位的实际丧失或有丧失的危险等。在气氛紧张、父母关系不和谐的家庭里，父亲和母亲都处于极大程度的情绪紧张状态，他们常常是烦恼不安、性情暴躁、言语粗鲁，对长辈缺少孝敬甚至虐待。对于还没有独立生活能力、完全依赖父母的孩子来讲，在这样的环境中孩子容易情绪紧张，为父母关系失调而慌乱、憎恨，为忠实父亲还是母亲而烦恼和疑惑。紧张的家庭人际关系破坏了应有的温馨的家庭气氛，使孩子长期处在负性情绪中，又缺少温暖和关爱，容易使孩子形成孤僻、自私、玩世不恭等不良品质，对孩子的心理健康产生负面影响。

一个健康的家庭，父母双方应该彼此相爱，热爱孩子，关心孩子的兴趣、能力和志趣，愿意设法帮助孩子，使他了解父母。家庭成员之间能互相尊重爱护、以理相待，为人处世通情达理，使家庭气氛安定和睦、融洽温暖、民主平等、愉快欢乐。但想要促进孩子心理健康，仅有良好的家庭人际关系还是不够的，还要形成最佳的亲子关系：父母要和孩子一起游戏，一起学习，发展共同的兴趣，和孩子共享经验和成果，增进父母和孩子之间的感情和相互间的了解。父母要把孩子作为平等的人，尊重孩子的爱好，给他一定的自主权利，让他有决定权，有些事情可以和孩子商量，征求孩子的意见。例：有一位母亲在买菜时买回了一条青虫，女儿要饲养，母亲没有阻止女儿的行为，而是配合女儿在饲养青虫的过程中，引导女儿观察、探索，逐渐使女儿知道了青虫的蜕变，明白了青虫的习性，最后消灭了青虫。在父母的鼓励和帮助下，孩子探索世界的兴趣日渐浓厚，而探索过程中的成功体验也增强了孩子的自信心，发展了孩子的坚持性。父母要营造温暖和睦的家庭气氛，切莫在孩子面前争吵甚至大打出手，要慎重对待夫妻离异，不要意气用事轻易闹离婚，对孩子的教育要多诱导，少训斥。总之，丰富健康的家庭生活、和谐融洽的家庭气氛有助于孩子健康心理的形成和稳定。

此外，父母的期望对孩子的心理健康也有重要影响。

家长的期望有强烈的暗示和感染作用。从心理学来讲，期望是一种心理定势，家长对子女的态度激励着儿童不断向前发展。美国著名心理学家罗森塔尔的研究表明：教育者的期望对受教育者有重大影响。因此，父母对子女的美好期望是家庭教育中必不可少的，家长的期望越高，对孩子的激励越大，就越能强化他们接受教育的主动性和自觉性，有利于儿童意志品质的锻炼，形成远大的抱负。需要说明的是，这种期望是有一定限度的，必须符合儿童身心发展的特点，适合他们的兴趣和爱好。

曾有报道，一个初三的小女孩竟然在中考来临之际在父母的饭菜中偷偷放了老鼠药，结果其母因抢救无效死亡，父亲经抢救活了下来。而她这样做，原因是父母要求她一定要考上某重点中学，而她的成绩与重点高中的分数线相去甚远，父母平时又经常责骂她成绩不好，却忽视了女儿成绩不好有多方面原因，没有和孩子沟通，对孩子的教育缺乏关心，没有耐心和细心，一味责怪和数落女儿，以至于被父母“贬”得无地自容后滋生的自卑感深深地笼罩着她，于是就想到把父母毒死以争取自由，悲剧就这样发生了。

由此可见，如果家长盲目攀比，过分拔高对子女的期望，不但起不到积极促进作用，反而会使孩子屡遭挫折，丧失信心，形成消极心理。科学合理的期望应该是长远与阶段目标相结合，还要联系孩子的兴趣爱好，注重孩子的全面发展。父母所要求孩子做到的应该是孩子经过一定努力可以达到的，并在孩子遭遇挫折时不断给予鼓励，增强孩子的勇气和自信，这样逐渐提高要求，并且将父母的关心、爱护渗透其中，就会使孩子从父母长期的美好愿望中吸取力量，不断进取，从而促进和维护儿童心理健康。

父母的教育方式及对子女的教养态度对儿童的心理健康也有一定的影响。现在许多家长都热衷于替孩子们做他们能做的事，实际上这样会使孩子失去实践的机会。例：妈妈常对牛牛说："儿子，你是妈妈唯一的宝贝，是妈妈的一切，妈妈愿意为你做最大的牺牲。"结果，牛牛 4 岁了，妈妈还是整天喂他吃饭，给他穿衣穿鞋。牛牛上幼儿园了，他却这也不会做，那也不愿学，而妈妈还是一如既往地替他做事，渐渐地会使牛牛感到自己不如别人，他将面临一个陌生的世界，他开始逃避责任，这样下去，会使他缺乏责任心和自信心，对他的成长极为不利。那么，父母怎么样的教育方式和教养态度才能有助于形成孩子的健康心理呢？父母采取民主型的教育方式和教养态度能有助于孩子形成健康的心理。

在民主型家庭中，家长平等地对待、尊重孩子，家长与孩子能相互交流各自的看法，对孩子不成熟的行为进行限制，并坚持正确的观点，使平等尊重与适当限制相结合，有利于孩子独立性、自信心与能动性的养成，具有直爽、亲切、爱社交、能与人合作、讲友谊、爱探索等特点。因此，父母要爱孩子、理解孩子，并用合理、科学的教养方式和教养态度来对待孩子。民主权威型的教养态度是比较可取的教养态度，父母只有充分尊重孩子，从孩子的生理、心理特点，个性差异出发，因材施教，这样才有可能达到你所期望的教育效果，有利于孩子身心健康发展。

孩子的成长离不开家庭，一切善良、美好的品质和优良的素质都是首先在家庭中萌芽的。因此，我们可以毫不夸张地说，为了孩子的健康发展，为了家庭的幸福美满，父母应努力追求合理、积极的教养态度，创设良好的家庭环境。

父母要重视孩子的心理健康

以往人们认为，所谓健康就是没有病症，即身体检查找不出哪一部分有病态的症状。随着人类社会的不断进步，人类逐渐认识到人是一个身心的统一体，人的健康不仅仅是没有身体疾病，而且应该是心理同样没有不正常现象。

当我们培养孩子的时候，常常只注意孩子的生理健康，而忽略了孩子的心理健康。

如何能够使自己的孩子从小就保持身心的全面健康，这肯定是所有的家长们都关心的问题。现在许多大学生离开父母以后，产生了一种精神上的休克状态。觉得没有安全感，产生各种精神障碍，包括神经衰弱、各种各样的神经症，都与我们从小不注意孩子的心理健康有关系。曾看过一些报道，有些中学生离开父母甚至不敢独自睡觉，有的大学生因不适应大学生活而放弃了学业，甚至有人因为害怕离开父母后无依无靠而放弃了出国留学的机会。

现代社会，很多望子成龙、望女成凤的父母只重视子女的学业成绩、只关心子女的身体健康，存在着重智轻德，重身体锻炼轻心理保健的误区。个别家庭，不仅不能意识到孩子的心理需要，而且面对子女的反常行为往往采取粗暴简单的教育方式；有的父母则在孩子成长中所面临的各种生理、心理问题时不能及时地给予指导和帮助，导致子女产生心理障碍。

曾有一位女生倾诉："我是一名初二女生，不知道怎么了，自从上了初中，我和我的父母总是说不到一块儿去。我的母亲一直对我要求很严格，无论大事小事都跟我一讲再讲，有时甚至婆婆妈妈、唠唠叨叨，简直让人受不了；我父亲工作地点离家较远，只在周末才回一次家，但他也只偶尔问问我的学习，从不与我谈心，也从不带我出去玩。我有时想，我的父母怎么不像其他同学的父母呢？但父母还总是口口声声说是为了我好……"

无独有偶，一位母亲则说："我的孩子上了初中后，简直像变了一个人。平时，我们都忙于工作，上下午和晚上孩子都在学校，只有到周末一家三口才能聚在一起，但在一起的时候孩子很少同我们谈心。上次孩子过生日，他请了很多同学到家里来，却要我和他爸爸到外面去吃饭。有时，对他的学习、生活多说几句，他就显得十分不耐烦，有时甚至还要和我们顶嘴……我真不知道，他心里在想什么？"

另一位粗心的妈妈还讲了这么一件事："一天，自己刚上初一的女儿放学回到家一改往日看电视的习惯，径直到自己的房间睡起觉来。吃饭的时候发现她无精打采、心不在焉，而且与平日饭桌上谈笑风生也不同，好像有什么心事。我问她是不是生病了或是否在学校里受了委屈，她也总是摇头。过了两天，班主任老师找上门来，说孩子这两天总是沉默少言、郁郁寡欢，上课也明显不认真，总看到她发呆。老师还以为家里发生了什么事，所以特地来家访。”后来这位母亲发现孩子躲在卫生间洗衣服时才明白发生了什么事。

一些父母忽视了子女的心理需要。而另一些父母则人为地为子女制造了心理负担。一位初二的女生说，她的母亲每到她考试前就说：“你给我好好复习，好好考，如果考砸了，让你吃不了兜着走。”结果，这位女生从小学开始，如果哪回大考（期中或期末考试）没有达到她母亲的要求，都会受到妈妈的打骂，上了初中仍然这样。这位女生说：“我怕考试，事实上每次我都想考好，而且每次我考差时都希望有人能帮我分析原因。考试考不好，老师的白眼、同学的讽刺我都可以接受，但没想到我妈也另眼看我，我还有什么信心把学习搞好呢？”

更可怕的是，很多家长总是以成人的心态来强迫生理、心理都尚在成长期的子女去做成人才能完成的事情，忽略了成长中的子女的学习能力和特殊的心理需要。一次家长会时有一位母亲大倒苦水：“我儿子每天放学回家总是不愿做作业，总要拖到很晚才做。他一回家不是躺在沙发上看电视，就是一个人躲在房间里玩游戏，我想劝他好好学习，可他怎么都不听。”其他几位在场的家长也表示自己的孩子也是这样。

其实，家长望子成龙、望女成凤的家教心态可以理解。但事实上很多家长对子女的教育与学习要求超过了子女的生理和心理承受能力。并且，当孩子达不到预期的目的（如考试没考好）时，“恨铁不成钢”的父母总是更加责难孩子不认真、不努力，甚至打骂孩子。结果造成的恶果是：子女怕学习、行为习惯也不好；在学校与同学关系不好，对老师的教育反感；在家里与父母的关系更是一团糟。有些学生因此形成恶性循环，最终学习成绩一落千丈，与家长最初的愿望背道而驰。

因此，父母要高度重视子女的心理健康。那么，如何来观察自己的孩子有没有心理问题呢？我们可以通过观察来了解：心理健康的孩子性格开朗，活泼主动，好奇心强，跟父母的关系融洽，主动与父母、老师沟通，同学关系好，是非观念强，自觉性强，学习欲望强烈不厌学，面部表情愉悦，精力充沛，善于交友不孤独等。如果你的孩子在近期没有上述这些表现或者很少时，就说明他很有可能存在心理问题，需要引起你的重视。

当然，家庭重视子女的心理健康不可简单化，要避免走入以下几个误区：

1. 把心理健康神秘化

有些父母对发生在子女身上的心理问题大惊失色，对子女的行为疑神疑鬼，把心理问题框框化，在探寻原因时也把主要原因归结在孩子身上，没有也不会从自身、从家庭、从亲子关系去寻求原因，过分地依赖心理辅导教师协助解决子女心理问题，而自己却束手无策。

2. 排斥心理健康教育

有些家长没有认识到心理健康在子女成长过程中的地位和作用，也不愿意接受这方面的宣传教育，不相信自己的子女会出现心理障碍，把他们的过失行为、违规行为统统视作对其管教不严所致。对子女的某些需要不选择地满足或根本不理睬，常常拒绝他人对其子女的心理帮助或轻描淡写地处理子女的心理问题。

3. 知行冲突

有些家长能充分认识到心理健康对子女成长的作用，也能从自身出发，在做好自己的心理状态调适的过程中，选取对子女的心理保健途径和手段，但或因工作原因，或因个人性格等因素，对子女进行心理保健并不能切中要害，或不能持之以恒，有的则采取教训的口气强迫子女接受或要求子女仿效自己处理问题的方式。

现代家庭必须重视子女的心理健康教育。尽管目前尚无统一的模式可供借鉴，但是，家长可以广泛涉猎子女保健的常识，建立和谐的亲子关系，平等地同孩子交流，及时地发现并正确地指导孩子在成长期的行为变化和心理变化。同时，学习青少年心理保健的一些有益的方法，在自己、老师、孩子的共同努力下，给予子女恰当的心理保健，使你的孩子成长为一个身心健康、全面发展的人才。

培养孩子的自信心

自信心是儿童健康成长的翅膀，是积累社会阅历与经验的通行证，也是走向成功的金钥匙。拥有自信的儿童，能够客观地认识自身的优点与缺陷，并为自己的优点而自豪，为纠正缺陷而努力。父母作为孩子最忠实的呵护者，一定要引导孩子多接触积极的东西，培养孩子的自信心，帮助孩子克服消极情绪，消除自卑感。

孩子自卑心理的形成，除了有先天的因素，更重要的是后天形成的，其主要原因有：

1. 家长过分的保护

出于保护孩子的好心，家长不敢让孩子尝试，实际上剥夺了孩子实践和发展自己能力的机会，这样的孩子独立性差，做事没主见，依赖性强，遇到困难就退缩。

2. 教育不当

父母对孩子过高的期望，让孩子觉得目标高不可攀，父母不切实际的、消极的评价指责使孩子看不到自己的长处、优点，看不到努力的成果，从而失去上进的信心。随意地训斥、讽刺孩子，久而久之，使孩子失去信心、也失去了上进的动力。

自卑心理的形成对孩子的成长发展极为不利，那么，父母该如何帮助孩子克服自卑，培养孩子的自信心呢?

1. 创立民主、宽松的家庭气氛

让孩子学习自己的事自己做，不包办代替；对胆小、性格内向的孩子要鼓励其多进行活动，锻炼其胆量；把孩子视为平等的家庭成员，与孩子、与家庭有关的事尽量让其参与，发表意见，适当地采纳孩子的意见，满足他们的要求；当孩子学习不自觉、活动不主动或有过失行为时，应帮助孩子分析原因，让孩子积极改正。在和谐、愉快、民主的家庭中长大的孩子，更容易形成自信的人格。

2. 对孩子的期望不要过高

不要对孩子有过高的期望值，要发展地看待孩子，肯定孩子的点滴进步，以此来改变他的一些不良行为习惯。而不是当孩子兴冲冲地说“老师说我进步了”，而家长却说“你得意什么，离好孩子的标准还差远了”。或当孩子兴冲冲地说“我考了A级”，而家长说“某某考了几个A”等。这样会伤害孩子的自尊心，让孩子对做好孩子和考A级没了兴趣，缺乏信心。而父母多说一句“你进步了”，“希望下次多考几个A”，将会对孩子的教育产生很好的效果。

3. 多用肯定性言语和鼓励性言语

强化自信的方法很多，抓住契机进行正面引导尤为重要。孩子如果能经常得到父母的肯定和表扬，会使他们兴趣盎然、信心百倍，情不自禁地向前努力，也能满足其潜在的争强好胜的欲望，增强其自觉学习的主观能动性。因此，要建立孩子的自信心，对孩子在实践中所做的任何一点努力和克服微小的困难都要及时予以支持和适当帮助，并尽可能地让他们尝试成功，因为成功感是建立自信心的动力。父母可以这样鼓励孩子：“你比上次进步了”，“跌倒了，自己爬起来”，“你能做好”，“我们再试一次”，等等。总之，父母要采取信赖、欣赏的态度，只说鼓励话，不说泄气话，更不说抱怨挖苦的话。因为父母的每一声赞许都会对孩子产生积极的促进作用。

4. 培养孩子的责任心

拥有责任感是对自己价值的认识与肯定，是自信的表现。培养孩子的责任心是树立其自信心的重要途径。平时父母应该多让孩子做一些力所能及的事，让孩子感到自身价值的存在。比如，可以将就餐前整理餐桌的任务交给自己三四岁的孩子。当看着每个人面前整齐的碗筷和大家的笑脸的时候，孩子就特别满足，特别自信。

5. 鼓励孩子勇敢表达自己的情感

鼓励孩子勇敢表达情感，并不是纵容孩子随心所欲地发泄情绪，而是要鼓励和引导其在表达情感和控制情绪之间寻求平衡。

当孩子想要表达情感的时候，父母应高兴地给予孩子机会，接受他的情感，并和他积极交流。比如，孩子抱着已经破损的玩具娃娃走到你面前，拽着你的衣角说："爸爸，你看看我的宝宝生病了。"此时，即使你再忙碌也不能不理孩子，要马上停止工作，轻拥着孩子说："是啊，真替你难过，你的宝宝真的生病了。爸爸一定给你治好它。"如此真诚对待孩子的情感，他的自尊心和自我意识就会提升。

6. 激发孩子的天赋

孩子如果拥有某种天赋或一项特长，他的自信心就比较足，而这种自信的力量也可转移到其他的工作、学习与游戏中。作为父母，要善于发现孩子的天赋与特长，并帮助他不断地巩固与提高，树立他的自信心。

父母要常和孩子一起游戏，并且要注意让孩子尽情发挥他的创造性。因为孩子在自发创造中游戏会比在大人引导下游戏更加集中精力，更能增进其自信心。在游戏的过程中，父母要把精力集中在孩子身上，让他感到快乐，否则孩子会很失望，觉得自己对你并不重要。可以说，陪孩子游戏是一种神圣的职责，因为你正在培养一个人才。

7. 帮助孩子交朋友

好的朋友对孩子的价值观与自我形象会产生良好的影响。因此，父母应该积极帮助孩子结交真正对其健康发展有积极作用的朋友。

当孩子有找朋友的意识时，父母可以有意安排一些比较适合的集体活动，为孩子的好朋友们敞开大门。通过这些集体活动，家长可以更好地了解孩子，观察孩子的社交能力，总体上了解孩子的个性。当孩子不慎交上不适合的小朋友的时候，家长最好给予适时的干预。

8. 不要轻易给孩子定性

儿童的个性是发展着的个性，并没有定型。因此，父母随意给孩子定性是不正确的，会伤害和误导孩子。比如说孩子偶尔一次胆小，有的父母就时常提起，慢慢地给孩子贴上了胆小的“标签”。久而久之，孩子也觉得自己天生胆小，常常拿它来当做失败和退缩的借口。

父母要多为孩子创造机会，积极鼓励孩子，帮助孩子勇敢地尝试。当孩子有过几次成功体验之后，就会“恍悟”：原来我并不胆小。逐渐地，胆小的标签就会被揭去，而被自信所取代。

9. 让孩子从成功的喜悦中获得自信心

培养孩子自信心的条件是让孩子不断地获得成功的体验，而过多的失败体验，往往使幼儿对自己的能力产生怀疑。因此，老师、家长应根据孩子发展特点和个体差异，提出适合其水平的任务和要求，确立一个适当的目标，使其经过努力能完成。如让他跳一跳，想办法把花篮取下来，从而在不断的成功中培养自信。切忌花篮挂得太高，而实际能力不及，连连失败，致使自信心屡屡受挫。同样，他们也需要通过顺利地学会一件事来获得自信。一个在游戏中总做不好的孩子，很难把自己看成是成功的人，他会减少自信心，并由此不愿再去努力，越是不努力，就越是做不好，就会越是不自信，形成恶性循环。成人应通过帮助他们，完成他们想要做的事来消除这种恶性循环。另外，对于缺乏自信心的孩子，要格外关心。如对胆小怯懦的孩子，要有意识地让他们在家里或班级上担任一定的工作，在完成任务的过程中培养大胆自信。

帮助孩子克服自卑，最重要的是成人必须树立正确的教育观念，避免和预防孩子的自卑心理的产生，利用各种环境资源，创造教育机会，让幼儿体验生活和活动的乐趣，引导他们爱自己，相信自己“能行”，从而增强孩子的自信心。

让孩子快乐地成长

目前，家庭超前教育已成为一种普遍的社会现象。家长在望子成龙、望女成凤的心态驱使下，为了不让自己的孩子输在起跑线上，可谓用心良苦：一岁教认字，两岁背唐诗，三岁学外语，四岁练钢琴（绘画、书法），五岁学电脑……形形色色的学前技能培训充斥着的日程表，孩子心仪的动物园、电影院、儿童乐园无暇光顾了，同龄人彼此之间的玩耍、接触少了。这种无视年龄、生理、心理特征和能力水平，一厢情愿地实施“超前智力开发”的做法并不可取，只会过早地让孩子背上沉重的十字架，只会扭曲心灵、压抑童真、扰乱孩子身心有序健康地发展。

研究表明，灵长类的脑容量、智商、情商与幼年期的玩耍量呈同步增长。据此，专家认为，给学龄前儿童创造一个无忧无虑、宽松活泼的生活环境，无疑会对他的未来产生巨大的影响。尤其是相对没有羁束的游戏和玩耍，更有利于增强幼儿的大脑发育，锻炼独立的人格、健全的心理和顽强的群体生活能力，大大降低成年期精神、心理疾病的患病率。

诚然，面对知识经济时代的严峻挑战，当今社会的人才竞争日趋激烈，家长们的危机感是可以理解的，但也没有必要把这种竞争过分地提前，孩子毕竟还小，其成长、成才更有着方方面面的因素，而且是一个相当长的过程。唯有根据其身心的发展规律，因势利导、循序渐进、量力而行、全面培养、一步一个脚印，才不乏“后劲”，才有潜能，才能“可持续发展”；急功近利，往往会适得其反。

那么，如何才能让孩子拥有快乐的童年，快乐健康地成长呢?

对父母来说，使孩子快乐地成长的最佳方法就是在家庭中营造一种快乐和温馨的氛围。在这样的家庭氛围中成长起来的孩子，因为具有快乐的性格，成年后也能让自己的小家庭充满欢声笑语。下面有几种让孩子快乐起来的小秘诀：

1. 让孩子尽情玩耍

人人都希望自家的居室整洁，住着舒服，看着也舒心。但对孩子来说，家应该是一个能自由玩耍的好地方。一般来说，当孩子一开始喊叫、跳跃，父母便会想办法制止，孩子只好顺从父母，停止吵闹。表面上，是父母管教有方，但由此带来的后果是，孩子的热情和活力正在一点点丧失，孩子的心灵也备受压抑。所以，在这里要提醒父母：孩子毕竟是孩子，要想保住他们的快乐之源，就让他们尽情地玩耍吧，哪怕他们只是去公园看蜘蛛做网、蚂蚁搬家——这些在大人眼里很幼稚很可笑的活动，都能给他们带来真正的快乐。

2. 让孩子关心他人

孩子需要别人认同他是家庭和社会中的一员，父母应尽量给孩子提供接触社会、关心和帮助他人的机会。如让他把家里的旧玩具收集起来，送给需要的小朋友；帮助照看比自己年纪小的小朋友；帮妈妈做力所能及的家务，等等。在家里，家庭成员之间要相互关心，让孩子从小就懂得关心父母，尊老爱幼，懂得分享。

儿童心理学家指出，儿童在很小的年纪就能享受到帮助别人的快乐。

3. 让家中充满欢笑

笑，对你和孩子的健康都有好处。有些父母喜欢在孩子面前保持严肃的形象，以为这样才有尊严。其实，笑出声来，并不会失去父母的尊严。让家中充满笑声，并经常给孩子一个拥抱，这是最好的爱的表达。和孩子一起游泳、一起骑车、一起打球……这些活动不但能增进孩子的健康，更能让孩子笑口常开，而且在活动中还能增进亲子关系。

4. 适时地给孩子具体的赞扬

父母应特别表扬孩子令人满意的具体行为，表扬得越具体，孩子就越清楚哪些是好的行为，越能够根据父母的话对自己作出实事求是的评价。当孩子做好一件事或掌握了一种技能的时候，不要简单地说“做得不错”，要指出他们具体细节的成功。比如：“你今天把路边的垃圾捡起来扔进垃圾筒，真让妈妈高兴。”“你今天的作业做得很好。”具体的表扬会让孩子产生更大的满足感，当然，也要注意不要表扬过度。要让孩子从小认识到，真正的表扬来自于他们战胜了挑战之后。

5. 不要苛求完美

人无完人，每个人的身上都会存在这样或者那样的不足，孩子更是如此。作为父母不能苛求完美，如果总是对孩子表示不满和批评，会伤了孩子的自尊，让他失去自信。所以，当你要抱怨的时候，先想一下，这个过错是不是跟他们的年龄有关？10年后他们还会这样吗？如果你的答案是否定的，就别再唠叨个没完。记住：你和孩子之间的感情总比他把袜子放在哪里重要得多。

6. 教给孩子解决问题的技巧

当孩子认为自己能解决一些问题时，他们会产生良好的自我感觉，能树立起信心，并且有下次自己解决难题的勇气。当他们遇到难题时，做父母的可以按下面的步骤教给他们解决问题的技巧：一是发现问题；二是让孩子描述出他想要的结果；三是帮他设计出要达到这个结果的步骤；四是让他自己想，哪一步他能够自己完成，哪一步需要别人的帮助；五是在他确实需要帮助的步骤上提供帮助。

7. 给孩子提供一个展示才能的平台

每一个孩子都有自己独特的天才和技能，展示这些才能会给他们带来极大的喜悦。“爸爸，我给你讲一个故事好不好？”这时，即使你在埋头工作，也要满足他这个愿望，并适时地给予肯定：“你讲得真是太棒了！”要知道，能和爸爸分享自己喜欢的故事，对孩子来说是多么的快乐。孩子的热情能通过爸爸的分享和肯定转化成良好的自尊、自信，而这些品质对孩子一生的快乐都是宝贵的。

正确把握各自在家庭中的角色

有关婚姻的质量问题，有关学者认为主要存在 3 个等级：优质婚姻、婚姻亚健康状态和不良劣质婚姻。其中优质婚姻表现为夫妻关系充满活力，能够经受挫折和风雨，夫妻之间感情和谐稳固，永葆真爱，激情依旧，珍惜欣赏婚姻生活里的点点滴滴，丈夫或妻子对婚姻的付出感受到的是美好体验。婚姻亚健康状态表现为夫妻双方能维持婚姻生活，感受到婚姻的酸甜苦辣，婚姻生活感觉不适或不是自己想要的，夫妻关系不自如，婚姻生活缺乏活力和麻木的情形。不良劣质婚姻表现为婚姻危机、婚外情、婚姻暴力（热暴力和冷暴力），婚姻生活下的夫妻双方或一方痛苦麻木，在婚姻边缘徘徊，夫妻之间陌生、冷漠、冲突、伤害，具有持续性或经常性特点。

造成不良劣质婚姻的原因多样，其中有一个很特别的原因是夫妻双方没有把握好自己的家庭角色。

肖扬与丈夫结婚半年以来，一直在实行婚前制定的婚姻契约。结婚前，他们都认为婚姻契约和夫妻 AA 制是实现男女平等和婚姻自由的“最高境界”，这样可以保持恋爱时期的状态，可以在享受自由的同时感受不到婚姻的压力。

肖扬以为这样的婚姻才是最幸福的，可是她却总也找不到一家人的感觉。结婚以后他们各自仍旧干着婚前各自的事情，很少在一起吃饭，唯一改变的就是每天可以见一面，但连这种亲密感似乎也不曾长久存在。丈夫与她越来越疏远，最近都会很晚才回来，问他理由，他总是说忙，肖扬感到了一丝恐慌。

在又一个寂寞的早晨时，肖扬偶然在丈夫的枕头底下发现了一本厚厚的日记，她不想偷看，但按捺不住的好奇心仍驱使她打开了日记。

3 月 5 日

结婚几个月了，我没有了那种新鲜的感觉，我仍旧还是我自己，我与她之间我感觉不到渴望中的那种亲密，我不能拿她当成我自己……我不知道女朋友与老婆之间有什么区别，因为，直到现在我也没有感觉到老婆的存在，我也不知这是怎么了……

3 月 26 日

我的收入仍旧是自己掌管，有时候我主动给她买了一些东西，她也要跟我算清楚。她说，她自己不是要靠男人养的那种女人，她自己的工资够她生活的了。我知道她的收入比我少，但我没有了做丈夫的感觉……

4 月 7 日

我和她吵架了，因为昨晚我勉强了她，她说我不能勉强她，她说男女是平等的，她也有享受与拒绝的权利，不知为什么，我的鼻子酸酸的。想想与她恋爱的过程，她真称得上是个好女人，她从来没有对我有什么过分的要求，恋爱时我们在一起吃饭也一直是 AA 制。我知道她是有教养的知识女性，很有自尊，也很高雅，但我现在讨厌这种令人压抑的高雅了。我觉得她很冷，没有我要的那种温暖……

5 月 1 日

好不容易放了 7 天假，她却出去玩了，把我自己留在家里。我在酒吧和朋友混了 7 天，突然觉得没有了她，我一样生活。我突然间感到了一种悲哀，我为自己难过，结婚半年多了，我似乎仍是单身……

……

肖扬看着不由哭了，她发现自己犯了一个致命错误。他是那种渴望家的男人，渴望做丈夫的那种男人，他要的不是平等，也不是所谓的自由，他要的是温暖。在他斯文的外表下面，有一种征服与归属的欲望……而这些最简单的东西，自己却没能给她。这本日记也许是他故意留给她看的，也许他在试着挽回他们的爱情。

晚上，肖扬破天荒地下厨给他做了一桌美食。饭桌上，肖扬亲切地叫了丈夫一声“老公”，而在此之前，他们一直互叫名字。肖扬说：“以后，你的钱让我管吧，因为我们得攒钱买房了。”丈夫笑了。她说：“你是男人，以后记得早回家，因为你是有老婆的人。”丈夫的眼睛里有了泪花。他问她是不是看了他的日记，她没有说话，只是说：“我是明白了要怎样做你的老婆。”

肖扬与她丈夫之间之所以会出现危机，是因为他们没有把握好自己在家庭中的角色，尤其是肖扬。好在她后来及时发现了问题并做出了调整，才使得他们的婚姻得以继续。

良好的婚姻是一种人生互助关系，或是由于有一方缺乏独立性需要另一半照料和引导，而不是领导与被领导关系，也不是相互独立、互不干涉的关系。

心理医生认为，夫妻关系与婚姻的心理治疗是心理治疗的重要方面，不良的心理会破坏婚姻。夫妻关系出现裂痕的原因，既有来自夫妻两人关系本身层次的问题，也有来自夫妻各自家庭背景、子女、第三者介入婚姻、民族与文化差异等各个方面的问题。夫妻双方有各自不同的文化背景和不同的性格特征，彼此应该互相体谅和宽容。家庭是社会的细胞，将家庭建成幸福的港湾，无疑将对千千万万夫妻的身心健康、工作与事业发展，以及社会的安定都有重大意义，而这无疑需要千千万万夫妻的共同努力。家是夫妻共同的港湾，需要夫妻双方共同建设。在家中，夫妻双方要正确把握自己的角色，避免进入误区。

第三章

交际、职场中的心理调适

工作和生活中，常常会发现一些难以说清的心理现象。如果说感情的自我迷失危害很大，那么心理的迷失危害是更大的。而且因为某些心理现象的某些特征，往往很难被认识到是陷阱，比如从众心理、暗示心理、投射效应等等。因此，这些心理现象成为妨碍我们人生成功和生活幸福美满的隐形杀手。我们必须时时警惕这些陷阱。

·第一节·

人际交往中的心理学

人际关系的形成与发展

人际关系是指人与人在相互交往过程中形成的心理关系。没有人际交往，也就无所谓人际关系。人际关系建立后，也需要通过不断的交往加以巩固和发展。

良好人际关系的建立，要经过一个从表面接触到亲密融合的发展过程。进行交往之前，两个人彼此并没有意识到对方存在，这时候双方关系处于零接触状态。此时双方是完全无关的，谈不上任何个人意义的情感联系。只有一方开始注意到对方，或双方相互注意时，人们之间的相互交往才开始，彼此之间都获得了初步印象，不过这种状态还没有情感的卷入。因为双方还没有进行直接的语言沟通，彼此之间只能算是旁观者。表面接触才是人际沟通的真正开始，从双方开始直接交谈的那一刻起，彼此就产生了直接接触。当然，这种接触是表面的，彼此之间还没有共同的心理领域。随着双方交往的深入和扩展，双方共同的心理领域也逐渐被发现，发现的共同心理领域的多少，与情感融合的程度是相适应的。

莱文格和斯诺克以图解的方式，对人际关系相互作用水平随时间的递增关系做了直观的描述（见下图）。这个图解比较形象地说明了人际关系形成与发展的整个过程。

图解	人际关系状态	相互作用水平
○　○	零接触	低
○→○	单向注意	↓
○⇄○	双向注意	
○○	表面接触	
⚭	轻度接触	
⚭	中度接触	
◎	深度接触	高

1. 零接触

在日常生活中，我们每天遇到许多人，但一般对旁人并不关注，即使面对面站着，过后也忘记了。两个人之间是彼此陌生的，互不相识，甚至没有意识到对方存在，这时，双方关系处于零接触状态。双方是完全无关的，谈不上任何个人意义的情感联系，不会建立起某种人际关系。

2. 注意阶段

注意阶段是人际关系的准备阶段，也是人际关系发展的必经阶段。一方受对方吸引，开始注意到对方的存在，或双方彼此产生相互注意，人与人相互作用开始，一方开始形成对另一方的初步印象，或彼此都获得了对对方的印象。注意阶段有时是非常短暂的，产生注意的原因也许是非常偶然的，但它是良好人际关系的开端，也可能由于种种原因而未发生实际交往，最终也没有建立关系。

3. 表面接触阶段

这是人际关系建立的初级阶段，从交往双方开始直接谈话的那刻起，双方就产生了直接接触。最初的直接接触是表面的，彼此之间几乎没有情感卷入。但表面接触阶段在人际关系的发展上非常重要，因为第一印象、晕轮效应等都是在这一阶段形成的。在表面接触时，充当彼此间媒介物的，可能是学校的课业、职务上的应对、商务上的交易等。在现实生活中有很多人际交往就只停留在表面接触阶段，例如很多人同事多年，彼此之间交往泛泛，他们之间的关系就是停留在这一阶段。

4. 轻度卷入

随着沟通的深入和扩展，双方共同的心理领域也逐渐被发现。发现的共同心理领域的多少与情感融合的程度是相适应的。按照情感融合的相对程度，将人际关系分为轻度、中度、深度卷入三种，轻度卷入的人际关系，交往双方所发现的共同心理领域较小，双方的心理世界只有一小部分重合，也仅仅在这一范围内，双方的情感是融合的。

5. 中度卷入

中度卷入的人际关系，交往双方已发现较大的共同心理领域，同样，双方的心理世界也有较大的重合，彼此的情感融合范围也相应较大。

6. 深度卷入

在深度卷入下，双方已发现的共同心理领域大于相异的心理领域，彼此的心理世界高度（但不是完全）重合，情感融合的范围也覆盖了大多数的生活内容。一般，只有极少数人能够达到这种人际关系深度。

人际关系双方心理世界完全重合的情况是不存在的。无论人们的关系多么密切，情感多么融洽，也无论人们主观上怎样感受彼此之间的完全拥有，关系的卷入者都不可能在心理上取得完全一致。两个人是两个世界，两个理解的基点，两种情感、两种利益的基点。

如前所述，人际关系的发展过程同样包含着负向发展，即人际关系的恶化。从日常生活中我们发现，人有一见如故成知己者，也有瞬间反目成仇人者。大千世界，芸芸众生，纷繁复杂，人际关系的恶化只是其中的一幕。

朱迪·C. 皮尔逊在《如何交际》一书中，就提出了人际关系的恶化过程（见下页图），对我们更好地理解人际关系的负向发展有所启示。

一般说来，人际关系的恶化是由于人际冲突、人际内耗和人际侵犯的结果，根据这种冲突和内耗的性质和程度，可以把人际关系的恶化过程划分漠视、冷淡、疏远、分离四个阶段。

1. 漠视

正像人际关系的发展从注意开始一样，人际关系的恶化开始于漠视，即对对方表现出一种漠不关心的态度。具体表现为对对方注意力的转移，或扩大与其交往的距离，不再与这个人说话等。

图解	人际关系状态	相互作用水平
←○　○→	漠视	低
←○　○→	冷淡	↓
←○　○→	疏远	↓
○　○	分离	高

2. 冷淡

如果说漠视主要表现为对某人的不关心或不注意的话，那么，冷淡则表现出更多的否定态度和行为。例如，你看到某人从远处走来，你故意装作没看见，拐弯走而避免相遇，这是漠视；如果他人走过来想跟你说话，你却显得没兴趣，甚至不理睬，或借故走开，这就是冷淡。

3. 疏远

在疏远阶段，双方又回到了原来的分立的位置，形成了一种远离的状态。双方力图避免接触，很少有往来，即使有交往，也还是一种不愉快的接触。从非语言方面看，有意扩大距离，表情上有不乐意交往的表现。在语言上，可能公开表示要结束关系等。

4. 分离

这是人际关系恶化的最后阶段。这时双方完全处于不联系的状态。分离状态的发生，可能是自然地形成的，也可能是人为地造成的。前者如一方死亡或由于双方联系自然减少而逐渐形成分离，后者包括外力造成分离状态和关系双方主动制造的分离状态。在人的一生中，发生人际关系的分离是不可避免的。

影响人际交往的因素

生活在社会中，人总要和周围的人发生各种各样的交流和联系，在人际交往的过程中，哪些相关因素会影响你与他人的交往呢？

1. 外貌

外貌在人际交往中的作用是非常重要的。一般来说，人们更加喜欢那些外貌漂亮的人。为什么漂亮的人受人喜欢呢？第一，我们从各方面的习惯知道，漂亮的人才值得爱，不论电影还是其他文学作品中，被爱的人常常是漂亮的，因此，美貌起到了爱的反应线索的作用。第二，同漂亮的人在一起，在别人面前就显得荣耀和光彩。第三，人们有个老框框，就是认为漂亮的人还有其他方面好的属性，这也就是所谓的“光环效应”。第四，漂亮的人看着就舒服，使人沉湎于美的满足之中。

在人际交往中，不管对方的年龄或性别，我们倾向于更喜欢外貌有吸引力的人，不仅我们更喜欢他们，而且我们对于他们行为的评定也不同。与没有吸引力的人的行为相比，我们常常对有吸引力的人的行为更为喜欢，也期望他们会做出更好的行为。

然而，外貌也并不是万能的，随着人际交往的不断深入，外貌的作用会不断减弱。人们更注重道德品质方面的特征，假如一个人道德品质低下，人们或许会更加厌恶其漂亮的外貌。特别是当恶劣行为与其外貌有关时，这种情况更加明显。如果一位漂亮的被告所犯的罪行与她的外貌魅力有关，法官会给她更重的惩罚。可见，外貌与喜欢之间的关系也是复杂的。美丽的外貌也并不是在任何条件下都导致喜欢，在美貌与喜欢之间还常常有其他变量在起作用。

2. 能力

一个人的能力大小与使他人喜欢程度的高低有密切关系。一般来说，在其他条件相当时，一个人越有能力就越受人喜欢。但是，能力与喜欢并不永远成正比。阿伦森等人的实验揭示了能力与吸引之间的关系。实验中让每一组被试听一个录音。显示出四种不同能力条件的人：能力超凡的人，能力超凡但是犯了错误的人，能力平庸的人，能力平庸而又犯了错误的人。结果发现，最受人喜欢的并不是能力非凡的超人，而是有着非凡的能力但也犯了错误的人，对仅仅是具有非凡能力的人的喜欢处在第二位，第三位是能力一般的人，最不受喜欢的当然是能力平庸而又犯了错误的人。犯错误导致了人们对于有能力的人的更加喜欢，这叫做“犯错误效应”。这或许是人们感到犯了错误的有能力的人，比起那些十全十美、白璧无瑕的人更加亲近。因为这种人是可望也可即的，而不像那些真人圣贤，只可望而不可即，只好多敬仰而少喜欢，或者是敬而远之。另外，在十全十美、能力非凡的人面前，或许会使自己感到自惭形秽，降低了自我形象，所以人们并不十分喜欢这种十全十美的“超人”。

另外的一些研究表明，男性更喜欢犯了错误的能力非凡的男人，女性往往喜欢没有犯过错误的能力非凡的人，而不考虑此人是男性还是女性。还有，“犯错误效应”与自尊心有着某种联系，有着中等自尊心的男性更喜欢犯过错误的有能力的人，而自尊心低的男性则更加喜欢没有犯过错误的能力非凡的人。

3. 个性品质

一般，我们总是愿意与具有优良品质的人进行交往，与他们交往使我们具有安全感，同时可以得到适当甚至很好的回报。具有良好个性特征的人的吸引力是持久、稳定和深刻的。在其他方面一样的情况下，我们更愿意和诚实、正直、乐于助人、友好和善的人交往。安德森曾进行的研究表明，得到人们评价最高的品质是真诚、诚实、理解、忠诚等，而评价最低的是说谎、虚伪、作假、邪恶、冷酷、不诚实等。西方心理学家认为，待人热情是决定喜欢的一个特别重要的品质。福尔克斯等人进行的一系列实验证明了这样一种结论，即“喜欢别人的人最受别人喜欢”。他们要求被试阅读和听一些谈话、调查报告，然后评价列在长长单子上的问题。这种谈话或调查报告的主人翁被有意设计成喜欢别人或不喜欢别人。问题回答的结果表明“喜欢别人的人最受人喜欢”。他们的解释是，当材料中的主人翁喜欢一些人的时候，人们对他们持积极、肯定的态度，并且赞美和称颂他们，而不是轻视、厌恶或者说他们的坏话，于是来自积极的肯定评价就会激起人们的热情，热情容易导致吸引。

个性品质对人们交往的影响与前面提到的外貌的吸引并不矛盾，外貌的因素主要是在交往的初期具有强烈的影响。随着交往时间的延长，吸引力的决定因素将从外在的仪表逐渐转为人们内在的个性品质。平时我们经常说外表美是一时的，而心灵美才是长期的，实际上这里的心灵美有一部分内容就是指人们的个性品质。

4. 情感因素

人际交往中的情感因素，是指交往双方相互之间在情绪上的好恶程度、情绪的敏感性、对交往现状的满意程度以及对他人、对自我成功感的评价态度等。

人际交往中的情感表现应该适时适度，随客观情况的变化而变化。不良情感反应会影响交往。比如，如果交往中反应冷漠，对常人可因之而喜怒哀乐的事情无动于衷，会被他人认为你麻木、无情、不宜交往；如果情感反应过于强烈，不分场合和对象地恣意纵情，别人会觉得你轻浮不实；如果情感不够稳定、变化无常，也会让人觉得你不宜交往。

5. 行为举止

交往行为举止，包括交往的举止、气度、表情、手势以及言语等所能测定与记载的一切量值。适度、优雅的交往举止，会给人留下好的印象，有效改善人际关系。行为举止的决定因素是交往心理，当然，培养锻炼也是很重要的。

人际交往中常见的不良心理

人际交往是人类的基本需求之一，是人们社会生活的重要内容之一。各种不同层次需求的满足、自我的发展、心理的调适、信息的沟通、人际关系的协调，等等，都离不开人际交往。没有人不希望交往，每个人都希望通过交往建立起和睦的家庭关系、亲属关系、邻里关系、朋友关系、同事关系……

可是，在实际的交往过程中，不会人人如愿，总是或多或少地存在着一些不尽如人意之处。研究表明，那些具有良好人际关系的人一般具有坦诚、乐观、幽默、有活力、聪明、有个性、独立性强、能为他人着想等个性心理特点，而那些不太受人欢迎的人具有以下心理特点：自私、自负、虚伪、自卑、斤斤计较、猜疑、依赖、羞怯、固执、没有个性，等等。大家不妨对照一下自己，扬长避短，利于建立良好的人际关系。

1. 自卑心理

自卑是指自我评价偏低、自愧无能而丧失自信，并伴有自怨自艾、悲观失望等情绪体验的消极心理倾向。有自卑感的人总是轻视自己，认为无法赶上别人。自卑是人生最大的跨栏，每个人都必须成功跨越才能达到人生的巅峰。如果一个人生活在自卑之中，他就选择了一条痛苦的人生之路；如果生活在自信之中，他就学会了快乐地生活。在人际交往中，自卑情绪往往会成为相互沟通和了解的最大障碍。

有些人容易产生自卑感，甚至瞧不起自己，只知其短不知其长，甘居人下，缺乏应有的自信心，无法发挥自己的优势和特长。有自卑感的人，在社会交往中办事无胆量，习惯于随声附和，没有自己的主见。这种心态如不改变，久而久之，有可能逐渐磨损人的胆识、魄力和独特个性。

2. 腼腆怯场心理

心理学认为，人进入青年时期开始注重自我意识，这种自我意识表现就是摆脱对父母、师长的依赖性，去自我独立地观察、分析、体验社会，在此同时开始注重别人对自己的评价、关心自我在别人心目中的“形象”。他们需要得到别人的承认，但同时又经常担心和怀疑自己的言行能否得到别人的承认，这种心理状态再加上缺乏临场经验，因此，在一些社交活动中，特别是在自己不熟悉的环境中，就表现出不自然、腼腆甚至怯场。其次，腼腆、怯场还与个人的性格气质有关，一般说来，属于内向型和抑郁型气质的人较多出现这种情况。

你去参加一个座谈会，这本是一个发表意见、影响别人、结识朋友的好机会。可是，一见到那么多的领导和专家名流，再一听人家的发言，你胆怯了：“算了，不发言了，听别人的吧！”主持人突然提到你的名字，你丝毫没有精神准备，不得不断断续续地说上几句，最后连自己都认为“砸了锅”。

据说当球赛进行到紧张阶段时，教练和队员们也时常会畏懦怯场，但他们常会想办法对付。其中一个绝招就是用心去想“我的心情紧张，对方同我一样紧张，可能比我还紧张”。这样一想，自己反而会平静下来，沉着应战。

你也可以将这种方法用于社会交往中。慢慢地，就会觉得大庭广众之中发言是一种精神上的享受，是提高自身吸引力的法宝。

3. 自傲心理

在人际交往中，有人处处唯我独尊，“老子天下第一”，趾高气扬，轻视别人，甚至贬低别人、嘲笑别人，听不进别人的意见。这种心理对于交际危害很大，这些人也很难与别人相处。

自傲的人喜欢过高地估计自己，只关心自己的需要，强调自己的感受。他们在交往中通常表现为妄自尊大、自吹自擂、盛气凌人，高兴时手舞足蹈、滔滔不绝，不高兴时会不分场合地乱发脾气，丝毫不考虑他人的感受，而且不愿和自认为不如自己的人交往。他们还容易过高估计和他人的亲密程度，有时候对人过于亲昵，说些不该说的话，会引起他人的反感。另外，有意思的是，自傲的人一旦遭受挫折，往往会变成自卑者。

自傲的根源是错误的自我评价。当然，与其成长环境也密切相关。

克服自傲心理，首先要学会尊重别人、善于发现别人的优点，以利于对自己作出客观评价。另外，还要学会严于律己、宽以待人。

4. 猜疑心理

有猜疑心理的人，往往爱用不信任的眼光去审视对方和看待外界事物，每每看到别人议论什么，就认为人家是在讲自己的坏话。猜忌成癖的人，往往捕风捉影，节外生枝，说三道四，挑起事端，其结果只能是自寻烦恼，害人害己。

俄罗斯著名小说家契诃夫写过一篇小说。一个名叫切尔维亚科夫的小公务员，在剧场看戏时打了一个喷嚏，正当他感到轻松惬意的时候，无意间发现前排有一个秃顶老人正用手绢擦头，定眼一看，那人竟是一位老将军。惊恐万状的切尔维亚科夫不断地向将军道歉，本不在意的将军因看戏被搅扰，很是不满。此后，切尔维亚科夫陷入了猜疑与恐惧的深渊。他三番五次登门向将军赔礼，惹得将军忍无可忍，最后大发雷霆，将他逐出家门。切尔维亚科夫吓丢了魂，回到家里躺在沙发上死去了。

切尔维亚科夫之死的直接原因，毋庸讳言，还在于他自己。他的捕风捉影、胡乱猜疑，给他带来了沉重的不可承受的心理负担。真是世上本无事，庸人自扰之。

疑心是人际交往中的一大阻碍。疑心是一种不符合事实的主观想象。疑心还颇有点魔力，即你越向那个方向怀疑，就越会感到是那么一回事。事实上，它是引人离开理智的幽灵。

猜疑心理是一种由主观推理而对他人产生不信任感的复杂情绪体验。猜疑心理是人际关系的蛀虫，既损害正常的人际交往，又影响个人的身心健康。

5. 嫉妒心理

嫉妒也是交往中的一种病态心理。自从人类进入文明时代以来，嫉贤妒能这个怪物就从来没有绝种，它不时地变换着面孔和姿态，坑害善良的人们，到处留下它的恶名。在圣洁的科学殿堂上，有时它像飞短流长的雾，有时又如暴虐的风刀霜剑，摧残科学新苗，恣意扼杀人才。

一般的嫉妒不算什么大毛病，但若发展到恶性妒忌，就比较麻烦了。看到近旁的同事有了一点成就，得了一点名利，就眼红得要滴血。而自己苦于无长可施，又不能“取而代之”，便成天以阴暗的心理去窥伺别人，进而要弄种种“捣鬼”的小动作，搞得对方无法工作。

嫉妒还会导致悲剧。曾有这样一则轶闻：号称“鬼才”的中唐诗人李贺，才华横溢，写出了上千首诗。李贺有个表兄，对他的诗才十分妒忌，一天乘他不备，把他的手抄本偷出来，“投诸河中”。因此，传世的《昌吉集》，仅记下李贺后来追忆起来的240多首诗，约占其全部诗作的1/4。这是中国文学史上的一个悲剧。

嫉妒，最容易发生在年龄、性别、职务、能力、水平相近的人之间。嫉妒的表现行为，就是破坏和拆台，而破坏、拆台则会影响团结，损害友谊。所以，看到别人事业上有了进步，或在某些方面超过了自己，请你不要嫉妒，最好的办法就是学习，学习别人的长处，增长自己的才干，通过自己的努力去超过他。

6. 孤僻心理

孤僻心理是因缺乏与人交流而产生的孤单、寂寞的情绪体验。有这种心理的人，社交对他们来讲没有任何意义，而且乏味至极，他们从不愿与人交往，喜欢孤独。

有这种心理障碍的人，往往缺乏自我解剖的精神，不敢正视自己的弱点，相反，对别人要求却极其严格，缺少宽容精神，别人稍有自己不喜欢的地方就从心里拒之千里，这在现代社交中是十分不利的。在现代社会中欲成就一番事业，与人合作交往是必不可少的。因此，这种心理应加以克服。

要克服孤僻心理，关键要在思想上解决问题。首先，不要过多地看到自己的优点和长处，而要更多地看到自己的缺点和不足，更多地看到别人的优点和长处，以此产生交往的强烈愿望，形成交往的动力。其次，择友标准不能太严，即使你自己确实在许多方面比你所要交往的对象强，但"三人行，必有我师"，你总有不如别人的地方，总有需要别人帮助的地方，再退一步说，你没有需要别人帮助提高和解决的地方，那你总需要进行情感的交流吧，总需要获得情感的输入吧。因此，对别人不能过于苛求。在以上两个方面做好了，孤僻心理就会得到克服。

7. 虚荣心理

在社交中有的人为了满足一时心理上的需要，就弄虚作假、文过饰非，企图以各种伪装的方式来获得其他人的重视。这种表现就是虚荣心理在作怪。其实，带有这种心理去社交是很不对的，它不但不会有助你社交上的成功，反而会让你得到适得其反的效果。从某种意义上而言，虚荣是一种不成熟的心态，也是一种不自然的表现，看似能满足自己一时，但其有害的影响却很深远。

法国著名作家莫泊桑的小说《项链》是许多读者都非常熟悉的。小说中塑造的路瓦栽夫人的形象就是个爱慕虚荣的典型。路瓦栽夫人为了在舞会上大出风头而向朋友借了一条项链，结果不慎将项链丢失。为了赔偿，她节衣缩食，付出了10年的艰辛。路瓦栽夫人为了满足一时的虚荣，竟然付出了如此重大的代价，这个惨痛的教训难道还不能令我们警醒吗?

在虚荣心理的作怪下，人会出现相互相攀比的情况，而且这种情况多出现于女性身上。她们无所不比，穿着、家庭、相貌、收入，等等。当自己在某方面比别人优越时，就洋洋得意，看不起别人；当在某方面比别人差时，就自暴自弃，完全忽略了自身价值。为了掩饰自己的缺点费尽了心思，在交往中不把真面目拿来对待别人，这在社交中岂有不败之理。

世界中的每一个人都不是完美的，说不定在某方面就有缺点和不足之处，但这些不足和缺点并不是否定我们自身的总体价值，我们不必对它遮遮掩掩、耿耿于怀。用一颗坦荡的心来展示自我风采，这样在社交中才能立于不败之地。

8. 封闭心理

在社交中，要想交到更多的朋友，必须放开自己的心理，以宽容、广阔的心灵接纳别人，而封闭心理则在社交中是十分不利的一种心理。

所谓封闭，就是把自己的真实思想、情感、欲望掩盖起来，试图与世隔绝。封闭心理严重的人，对任何人不信任，怀有很深的戒备。在交往中或者少言寡语，或者不着边际，从不与人推心置腹，给人高深莫测、不可捉摸的印象，像个“黑洞”一样，让人不敢接近，也无法接近。一般情况下，封闭心理严重的人不易交到知心朋友。封闭心理，尤其在青年人当中也是一个比较普遍存在的心理障碍。

克服封闭心理，必须更新观念，封闭心理的形成可能是受传统的自给自足的小农经济思想影响，因而不愿与人往来，必须改变这种观念。同时，要解除思想顾虑，不要怕公开了自己的思想、观点以及身世经历后，被别人轻视。一般情况下，向别人敞开心扉，人们更容易理解和接受你当前的行为，会更加和你亲近。

在人际交往中，除了上述的几种不良心理之外，以下一些不良心理对人际交往也是不利的，应当注意克服。

9. 排他心理

人类已有的知识、经验以及思维方式等，需要不断地更新，否则就会失去活力，甚至产生负效应。排他心理恰好忽视了这一点，它表现为抱残守缺，拒绝拓展思维，促使人们只在自我封闭的狭小空间内兜圈子。

10. 作戏心理

有的人把交朋友当做是逢场作戏，往往朝秦暮楚、见异思迁，且喜欢吹牛。这种人与人之间的交往方式只是在做表面文章，因而常常得不到真正的友谊和朋友。

11. 利用心理

有的人认为交朋友的目的就是为了“互相利用”，因此他们只结交对自己有用、能给自己带来好处的人，而且常常是“过河拆桥”。这种人际交往中的占便宜心理，会使自己的人格受到损害。

12. 自私心理

处处以自我为中心，只讲索取，不讲奉献。争名夺利，甚至损人利己。这种心理对于交际危害极大。它时时处处会伤害到别人，这种人永远也不会找到真正的朋友。

13. 逆反心理

有些人喜欢标新立异，总爱与别人抬杠。不管什么事情，不管对与错，别人说好他偏说坏，别人说一他偏说二。逆反心理容易使人产生反感和厌恶。

14. 固执心理

固执心理犯了僵化不前的错误。固执的人抱残守缺、拒绝变化，只在自我封闭的狭小空间内兜圈子，即使道理已经很明了，他也拒绝承认错误。这样会有几个人愿意与之交往呢?

15. 干涉心理

人人都需要一个自我心理空间，即使夫妻之间不也希望有一点自己的隐私吗?朋友更是如此。关系再好，也会有一个封闭的心理角落。可有的人，偏喜欢打听、传播他人的私事，还一厢情愿地“帮助”人家，实在是低俗和招人嫌的心理和举动。

16. 仇视心理

有些人总是以仇视的目光对待他人，对不如自己的人以不宽容表示仇视，对胜过自己的人以嫉妒表示仇视，对和自己不相上下的人以中伤表示仇视……仇视心理使周围的人没有安全感，自然不愿意与之交往。仇视心理往往来自童年的不幸遭遇。

人际交往中的心理效应

生活中，我们每天都要跟别人进行交流，跟人交往，在交往的过程中，我们对他人形成了各种各样的印象，可这些印象往往并不能反映客观事实。为什么呢?是因为一些交往心理效应的作用。了解这些心理效应是有意义的：利用这些效应的积极作用，克服这些效应的消极作用，利于我们留给他人的好印象，建立良好的人际关系。

1. 首因效应

“首因”也可以说是第一印象，一般指人们初次交往接触时各自对交往对象的直觉观察和归因判断。人际交往中，首因效应对人们交往印象的形成起着决定性作用。

初次见面时，对方的表情、体态、仪表、服装、谈吐、礼节等形成了我们对对方的第一印象。现实生活中，首因效应作用下形成的第一印象常常左右着我们对他人日后的看法。因为第一印象一旦形成，就不容易改变。初次印象是长期交往的基础，是取信于人的出发点。

因此，我们在人际交往中应该注意留给他人好的第一印象。如何做呢?首先，我们应该注意仪表，比如衣着要整洁、服饰搭配要和谐得体等；其次，我们要注意自己的言谈举止，为此必须锻炼和提高言谈技能、掌握适当的社交礼仪。

2. 近因效应

人际交往中，人们初次见面时所留下的印象往往是深刻的，它对以后的交往有很大的影响，这是首因效应在起作用，而近因效应则是指近期所接受的刺激改变了以往的印象。主要是对熟人的感知，如果熟人的行为出现某些新奇表现，那么近因效应就会起很大作用，这时你往往认为某人“变了”。当然有变好和变坏之分了。“士别三日，刮目相看”指的就是近因效应。

在与陌生人接触过程中，第一印象起重要作用，而熟悉的人在行为上表现出某种新异的动作，常常会影响或改变别人对这个人的根本看法。“此人原来很好，怎么他现在会这样无情无义了？”或者是听了一次报告，对报告人生动有力的结束辞感到很新颖，或有新鲜感，就会对这个人有一种肃然起敬的感觉，逢人便会介绍“某某的报告真有感染力”，下次有他的报告还想去听。这表现了近因效应有莫大的魅力。所以在人际交往中，不论是首因效应还是近因效应，都会产生很重要的作用，它能使人们之间增进了解，互相加深认识，可以获得愉快的合作。我们要充分利用这种心理效应的作用。当然也要注意到它们的副作用，在人们相处中常常会看别人的缺点，对别人的某些品质或某种新异性，用固定不变的眼光去看、去评价，就会不利于人际的和睦相处，不利于调动人们的积极性、主动性和创造性。

3. 光环效应

光环效应又叫晕轮效应，是指当一个人戴上美丽的光环时，顿时他就会变得身价百倍，人们不再顾及他的其他方面的不足甚至缺陷了，而一味地拜倒在这美丽的光环之下。

在人际交往中，光环效应是很重要的，光环具有无穷的魅力。在生活中常常遇到这样的事情：一个很不起眼的人，突然在某一方面一鸣惊人，很多人马上对他刮目相看，相继而来的是使很多追随者和崇拜者一拥而上。

光环效应之所以有威力，是因为它改变了人们的知觉评价。正如一些人在谈恋爱时，对自己所爱的人那种“情人眼里出西施”的感觉，即爱他（她）的一切乃至缺点，这是一种无条件的爱。乌鸦本是不招人喜欢的“不祥之物”，但因为爱上了一个人，所以连停在他屋上的乌鸦也爱得不行，这就是“爱屋及乌”之说了。

一个人如果被戴上美丽的光环，就变得一好百好了。什么是美丽的光环呢？美丽的光环主要指内在的美，如学识、人品，等等，人们在交往中十分看重这些信息。

在人际吸引中，我们要一分为二地对待光环效应。

一方面利用它，增加自己的吸引力，从第一印象做起，重在优化自己的个性，因为只有它才是有持久吸引力的关键。

另一方面，要预防光环效应的副作用，特别是在与异性交往时，切记不可狂热，一个人某一方面的光彩不等于一切，更重要的是一个人的人品，这是真正的人格魅力。在人际交往的过程中，我们要善于倾听和接受他人的意见，尽量避免感情用事，全面评价他人，理性和他人交往。

4. 皮格马利翁效应

在人际交往中，皮格马利翁效应是指当你努力发现某人的优点并由衷地欣赏他时，你会发现他表现得越来越符合你所赞美的那种形象，反之亦然。

有这样一个小故事说明了人际交往中的“皮格马利翁”效应。

小玲的新任上司是因为在原单位人际关系紧张而调到她们单位的“正人君子”。小玲想，一个办公室就他们俩，如果两人关系处不好，这班就上得挺累人的。于是她就试着欣赏这位上司正直的一面，欣赏他的幽默感。结果，小玲的上司“不负厚望”，幽默得常常令她笑得两腮发酸！

由此我们可以这样通俗地诠释人际关系中的“皮格马利翁效应”：当你努力发现某人的优点和长处并且由衷地赞美他时，你就会看到他会表现得越来越符合你所赞美的那种形象；而你若将某人视为小人或恶棍的话，那么这个人就的确会以你所给他“画”的嘴脸来对待你。这就是为什么同一个人会被不同的群体作出各异甚至相反的评价的道理。因此说，“皮格马利翁效应”是有正负的。就像老祖母告诉同山谷回声吵架的孙女那样：“你对它友好，它也会对你友好的！”

5. 刻板效应

我们在评判他人时，往往喜欢把他看成是某一类人中的一员，而很容易认为他具有这一类人所具有的共同特征，这就是刻板效应。比如，北方人常被认为性情豪爽、胆大正直；南方人常被认为聪明伶俐、随机应变；商人常被认为奸诈，所谓“无奸不商”；教授常常被认为是白发苍苍、文质彬彬的老人……

刻板效应在人际交往中既有积极作用，又有消极作用：积极作用在于它简化了我们的认识过程，因为当我们知道某类人的特征时，就比较容易推断这类人中的个体的特征，尽管有时候有所偏颇；消极作用常使人以点带面、固执待人，使人产生认识上的错觉，比如种族偏见、民族偏见、性别偏见等就是刻板效应下的产物。

6. 定式效应

定式效应也称做心理定式效应。心理定式，指的是人们在认知活动中用“老眼光”——已有的知识经验来看待当前事物的一种心理倾向。

在人际交往中，定式效应常使人们对他人的认知固定化。比如，与老年人交往，我们往往会认为他们思想僵化、墨守成规、过时落伍；与年轻人交往，又会认为他们“嘴巴无毛，办事不牢”；与男性交往，往往会觉得他们粗手粗脚、大大咧咧；与女性交往，则会觉得她们优柔寡断、没有魄力；与一向诚实的人交往，我们会觉得他始终不会说谎；碰到了曾经圆滑过的人，我们定会倍加小心。知道了定式效应的负面影响，我们就应该注意克服，看待别人要“与时俱进”，要有“士别三日，当刮目相看”的精神。

人际交往中的一些技巧

人人都希望自己能在人际交往过程中游刃有余，都希望能拥有更多的朋友，能够与他人建立良好的人际关系。因此，在了解了人际交往的心理之后，掌握一些交际技巧对促进人际交往的发展是很有必要的，也是很重要的。

观察他人的技巧

对别人进行外表观察和语言分析的目的是推断其个性特征和内心世界，进而选择自己与其交往的方式和决定交往的深度。人们在长期的生活实践和社会研究中发现了一些具有一定实用价值的观察技巧。

1. 通过“口头语”判断他人的个性

人们在说话时经常自觉不自觉带出一些“口头语”，有些习惯性的“口头语”隐含着说话人某些方面的个性特征。如：

“这个”、“那个”、“嗯”反映出小心谨慎的特征。

“不瞒你说”、“老实说”、“真的”反映出有主见、办事注意实效的特征。

“没关系”、“不要紧”说明通情达理、开朗大方。

“我告诉你”、“你听着”说明傲慢无理，好为人师。

“基本上”反映出小心谨慎、注意分寸的特征。

“不见得”反映出自以为是的特点。

“其实”反映出倔强自负的特点。

2. 通过“笑”推断他人的特征

笑的方式有多种多样，美国心理学家戈恩宁认为笑的方式可以反映个人的特征。例如：

开怀大笑的人坦率、热情、遇事决断迅速，但情感脆弱。

笑声干涩的人冷漠、现实、能洞察别人肺腑。

笑中带泪的人富有同情心、热爱生活、积极进取。

笑声尖锐的人富有冒险精神、精力充沛、感情丰富、乐观而忠诚。

笑声低沉的人多愁善感、易受别人左右和影响、易与人相处。

笑声柔和平淡的人性格厚重、深明事理、事事为人着想、善于处理人事纠纷。

“吃吃”而笑的人严于律己、富有创造性、想象力丰富、有幽默感。

笑声多变不定的人适应环境能力强。

3. 通过体态姿势推断他人的品质

体态姿势是人们在日常生活中形成的具有明显含义的习惯性动作，又称为身体语言，它是我们窥视其内心的窗户。

洛温博士曾推论：头的姿势是性格和品质的客观表达，如脖子伸得长的人可能有傲气；脖子缩着的人也许有点呆滞；有偏着头听人讲话习惯的人往往是乐意关心他人而且富于同情心的人；有走路不断回头习惯的人可能是安全感不足的人。

手和双臂代表的含意更为明显，如摆手表示制止或否定；手外推表示拒绝；双手外摊表示无可奈何；双臂外展表示阻拦；搔头皮或搔脖梗表示困惑；搓手或拽衣领表示紧张；拍脑袋表示自责；耸肩表示无可奈何。

建立良好人际关系的技巧

1. 树立良好的第一印象

第一印象在人际吸引中具有重要作用。人们会在初次交往的短短几分钟内形成对交往对象的一个总体印象，如果这个第一印象是良好的，那么人际吸引的强度就大；如果第一印象不是很好，则人际吸引的强度就小。而在人际关系的建立与稳定的过程中，最初的印象同样会深刻地影响交往的深度。因此，在人际交往中成功地树立良好的第一印象是十分重要的。

戴尔·卡耐基在《怎样赢得朋友和影响他人》一书中提出了6条建议：

（1）真诚地对别人感兴趣。

（2）微笑。

（3）多提别人的名字。

（4）做一个耐心的听者，鼓励别人谈他自己。

（5）谈符合别人兴趣的话题。

（6）以真诚的方式让别人感到他很重要。

2. 主动交往

有一个丰富多彩的人际关系世界是每一个正常人的需要。可是，很多人的这个需要都没有得到满足。他们总是慨叹世界上缺少真情，缺少帮助，缺少爱，那种强烈的孤独感困扰着他们，折磨着他们。其实，很多人之所以缺少朋友，仅仅是因为他们在人际交往中总是采取消极的、被动的退缩方式，总是期待友谊和爱情从天而降。这样，使他们虽然生活在一个人来人往的世界里，却仍然无法摆脱心灵上的孤寂。这些人，只做交往的响应者，不做交往的始动者。

我们知道，根据人际互动的原理，别人是没有理由无缘无故对我们感兴趣的。因此，如果想赢得别人，与别人建立良好的人际关系，摆脱孤独的折磨，就必须主动交往。

3. 移情

所谓移情，就是指站在别人的立场上，设身处地为别人着想，用别人的眼睛来看这个世界，用别人的心来理解这个世界。积极地参与他人的思想感情，意识到“我也会有这样的时候”，“我遇到这样的事情会怎么样”，这样才能实现与别人的情感交流。这种积极地参与别人思想、情感的能力是一个深刻的交际心态的转变，是一种真正的交际本领，他会把自己和他人拉得很近，并能化解很多矛盾和冲突。而如果一个人不能很好地理解别人，体验别人内心的真实情感，他就不可能与别人发展深入的人际关系。己所不欲，勿施于人，这是移情的最根本要求。

维持人际关系的技巧

1. 避免争论

年轻人在一起喜欢讨论各种各样的问题，期间，难免会因意见不合而发生争论，这是很正常的事。但是这些争论往往都是以面红耳赤和不愉快结束的。事实证明，无论谁输了，都会很不舒服，更何况争论往往会演化成直接的人身攻击，对于人际关系是非常有害的。因此，解决观点上的不一致的最好途径是讨论、协商，要避免发生争论。

2. 敢于承认自己的错误

尽管承认自己的错误是一种自我否定，但承认错误后你会感到很轻松。明知错了而不承认，会使你背上沉重的思想包袱，使自己在别人的面前始终不能理直气壮地昂起头。另一方面，承认自己的错误，等于变相地承认别人，会使对方显示出超乎寻常的容忍性，从而维持人际关系的稳定。

3. 不要直接批评、责怪和抱怨别人

卡耐基警告人们："要比别人聪明，但不能告诉别人你比他聪明。"任何自作聪明的批评都会招致别人的厌烦，而缺乏移情的责怪和抱怨则更有损于人际关系的发展。本杰明·富兰克林年轻的时候并不圆滑，但后来却变得富有外交手腕，善于与人应对，因而成了美国驻法大使。他的成功秘诀就是：只说别人的好处，从不说别人的坏话。要学会用提醒别人的方式，使别人感到我们并不认为他不聪明或无知。记住，只要你不伤及别人的自尊和自我价值感，什么事情都好办。

4. 学会批评

不到万不得已，绝不要自作聪明地批评别人。但是，有时善意的批评是对别人行为的很有必要的一种反馈方式。因此，学会批评还是很有必要的。下面介绍几种不会招致别人厌烦的批评方式：

（1）批评从称赞和诚挚感谢入手。

（2）批评前先说自己的错误。

（3）用暗示的方式提醒他人注意自己的错误。

（4）领导者应以启发而不是命令来提醒别人的错误。

（5）保住别人的颜面。

5. 善于解决冲突

尽管人人都期望朋友之间能够和睦相处，但有时往往事与愿违，朋友之间会发生一些令人不愉快的冲突。善于解决这些冲突会有效地防止人际关系的破裂。心理学家提出了能够有效地帮助人们控制和消除冲突的步骤：

（1）相信一切冲突都可以解决。

（2）客观地了解冲突的原因。

（3）具体地描述冲突。

（4）向别人请教自己的观念是否客观。

（5）提出可能的解决冲突的办法。

（6）评价这些办法，筛选出对双方都有益的最佳办法。

（7）尝试使用选择出的最佳方法。

（8）评估方法的执行效果，并适当加以修正。

人际交往中的自我调节

在漫长的人生旅途中，人不能不与他人打交道，人需要与他人建立一定的联系。在人际交往的过程中，我们难免会遇到复杂多变的情境，这就要求每个交际主体学会自我调节。所谓自我调节，是指面对变化多端的交际情境，能及时做出适应性反应。能在交际中及时进行自我调节，控制交际局面，便可取得较好的交际效果。

那么，人际交往中怎样才能通过自我调节取得良好的效果呢？

1. 在矛盾中能礼让

在人际交往中，发生矛盾是在所难免的，面对矛盾，如果一意孤行，不去想方设法解决矛盾，非要以自己的意见为准的，必然会使矛盾激化。那些善于在交际中调节自己交际策略的人，必会千方百计使矛盾弱化。要弱化矛盾，办法并不难，其根本原则是礼让。我国是一个十分讲究礼让的国家，有与人交往礼让三分的优秀传统。事实上是：一旦交际中发生了意见分歧或者矛盾冲突，只要一方能礼让，问题大多数能得到解决。能在矛盾冲突时及时做到礼让，不是一种畏缩退让，而是在特殊的交际环境中策略的调整。由此可知：礼让，实际上是在矛盾冲突中寻找交叉点，有了这个交叉点，矛盾双方会因为都能接受使矛盾有所缓和。中国古代所谓的“中庸”之道，实际是在教导人们在人际交往中要学会自我调节。如能中庸一些，必会以礼让为先。能礼让，即使有矛盾，也会因让步而化解。可见，礼让，作为一种交际调节行为，在交际活动中的作用不能忽视。

2. 得意不忘形

常言道：“人狂没好事，狗狂挨砖头。”生活中的得志者，最易得意忘形：或口出狂言，或行为倨傲，或目中无人，或自以为是。人在得意之时，也正是人们目光集中之日。这集中的，多是挑剔的目光。这时，要想改善人际关系，便应当多些自控，少些得意忘形。得意忘形，也许自我感觉良好，但你的自我陶醉会使众人心理不平衡；多些自控，多认同大家的挑剔，用以平衡人们的心理，容易降低人们的失落感。如果没有这种自我省悟和自觉，得意忘形之日，便是失去群众之时。

有人被单位提拔，大家本来就心里不平衡，他却沉浸在喜悦之中不能自拔，且又有几分轻狂。本来他在单位人缘不错，但由于他得意忘形，失去了自控，自提拔后反倒成了孤家寡人。分析原因，是他在得意之时，没有通过自我反省来平衡人际关系，故而好事反而成了坏事。

3. 失意会自勉

人生在世，不可能永远一帆风顺，各种意料不到的挫折会时时困扰着你。如果你只想在生活中接受恩赐，不想生活还会有波折，便不会有迎接意外的思想准备。想不到生活中有七灾八难，当不如意的事情突然来临，必然会惊慌失措。此时，如果和人交往，就难免捉襟见肘，牢骚满腹。人生失意，是生活之常，并不足怪。在失意时，一味怨天尤人，自不可取；把失意写在脸上，也大可不必。面对失意，如果能多些阿Q精神，想开一些，用精神胜利法来安慰自己，便很容易达到心理平衡。这种自我安慰似乎是消极了一些，但是，学会自我安慰，实际是对自己的一种自勉自励。能做到这一点，即使生活中有不如意的事情或者灾难突然来临，也不会惶恐不安，反而会因为能自我安慰而显得十分洒脱。宋朝著名文学家苏东坡，一生磨难，挫折颇多，但他能想得开，时时保持乐观的心态，倒也朋友满天下，一生不失风流。这只要读一下他的生平传记及诗文，便不难发现他在人际交往中是多么高标独具。由此可见，失意时不自暴自弃，学会自我安慰、自我勉励是何等重要。你若能在得意时学会自我勉励，那你即使在失意时也能结交到五湖四海的朋友。

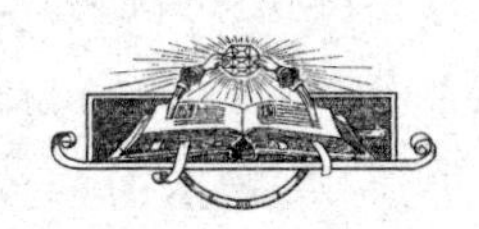

·第二节·

应对职场心理问题

初涉职场的心理准备和角色转换

人的一生会处在不同的社会地位，从事不同的职业（或中心任务），这都需要人有相应的个人行为模式，即扮演不同的社会角色。社会角色就是个人在社会关系体系中处于特定的社会地位，并符合社会要求的一套个人行为模式。

心理学上的角色转换理论认为，在新旧角色的转换过程中，无论是由上级到下级、由领导到子女、由学生到老师、由主人到客人还是由学生到职员，都必然伴随着新旧角色的冲突和强烈的心理不适。

陈昊今年24岁，是北京某高校应届毕业生，毕业前找了一家外贸公司做销售。在学校时，他很少参加社会活动。上班第一天，在去往公司的公交车上，他坐在靠窗的一张椅子上。一会儿，已无空座的车里上来了母女2人，母亲30岁左右，小孩大约6岁。陈昊礼貌地让了座。那位母亲非常感激，连忙道谢："谢谢您了，同志！"又对小孩说道："敏，快谢谢叔叔！"小孩望着陈昊说道："谢谢叔叔！"陈昊不由得发窘：自己才刚刚毕业，年纪轻轻的，怎么就成了"叔叔"了？以前人家都叫哥哥的。

下班后，老板请大家吃饭。在餐桌上，大家都热情地相互应酬，陈昊却有些发愣，他感觉自己的心理年龄真的有些小。

陈昊目前就面临一个尴尬的问题：无法适应强烈的角色冲突，对自己由学生变为职员有些发懵，这就需要调节了。其实，角色冲突是普遍存在的，但可以通过角色协调使得角色冲突尽可能地降至最低限度。协调新旧角色冲突的有效方法是角色学习，即通过观念培养和技能训练提高角色扮演能力，使角色得以成功转换。对于即将步入社会的广大大学生来说，实习就是一个很有效的手段。它不同于“勤工俭学”，它的直接目的不是获得报酬，而是大中专院校教学的一个重要环节，是学生步入职场的一个必要的过渡阶段。

实习可以为同学们提供了解和熟悉工作的机会。只有在实际工作中，他们才能知道工作到底是怎么一回事、自己更适合做什么、哪些知识是有用的、应该对自己的知识结构作哪些补充和调整、如何处理工作中的人际关系等，这将有助于他们更全面地认识自己和了解职业，并据此科学地设计自己的职业生涯。

实习是学生从课堂走向社会的第一步。借助实习，学生可以初步完成从理想到现实的心理转换和从学生到职员的角色转换。顺利的心理转换可以减轻学生初入职场将要经历的现实冲击，完整的角色转换能为他们将来尽快适应新的工作岗位打下良好的基础。

当然，实习只是一个手段，对广大的应届毕业生来说，更重要的是进行心理调整，在工作中尽快完成自己的角色转换。

办公室心理换位的应用

许多在办公室工作过的人都知道，办公室的主角是工作人员。对工作人员来讲，办公室最大的特点是相对的空间固定、人员固定。无论与你为伍的人性别如何、性格怎样、素质高低，都令你无法选择和逃避。

说办公室里简单，是因为它不过是一种大家都能接受的表面化、公式化的办公模式。说它复杂，它也确实不那么容易：首先你要保证工作不出错或少出差错，为了能取得更大的成就，平日里还要付出很多努力；其次，你还要搞好与同事的关系等等。而拥有一个和谐愉快的办公环境，是办公室一族为之向往的，更是需要大家共同努力才能实现的。要想在工作上做出成绩，达到自己理想的目标，办公室的人际关系就可谓是不容忽视的大问题。

从理解和认识人的角度讲，人都是社会的人，每个人除了办公室的同事，还有其他的交往范围。同事之间虽属同样的工作性质，但每个人对工作的理解、把握和重视程度各不相同，加上受教育程度的不同，所以接触他人时，应该对其复杂性有足够的心理准备，这种预期的心理准备可以让我们在与同事交往时，为自己营造出一种能伸展自如的心理空间。与同事交往时不仅应该在工作中相互切磋，平常还应该遵循平等、互利的原则。只有在平等、互利的基础上，相互之间才会少一些矛盾。减少不必要的矛盾，可使人际交往获得双赢的效果。

谁都需要良好的办公环境。当你由于不慎，无意中伤害了他人，破坏了环境的时候，首先，你无须过分自责，而要将心态放平和，然后再努力用真诚、真心去调整。当你别人体会到你的诚意时，你也就达到了补偿的目的。同样，你也应当用此心态去理解和宽容别人，这就是所谓的“心理换位”、将心比心。其实，平时大家都可以用“心理换位”来维护办公室的人际关系。如果你的同事中确有个别大家公认的“问题人”，首先应该避免与他个人私下发生冲突；其次，在必要的时候，应该对他的一些长处适当地进行赞美。一般来讲，人际交往问题多的人，大部分是心理及情感上存在某些障碍的人，这样做也是为了缩短与他们的心理及情感上的距离，使其得到心理平衡和精神安慰，更重要的是有助于他们建立对别人的信任。赞美本身不仅能给人带来精神愉悦，还有利于协调人际关系。

随着现代办公环境的改善和人员素质的不断提高，办公室的文明氛围也在进一步增强。但办公环境的现代化并不代表人际关系的理想化，某些社交规则、人员素质还需要不断补充和完善，直到大家都成为真正的现代、文明的办公族。

当心办公室心理污染

今天，人们面临的压力越来越大，办公室人的心理卫生也成了一个不可忽视的问题。当你每天走进办公室时，不知你是否发现有很多因素在影响着每一个人的情绪，进而影响到工作的质量。我们将影响一个人情绪的诸多因素称为“心理污染”。在办公室有不少的现象，诸如：

（1）如果人们走进办公区时的情绪是积极的、稳定的，就会很快进入工作角色，不仅工作效率高，而且质量好；反之，如果情绪低落，则工作效率低，质量差。在办公区内，如果工作人员善于调节与控制自己的情绪，就会生机盎然、充满活力，工作也会卓有成效。

（2）在日常工作中，人际关系是否融洽非常重要。互相之间以微笑的表情体现友好、热情、温暖，以健康的思维方式考虑问题，就能和谐相处。工作人员在言谈举止、衣着打扮、表情动作中，均可体现出健康的心理素质。

（3）在办公室里接听电话，也能表现出工作人员的心理素质与水平。微笑着平心静气地接打电话，会令对方感到温暖亲切，尤其是使用敬语、谦语收到的效果更往往是意想不到的。不要认为对方看不到自己的表情，其实，从打电话的语调中已经传递出你是否友好、礼貌、尊重他人等信息了。

（4）办公室的干净整洁、物品井井有条也会直接影响到员工的情绪。

总之，办公室内如果存在“心理污染”，某种意义上比大气、水质、噪声等污染更为严重，它会涣散人们工作的积极性，乃至影响工作效率和工作质量。

病毒的传染有药可治，并不可怕，但是，情绪的传染打击的则不仅是躯体，还有精神，它会使人丧失自信，失去前进的动力。在生活中，人们总会遇到令人烦恼、悲伤甚至愤恨的事情，因此很容易产生不良情绪，最终导致心身疾病的发生。此时应该学会控制和调节自己的情绪，保持心身健康。下面的方法你不妨一试。

意识调节：人的意识能够控制情绪的发生和强度。一般来说，思想修养水平较高的人，能更有效地调节自己的情绪，因为他们在遇到问题时善于明理和宽容。

语言调节：语言是影响人情绪体验与表现的强有力工具，通过语言可以引起或抑制情绪反应。

注意力转移：把注意力从自己的消极情绪转移到其他方面。

行动转移：这种方法是把愤怒的情绪转化为行动的力量，以从事科学、文化、体育等工作来缓解不良情绪的影响。

释放法：愤怒者把有自己意见的、感觉不公平和义愤的事情坦率地说出来，或者对着沙包、橡皮人猛击几拳，可以达到松弛神经的目的。

自我控制：即按照一套特定的程序，以机体的一些随意反应来改善机体的另一些非随意反应，用心理过程来影响心理过程，从而达到松弛入静的效果，以解除紧张和焦虑等不良情绪。

谨防成功后的抑郁症

事业有成是令人羡慕的事情，但是越来越多的成功人士却被成功所累，患上了抑郁症，痛苦得不能自拔。

方辉 1987 年南下深圳打工，他从一个打工仔做起，后来自己干，慢慢地成立了自己的公司。到 2000 年，他有了自己的企业集团，固定资产超过亿元。然而，这时病魔正渐渐向他靠近。

事业做大了，他却好像变成了一台高速运转的机器，一刻也不能停息。公司每天都有大量的决策需要他拍板定夺，他每天都要面对关系到公司切身利益的传真、汇报，每天都要平衡公司人事方面的关系。但最累的还是一个商业决策形成之前的绞尽脑汁和形成之后观察其运行的实际效果。这一切使他像在走钢丝的杂技演员，战战兢兢，如履薄冰。这些事情带来的最直接的结果就是让他严重失眠，每天心情总是不好，而且他发现，现在事业成功对他来说已没有任何意义了，他无法从中体验到满足感，他现在有的只是心身俱疲。

每天，方辉都要在下属面前一如既往地装出一副威严，表现出坚定不移的硬汉形象，让他们感到震慑；在生意场上，他永远要左右逢源而不露破绽，让对手感到自己的威力、睿智和不可怠慢；在家人面前则永远要表现出体贴、慈祥……他必须将内心的烦躁和痛苦都深埋在心里，不让任何人知道，否则他担心人们会将他看破。但他越是这样反而越加重了内心的孤独和无助，失眠和倦怠像赶不走的瘟神袭扰着他，他开始变得焦躁不安，经常对下属们无端发脾气。一次酒会上下属的一句话惹得方辉很不高兴，他一下将酒桌掀翻……

最近方辉的脾气越来越大，工作上稍有不如意他就大发脾气，将秘书小姐骂哭了好几次。下属们在他面前战战兢兢，而他在下属面前更是战战兢兢——他害怕他们背后议论他、嘲笑他、指责他，所以不过是用发脾气来掩盖罢了。严重的封闭使他不断怀疑所有的部下，到后来，他对一切都持怀疑态度。由于长期处于紧张状态，他经常感到心慌、头痛，他开始怀疑自己得了心脏病。深夜之中，他多次叫醒妻子，叫妻子陪他到医院看病。检查后，医生说他的心脏没有任何问题。可是回到家里后，他还是不放心，对妻子说："医生一定是在骗我，我肯定有心脏病了。"于是他们又到另一家医院再次检查，但仍然没有问题。

不久，方辉从报上看到某富翁被绑架的报道，这使他整日更加忧心忡忡。他想到在自己的企业里，说不定哪一天就会出现一个吃里扒外的"汉奸"将他出卖，在他某日下电梯或如厕之时将他绑架，然后向他的家人勒索巨款，否则撕票……特别是当他听说深圳某富翁的侄子被几个陌生人杀害，后来证实匪徒原想暗杀这个富翁，结果错杀了他的侄子时，他更是惶惶不可终日。他这种每日如履薄冰的情绪已经严重影响到了企业的正常经营，他害怕亏本而不敢进行新的投资；整日担心被人谋害，担心疾病、车祸等灾难发生在他身上；他不敢一个人走路，不敢到人多的场所，不敢走夜路……方辉的精神已近崩溃，痛苦中他甚至想到要了结这一切……

从方辉成功后的表现来看，他极有可能患上了抑郁症。当今社会，抑郁症就像流行感冒一样到处传播，一不留神，你就有可能"中毒"。

抑郁症是一类以情绪（心境）低落为主要表现的心理障碍。抑郁症病人的主要表现就是情绪（心境）低落，具体表现是感到压抑、闷闷不乐、沮丧或忧伤，也可能会表现为易激惹性增高，即易发脾气，尤其是儿童和青少年。患者大多有兴趣和乐趣减退或丧失以及精力减退和疲乏、食欲和体重改变（多为食欲减退和体重减轻，少数为食欲增强和体重增加）、睡眠障碍（大多为失眠，尤其是早醒，少数为多眠），以及注意力不集中、思维能力和作决定的能力降低等症状，感到自责或有罪，感到无能、无助和无望，甚至想到死。此外，还可能出现各种躯体不适，如胸闷、心慌、心悸、胃肠不适、腹泻、便秘和身体各部位疼痛等。

成功抑郁症患者大多事业有成，属于旁人眼中的成功人士，但他们却有着别人无法理解的苦闷，并且会时常感觉不快乐。不少人表示：这是个“向上爬”的社会，成功带给你的不仅仅是社会和经济地位的变化，也有更大的责任和压力。有时候，成功往往能激起人的悲伤感，因为任何目标的实现都包含着终结。

对此，有关专家指出，成功人士往往是在成功后才得了“抑郁症”，之前因为有奋斗目标，不实现不行，但是达到目标后，他们由于不会自我调节就会发现，成功也并不能带来更多的幸福，于是他们就陷入了抑郁之中。

专家认为，一个人的精神信仰对于快乐成功有着举足轻重的作用。有专家给出了实现快乐成功的五大步骤：第一，作一个决定，将你的想法浓缩具体化（有意义的目标）；第二，将要完成的期望写下来；第三，培养发自内心的强烈欲望；第四，培养至高无上的信心（誓言替代法）；第五，培养坚持到底的坚持力与毅力。

当心“假期综合征”

春节长假眨眼就过去了。初八早上，在某单位工作的小陈上班后就觉得烦躁不安。看看同事也都是一副萎靡不振的样子，小王大声嚷着：“我老觉得还在过年，心想收都收不回。”小陈附和说：“我也是，头昏脑涨、心不在焉的，这种状态怎么工作啊？”小李嬉笑着对主任说：“就是，这一上班就感觉有点憋闷，老提不起精神。要不，主任开开恩，今天我们就不必像平时那样严肃了吧？”

在长假结束后，这样的场景出现在了很多单位。其实，这是“假期综合征”。

随着生物钟学说的逐渐普及，“假期综合征”也越来越引起人们的关注。假期综合征是指假期之后人们所出现的病态表现。长假期间，一些人往往肆意放纵，不太注意自己的身体，其中包括喝酒过多坏了肠胃、搓麻将时间过久导致“暂短性行走神经消失”、看电视过频患上“视屏终端征”、饮食过杂拉肚子等。这些导致了不少人上班以后变得精神萎靡，存在体虚、疲倦、记忆力减退、注意力不集中、理解力下降、坐卧不宁、失眠、健忘、手足无措、易激动等“第三状态”，此时若不加以重视，及时采取保健措施，疾病会骤然降临。

如何尽快消除“假期综合征”的负面影响，恢复良好的心身状态以应对工作呢？

首先要抓紧时间收心，尽量减少应酬，把自己调整到工作状态上；其次是补充睡眠，把生物钟调整过来；再次是合理饮食，避免摄入咖啡因和吸烟，避免酒精，多吃新鲜绿叶蔬菜、水果，多喝绿茶。

下面介绍几种简单有效的方法助你摆脱“假期综合征”：

1. 洗澡、泡脚

睡眠是驱除疲劳的重要手段。许多人在假期旅行归来后，认为自己睡得不够，于是回到家就蒙头大睡，其实这种做法是错误的。正确的做法是提前一两个小时入睡，坚持在同一时间起床，起床后散散步、做做操，给身体一个缓冲期，以尽快恢复体力。

为保证睡眠质量、解除旅途疲劳，可以在睡前洗个澡，或用热水泡脚。洗澡的水温适宜在 40℃左右，时间不宜过长，一般洗 15 ~ 20 分钟即可；泡脚的水温可略高一些，以感觉到微烫为宜，泡脚可使血管扩张、血液循环加速。睡眠时可以将脚稍垫高些，以利于下肢血液循环，促进疲劳的消除。

2. 适当运动放松身体

假期当中有人会因玩得太疯而疲惫不堪，另一些人则会因歇得太久以致精神懈怠。这时参加适当的体育活动，比如散步、做操、跳绳、打太极拳等，都可以给身体一个缓冲，有效地解除疲劳、恢复精力，增强身体的免疫力和抵抗力。由于锻炼后容易入睡，使大脑能够得到完全的休息，对整个身体也是最好的放松办法。

从完全放松的休假到紧张忙碌的工作，必然存在一个转换的过程，所以调整也应该做到循序渐进。节后上班头几天，工作不宜太紧张，以免因节奏的突然变化而导致神经衰弱。可以通过聆听轻音乐、读书阅报等方式调整心身，以便尽快进入正常工作状态。

3. 食物调理肠胃、恢复体力

一些人长假中访亲会友，饮食多以荤腥为主，每日鸡鸭鱼肉不断，使肠胃经常处于超负荷运作状态。假期过后最好能吃几天素食，每次只吃七分饱，同时保持稳定、规律的作息时间；最好能多喝茶，多吃水果，多吃点清淡的东西，如新鲜的绿叶蔬菜、稀饭、面条汤、疙瘩汤、咸菜等，这有助于已经“不堪重负”的胃肠道的休息调整。

对于那些外出旅游、整天东奔西跑、体能消耗过大的人们来说，则应该通过饮食迅速补充营养、消除疲劳。

（1）热茶：茶中含有咖啡因，能增强呼吸的频率和深度，促进肾上腺素的分泌，从而达到抗疲劳的目的。咖啡、巧克力也有类似作用。

（2）高蛋白：人体热量消耗太大也会感到疲劳，故应多吃富含蛋白质的豆腐、牛奶、猪牛肉、鱼、蛋等。

（3）维生素：维生素 B_1、B_2 和 C 有助于把人体内积存的代谢产物尽快处理掉，消除人体疲劳。

（4）活性水或纯净水：水中含有大量的氧气，能快速缓解机体的疲劳感。

（5）碱性食物：多食碱性食物如新鲜蔬菜、瓜果、豆制品、乳类和含有丰富蛋白质与维生素的动物肝脏等。这些食物经过人体消化吸收后，可以迅速地降低血液酸度，使之中和平衡达到弱碱性，从而消除疲劳。

（6）矿物质：特别是盐和钙的补充。它们能促使人体酸碱度平衡和渗透压恢复稳定，缓和肌肉疲劳。可以多吃海带、紫菜、牛奶、猪肝等食物。

提防“精英综合征”

人们常常把那些社会地位较高、受教育程度较高的人群称为精英。现代社会还有一个大家都普遍认同的标准，那就是他们创造的价值大，物质收入也高。这个人群的特征明显：一、事业心强，有成就感；二、有强烈的工作动机，勤奋甚至拼命工作；三、能量充足，似乎永远不知疲倦，有连续工作能力；四、很看重自我声望，对自己要求严格，有很强的历史使命感，大多有舍我其谁的想法；五、他们总是处于一种应激状态。

但精英人群所具备的这些特征，也对其工作生活产生了严重的负面影响：

首先，生存压力很大。很多男士肩负着养家糊口的重任，看到别人有车有房，如果自己没有的话，就大有无颜见江东父老之感。而这就容易让他们形成一种拼命工作的状态，造成体力严重透支。为了改善生活、减轻生存压力，他们拼命工作，以改变个人地位及提高在亲戚朋友中的威望。这样不断自我加码，最后就容易引发生命危机。由于精英人群总是时时、处处、事事表现得能量充足，他们往往对体力透支、工作压力超过体能极限的危机状态浑然不觉。而心理疾病又不是很快能表现出来的，它总是隐藏在突然剧变中的潜在杀手。

其次，受过高等教育的人群普遍比较敏感。当前社会大众所拥有的相对剥夺感，这个群体也在所难免。相对剥夺感是人们在比较中所产生的一种心理失衡状态。当实际得到的和期待得到的之间、自己得到的和他人得到的之间存在很大的差距时，他们就会产生相对剥夺感。有相对剥夺感的人容易愤怒、发无名之火，有时这种愤怒就会转化为侵犯。好在这个群体一般都受过良好教育，会把这种相对剥夺感压抑在心里。但从心身健康的角度讲，这会进一步加重他们的心理负担，影响他们的身体健康。

再次，根据研究，长期处于压力状态下的人会经过“警觉”、“反抗”和“耗尽”3个阶段。这就是说应激精神状态可以导致身体疾病，这种疾病被称作心身疾病，即不是由生理原因所产生的疾病，而是由心理原因所导致的疾病。这种心身疾病最典型的是高血压、心脏病，还有皮肤病、头痛、腰痛、关节炎、哮喘、支气管炎、癌症等。

有许多处于事业巅峰的精英，为了事业，他们放弃了自己的健康；为了成功，他们放弃了自己的身体。由于对自己的健康状况长期忽视，疾病、亚健康乘虚而入。

为什么上班族精英英年早逝的悲剧频频上演？除了遗传、环境、社会压力等因素外，一个更重要的因素就是他们不科学的生活方式。世界卫生组织早就指出：“许多人不是死于疾病，而是死于不健康的生活方式。”一个人能否长寿，固然有很多客观因素，但膳食不合理、吸烟、酗酒、运动过少等，早已被证明是导致早衰早亡的重要原因。“文明病”其实并非现代文明社会的必然产物，其真正根源恰恰是不文明的生活方式，因而在本质上是一种“不文明病”。许多中年精英长期处于紧张疲劳状态，为了事业整日奔波，连一点锻炼的时间也挤不出，结果储蓄了金钱，透支了健康，浓缩了生命，刚进中年就得了老年病，让提前的病理死亡取代了自然的生理凋亡。这是个人的悲剧，更是社会的悲剧。

社会要发展，竞争在加剧，上班族精英在社会中的作用、地位越来越重要，与此同时，上班族精英的健康状况也越来越引起人们的关注。那么，究竟有没有一些好的办法来应对呢？

1. 调整心态

大多上班族精英都认为只要自己努力了，就能取得事业上的成功，所以才为了事业而拼命工作，而这一拼命就是不规律生活方式的流行。还有的上班族精英认为自己有成功的能力，但是怀才不遇，因而郁郁寡欢，这样的结果就是以烟酒为友，养成不健康的生活习惯。其实，为了自己的健康，上班族精英应该改变对成功的看法和传统上班族精英怀才不遇时的“清高”心态。

2. 带薪休假

《劳动法》规定，劳动者连续工作一年以上的，享受带薪休假。专家建议：上班族精英休假，最好一年能够休息两次，但不要采取像黄金周那样的旅游式休法，而应是心身的放松和调整，而且这样也是容易做到的。其实并不是单位不给上班族精英这个机会，而是许多精英为了自己的事业舍不得让自己休息一下，所以关键还是精英们要改变观念——健康才是事业的本钱！

其实，现代社会的压力人人都有，连民工也有压力，只是精英们承担得更多一些。现代科研人员应该学会在应对挫折时不拿自己的健康做本钱，要学会接受不出成果、试验失败的事实，要看到很多事的成功取决于各方面因素、不由个人意志而决定，客观地对待事物，训练自己达观和超然的心态。这样做，无疑有利于给自己的心理减压。上班族精英在工作时应该全心身投入，但从某种意义上来讲，工作是为了生活，而生活不是为了工作，不能本末倒置。理解了这个道理，压力也许就会小得多了。

越过“职场休克期”

无论是刚刚步入职场的年轻人，还是工作多年的经验丰富者，都可能突然对目前所从事的职业失去兴趣，对自己的职业生涯感到迷茫，这是一种正常现象，心理学家称之为“职场休克”。

有“职场休克”的人做事历来积极主动、认真负责，却突然感到厌倦松懈，甚至偶尔有不工作的冲动，对前途感到迷茫，焦虑烦闷，感到才思枯竭……

身为一家公司的CFO，李雪已有了10余载的职业经验，可以说对工作已驾轻就熟。周围的人也都很羡慕她能在40岁之前做到如此显要的职位，在别人眼里，她是当然的成功人士了。然而，面对大家艳羡的目光，李雪本人却颇不以为然。并且，对于目前的工作，她心里感到相当厌倦，用她自己的话来说就是做腻了！这种情形益发加重，牢牢地环绕着她，令她有一种喘不过气来的感觉。甚至有几次，李雪都想索性递上一纸辞呈，结束这种痛苦万分的职业生涯。

她确实是已厌倦了自己的工作。想想看，虽说她曾换过几家公司，可一直都从事财会工作，从普通职位做到CFO。她对自己的工作内容和工作环境再熟悉不过，工作对她来说已缺乏新意，没有挑战。特别是来这家大公司工作时，基本框架别人已搭好，她没有自己建立构架的成就感，也未曾体验到经历磨合期的快感。她有应对挑战的能力，但每天的工作都是那么平铺直叙，既没意外也没惊喜。况且，目前公司一切运转良好，而自己又太熟悉这些工作流程，领域内所有的东西都能驾驭，所以她简直对什么都提不起兴致来了。

她这种心理的感觉自然也体现在身体上。多日以来，李雪深受失眠的困扰，而且食欲不振，吃什么东西都要吐出来。有一次，她晕倒在了咖啡间里，但到医院检查却又一切正常。没办法，李雪便留在家中调养，结果精神竟意外地好了起来，身体也没有什么异样，那段时间她感觉颇为神清气爽。可是，一回到工作岗位，她又故态复萌……

李雪目前的“休克”是浅层次的，如不及时调整心态，将会有更严重的“休克”。因为，就像行进中的列车，司机慢慢收脚，车不会马上停下，还会有滑行期。李雪现在厌倦了，已经开始职场赛跑的减速了，这没关系，重要的是如何减小减速区间，给自己加氧，以防止真正的“休克”。

那么，该怎样越过这种“职业休克期”呢？方法有二：

（1）找新。不妨利用度假之际换个环境，调整一下心态；也可以利用这段时间考虑换一个工作环境，给自己挑战，寻找新的激励点。

（2）保鲜。现在很多领域有很多新内容，企业也不断出现新的岗位，以往的规定未见得很规范成熟，有的也跟不上新的形势和企业的发展。所以，有很多东西值得不断学习。

若不想成为“职场休克鱼”，就要争取保持自己“杯子”里的水的新鲜度，把“杯子”里一些陈旧的、过时的部分倒出来，不断加入新鲜的水。这样，就不会有厌倦感，也可以尽量避免“休克”了。

第四篇

心理疾病的自我诊断与治疗

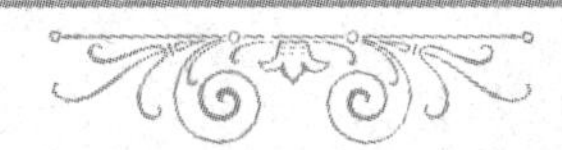

第一章

掌握基本的心理健康知识

随着社会的不断进步，科学技术的迅速发展，人们的物质生活越来越富裕，但是随之而来的是人们面临的心理问题却越来越多，诸如人际关系、夫妻关系、父（母）子（女）关系以及抑郁、焦虑、恐慌、自私、自卑等心理问题日益凸现，人们的心理健康受到了前所未有的挑战，人们迫切地想了解有关心理和心理学的知识，心理学受到了前所未有的普遍关注。实际上，我们每一个人都应该了解一点心理学，因为它涉及生活的各个方面。

·第一节·

心理健康知识

心理健康的标准

心理健康的概念是随着时代的变迁和社会文化因素的影响而不断变化的。心理学家对心理健康的概念也有各自不同的理解。那么，什么是心理健康呢?

我们认为，所谓心理健康，是指对于环境及周围的人、事、物具有高效而愉快的适应。心理健康的人，能保持平静的情绪、敏锐的智能、适应社会环境的行为和气质。

当前，人们逐步认识到心理健康的重要性了，那么，衡量心理健康的标准是什么呢?

1. 具有正常的智力

智力正常是心理健康的首要标准。正常的智力是一个人生活、学习、工作的最基本的心理条件。智力不是某种单一的心理成分，而是人的观察力、记忆力、注意力、想象力、思维能力以及实践活动能力的综合，是大脑活动整体功能的体现，其中思维能力是核心。虽然目前还没有非常完善的测定智力和全面衡量大脑功能的科学方法，但已有人发明出了具有相对科学性和实用性的、国际公认的智力量表。比如，由法国心理学家比奈和医生西蒙（1908 年）推出的比奈—西蒙智力量表，美国的韦克斯勒于 1943 年发明的智力测验表等。世界卫生组织规定，包括青少年和儿童在内的正常人，其智商不能低于 85（韦氏儿童智力量表规定，智商不得低于 80），这是智力正常的最低要求；若在 70 ~ 79 之间则属智力缺陷，亦为心理缺陷；低于 70 则属于低能，在心理疾病范畴；智商超过 130 为智力超常，但亦属心理健康范畴。智力偏低的人很难适应正常的社会生活，完成正常的学习或工作任务。与同龄人的智力水平相比较，是衡量一个人的智力发展水平的基本方法，可以及早发现和防止智力的畸形发展。对外界刺激的反应过于迟钝或敏感，思维出现妄想、出现幻觉等，都是智力不正常的表现。

2. 能够较好地控制自己的情绪

愉快、喜悦、乐观、豁达、恬静、满足、幽默等好的情绪，有益于心身健康和调动心理潜能，有利于人们充分发挥其社会功能。而激烈的情绪波动，如欣喜若狂、悲痛欲绝、暴跳如雷、激动不已等，以及长时间的情绪消极，如悲伤、忧虑、恐慌、惊吓、暴怒等，可导致人的心理失衡，不仅使人的认识和行为受到左右，而且可能造成生理机能的紊乱，导致各种身体疾病的产生。因此，保持稳定适中的情绪和情感以及良好的心境，也是心理健康的重要标准之一。

心理健康者能经常保持愉快、乐观、开朗的心境，对生活和未来充满希望。当然也会有悲、忧、哀、愁等消极情绪体验，但总能主动调节。同时能控制情绪的过分表达，做到喜不狂、忧不绝、胜不骄、败不馁，善于从生活中寻找乐趣，对生活充满希望。

3. 具有较强的社会适应性

较强的社会适应性，是指一个人能够根据客观环境的需要，不断调整自己的身心行为，达到与客观环境和睦相处的协调状态。社会适应性主要表现在以下三个方面：

（1）较强的人际关系的适应能力。能够正确对待、处理和协调好各种人际关系，这是衡量和判断社会适应性的关键和核心因素，是心理健康的重要标准之一。

（2）较强的自然环境适应能力。为了某种需要，任何一个心理健康者，尤其是青年人，应该具备在各种自然环境中生存的能力。

（3）较强的适应不同情境的能力。一般地，情境是指个人行为所发生的现实环境与氛围，分狭义情境和广义情境这两种。狭义情境是指个体心理活动和行为发生的场所、氛围，交涉对象的态度、情绪等，如考核、演讲、比武等场合；广义情境是指宏观的社会历史进程，国际形势等。狭义情境受广义情境影响和制约。心理健康者能够在不同时空和各种情境中保持自己的心理状态平衡，并充分发挥个人心理潜能和优势。

4. 具有健全的意志品质

每个人都有或大或小的理想，自觉地确定你的理想目标，并支配自己的行动，努力实现这个目标的心理过程，就是意志。意志是人意识能动性的集中体现，是个体重要的精神支柱。通过以下四种心理品质，可以衡量一个人意志品质的高低、强弱、健全与否。

（1）果断。善于迅速明辨是非，合理决断和执行的心理品质。

（2）自觉。即对自己行动的目的和意义有明确认识，并能主动地支配和调节自己的行动，使之符合预定目的。自觉性强的人既能独立自主地按照客观规律支配和调节自己的行为，又可以不屈从于周围环境的压力和影响，坚定地达到目标。懒惰、盲从和独断是与自觉性相反的意志品质。

（3）自制、自控。是指善于促使自己执行已采取的决定，排斥与决定无关的行为，克制自己的负面情绪和冲动行为。

（4）坚忍。坚持自己的决定，百折不挠，克服困难以达到目标。

5. 具有健全的人格

人格是一个人的整体精神面貌，是一个人所具有的稳定的心理特征的总和，具体是指一个人在适应社会生活的过程中，在其身心行为上所表现出来的对自己、对他人、对外界事物的个性特征，又被称为个性或个性心理。人格的各种要素不是孤立存在的，它们有机结合而形成一个整体。健全的人格是指构成人格的诸要素，如气质、能力、性格、理想、信念、人生观等各方面均平衡、健全地发展。

要做到心理健康必须首先培养健全的人格，其主要标志是：人格的多个要素不存在明显缺陷和偏差；具有清醒的自我意识；以积极进取的人生观作为人格的核心，并有效地支配自己的心理行为；有相对完整统一的心理特征。

6. 良好的人际关系

良好的人际关系是心理健康的重要标准，也是维持心理健康的重要条件之一。

人际关系和谐有如下的具体表现：

（1）在人际交往中，心理相容，互相接纳、尊重，而非心理相克，互相排斥和贬低。

（2）对他人情感真挚、善良，而非冷漠无情、伤害别人。

（3）懂得奉献，以集体利益为重，而非损人利己。

（4）对他人有爱心。

7. 心理特征符合心理年龄

每个人都有 3 种年龄：实际年龄、生理年龄和心理年龄。

实际年龄是指人们的自然年龄。生理年龄是指人生理发育成长所呈现出来的年龄特点，与实际年龄往往有差别，如果人营养不良，那么其生理发育就迟缓，将导致生理年龄小于实际年龄。

心理年龄是指人的整体心理状况所呈现出的年龄特征，与实际年龄也不完全一致。人的一生可以分为 8 个心理年龄期：胎儿期、婴儿期、幼儿期、学龄期、青少年期、青年期、中年期、老年期。人在不同的心理年龄期具有不同的心理特点。比如，人在幼儿期天真活泼；青少年期自我意识增强，身心发展很快，心理活动动荡剧烈；到了老年期，心理倾向成熟稳定、老成持重，但身心功能弹性降低，情感容易变得忧郁。

心理特点符合心理年龄，主要有两方面的标准：

（1）个体的实际年龄应当与心理年龄、生理年龄相符。

（2）个体在不同心理发育期应表现出相应的心理特征。

心理健康与身体健康息息相关

在中国传统文化中，人们总是把身体健康放在第一位，人们对自己的身体呵护备至，却忽略了自己的心理健康，或者把心理健康问题当作身体疾病来对待，特别是如今，诸如食疗药疗、气功坐禅、减肥健身、瑜伽等各种养生之道层出不穷，这充分说明了人们对身体健康的热切关注。重视身体的健康无可非议，但人的心理健康与身体健康是息息相关的，心理健康与身体健康是同等重要的。心理健康是身体健康的精神支柱，身体健康是心理健康的物质基础。身体是生命的物质载体，没有身体，生命就无法存在；心理则是生命的精神载体，没有良好的心理素质，其他一切也将失去它存在的意义。一个人身体与心理都健康才称得上是真正的健康。身体健康与心理健康是互相依存、互相促进、相互制约的。身与心是无法分开的：身体疾病可以导致心理问题，而长期累积的心理问题形成心理障碍，无疑会对身体健康造成负面的影响。我国古代的医学经典《内经》认为，人的情绪、情感、思维等心理活动会影响身体健康，指出："怒则气上，喜则气缓，悲则气消，恐则气下，惊则气乱，思则气结；大怒伤肝，暴喜伤心，思虑伤脾，悲忧伤肺，惊恐伤肾。"七情过度百病增。《内经》还特别强调："心者，五脏六腑之主也，故悲哀忧愁则心动，心动则五脏六腑皆摇。"现代医学更进一步证明了心理健康对身体健康的重要影响。高血压、心脏病、癌症、溃疡症、结核病、支气管炎等疾病都与心理健康有关。有研究表明，具有什么性格的人容易得什么样的病，是有规可寻的。有专家指出，人体70%左右的疾病是由心理因素引起的。

关于心身健康的关系，有位心理学家曾做了个有趣的实验：他把同一窝出生的两只健壮的羊羔安排在相同的条件下生活，唯一不同的是，在一只羊羔的旁边拴了一只狼，而另一只羊羔旁边没有。前者在可怕的威胁下，本能地处于极其恐惧紧张的状态，很少吃东西，逐渐瘦弱下去，不久就死了。而另一只羊羔由于没有狼的威胁，没有这种恐惧的心理状态，一直生活得很好。这一事例无不形象地说明了心理健康与身体健康息息相关。

现代有关医学和心理学的研究都表明，人们的身体健康与他们的心理健康状况息息相关。20世纪70年代，医学研究人员有两项重大的发现：首先，大脑中的同一化学物质不仅调节身体的免疫系统，同时还影响人们的思维和情感。这就意味着人们的心理状况和生理状况有着非常紧密的联系。其次，这种化学物质不仅存在于人的大脑中，而且在身体的各个系统中循环传递，包括免疫系统。这就意味着人们的生理状况和心理健康状况之间可以互相影响。

身心疾病是对这关系的一种证明。身心疾病是指那些发病、发展、转归与治疗都与心理因素密切相关的疾病。负面的心理活动如消极的情绪、长期的焦虑、巨大的精神压力等会导致不良的生理反应，这种生理反应如果持续过久，就会导致躯体的损害，甚至造成器质性病变。常见的身心疾病有溃疡、炎症、高血压、心脏病、疼痛等。而另一方面，乐观、积极的心理状态又可以预防疾病，在患病的康复治疗中有时可以起到药物甚至手术都无法达到的作用。

心理健康测验

请你根据自己过去和现在的情况，回答下面的问题。回答时不必过细考虑，要尽快回答，选出符合自己情况的选项。

1. 经常地精神萎靡。

A. 符合　B. 有点符合　C. 不符合　D. 不清楚

2. 常常怒气陡升。

A. 符合　B. 有点符合　C. 不符合　D. 不清楚

3. 梦中所见与平时所想的不谋而合。

A. 符合　B. 有点符合　C. 不符合　D. 不清楚

4. 习惯于与陌生人谈笑风生。

A. 符合　B. 有点符合　C. 不符合　D. 不清楚

5. 如果周围有喧嚷声，不能马上睡着。

A. 符合　B. 有点符合　C. 不符合　D. 不清楚

6. 常常希望好好改变一下生活环境。

A. 符合　B. 有点符合　C. 不符合　D. 不清楚

7. 不能破除以前的规矩。

A. 符合　B. 有点符合　C. 不符合　D. 不清楚

8. 常常思考将来的事情并感到不安。

A. 符合　B. 有点符合　C. 不符合　D. 不清楚

9. 常常感到头有紧箍感。

A. 符合　B. 有点符合　C. 不符合　D. 不清楚

10. 看书时对周围很小的声音也会注意到。

A. 符合　B. 有点符合　C. 不符合　D. 不清楚

11. 不大会有哀伤的心情。

A. 符合　B. 有点符合　C. 不符合　D. 不清楚

12. 稍稍等人一会儿就气得不得了。

A. 符合　B. 有点符合　C. 不符合　D. 不清楚

13. 一整天孤独一人时常常心烦意乱。

A. 符合　B. 有点符合　C. 不符合　D. 不清楚

14. 自以为从不对人说谎。

A. 符合　B. 有点符合　C. 不符合　D. 不清楚

15. 常常担心发生地震和火灾。

A. 符合　B. 有点符合　C. 不符合　D. 不清楚

16. 经常担心别人对自己的看法。

A. 符合　B. 有点符合　C. 不符合　D. 不清楚

17. 经常以为自己的行动受到别人支配。

A. 符合　B. 有点符合　C. 不符合　D. 不清楚

18. 做以自己为主的事情，常常非常活跃，全无倦意。

A. 符合　B. 有点符合　C. 不符合　D. 不清楚

19. 常常有一着慌便完全失败的情形。

A. 符合　B. 有点符合　C. 不符合　D. 不清楚

20. 希望过与别人不同的生活。

A. 符合　B. 有点符合　C. 不符合　D. 不清楚

21. 自以为从不怨恨他人。

A. 符合　B. 有点符合　C. 不符合　D. 不清楚

22. 很多时候天气虽好却心情不佳。

A. 符合　B. 有点符合　C. 不符合　D. 不清楚

23. 过度兴奋时常常会突然神志不清。

A. 符合　B. 有点符合　C. 不符合　D. 不清楚

24. 即使最近发生了什么事故，也往往毫不在乎。

A. 符合　B. 有点符合　C. 不符合　D. 不清楚

25. 常常为一点小事而十分激动。

A. 符合　B. 有点符合　C. 不符合　D. 不清楚

26. 失败后，会长时间地保持颓丧的心情。

A. 符合　B. 有点符合　C. 不符合　D. 不清楚

27. 工作时，常常想起什么便突然外出。

A. 符合　B. 有点符合　C. 不符合　D. 不清楚

28. 不希望别人经常提起自己。

A. 符合　B. 有点符合　C. 不符合　D. 不清楚

29. 生活没有活力，意志消沉。

A. 符合　B. 有点符合　C. 不符合　D. 不清楚

30. 常常因为心情不好感到身体的某个部位疼痛。

A. 符合　B. 有点符合　C. 不符合　D. 不清楚

31. 常常会突然忘却以前的打算。

A. 符合　B. 有点符合　C. 不符合　D. 不清楚

32. 尽管睡眠不足或者连续工作都毫不在乎。

A. 符合　B. 有点符合　C. 不符合　D. 不清楚

33. 常常对别人的微词耿耿于怀。

A. 符合　B. 有点符合　C. 不符合　D. 不清楚

34. 工作认真，有时却有荒谬的想法。

A. 符合　B. 有点符合　C. 不符合　D. 不清楚

35. 自以为从没有浪费时间。

A. 符合　B. 有点符合　C. 不符合　D. 不清楚

36. 一紧张就直冒汗。

A. 符合　B. 有点符合　C. 不符合　D. 不清楚

37. 看什么都不顺眼时常常感到头痛。

A. 符合　B. 有点符合　C. 不符合　D. 不清楚

38. 常常听见他人听不到的声音。

A. 符合　B. 有点符合　C. 不符合　D. 不清楚

39. 常常毫无缘由地快活。

A. 符合　B. 有点符合　C. 不符合　D. 不清楚

40. 与人约定事情常常犹豫不决。

A. 符合　B. 有点符合　C. 不符合　D. 不清楚

41. 与过去相比更讨厌今天，常常希望最好出些变故。

A. 符合　B. 有点符合　C. 不符合　D. 不清楚

42. 自以为经常对人说真话。

A. 符合　B. 有点符合　C. 不符合　D. 不清楚

43. 爱好沉思默想。

A. 符合　B. 有点符合　C. 不符合　D. 不清楚

44. 紧张时脸部肌肉常常会抽动。

A. 符合　B. 有点符合　C. 不符合　D. 不清楚

45. 有时认为周围的人与自己截然不同。

A. 符合　B. 有点符合　C. 不符合　D. 不清楚

46. 常常会粗心大意地忘记约会。

A. 符合　B. 有点符合　C. 不符合　D. 不清楚

47. 往往漠视小事而无所长进。

A. 符合　B. 有点符合　C. 不符合　D. 不清楚

48. 一听到人说起仁义道德的话就怒气冲冲。

A. 符合　B. 有点符合　C. 不符合　D. 不清楚

49. 自以为从没有被父母责骂过。

A. 符合　B. 有点符合　C. 不符合　D. 不清楚

50. 尽管是微小的失败，但总是归咎于自己的过失。

A. 符合　B. 有点符合　C. 不符合　D. 不清楚

51. 尽管不是毛病，常常感到心脏和胸口发闷。

A. 符合　B. 有点符合　C. 不符合　D. 不清楚

52. 不喜欢与他人一起游玩。

A. 符合　B. 有点符合　C. 不符合　D. 不清楚

53. 常常兴奋得睡不着觉，总想干些什么。

A. 符合　B. 有点符合　C. 不符合　D. 不清楚

54. 一着急总担心时间，频频看表。

A. 符合　B. 有点符合　C. 不符合　D. 不清楚

55. 常常想做别人不愿意做的事情。

A. 符合　B. 有点符合　C. 不符合　D. 不清楚

56. 习惯于亲切和蔼地与别人相处。

A. 符合　B. 有点符合　C. 不符合　D. 不清楚

57. 心有所虑时常常情绪非常消沉。

A. 符合　B. 有点符合　C. 不符合　D. 不清楚

58. 心情常常随当时的气氛变化很大。

A. 符合　B. 有点符合　C. 不符合　D. 不清楚

59. 即使是自己发生了重大事情，也如别人那样思考。

A. 符合　B. 有点符合　C. 不符合　D. 不清楚

60. 往往因为极小的愉悦而非常激动。

A. 符合　B. 有点符合　C. 不符合　D. 不清楚

61. 必须在别人面前做事情时，心就会激烈地跳动起来。

A. 符合　B. 有点符合　C. 不符合　D. 不清楚

62. 认为社会腐败，不管怎么努力也不会幸福。

A. 符合　B. 有点符合　C. 不符合　D. 不清楚

63. 自以为从没有与人吵过架。

A. 符合　B. 有点符合　C. 不符合　D. 不清楚

64. 念念不忘过去的失败。

A. 符合　B. 有点符合　C. 不符合　D. 不清楚

65. 常常有堵住嗓子的感觉。

A. 符合　B. 有点符合　C. 不符合　D. 不清楚

66. 常常视父母兄弟如路人一般。

A. 符合　B. 有点符合　C. 不符合　D. 不清楚

67. 常常与初次相见的人愉快交谈。

A. 符合　B. 有点符合　C. 不符合　D. 不清楚

68. 失败一次后再做事情时非常担心。

A. 符合　B. 有点符合　C. 不符合　D. 不清楚

69. 常常因为事情进展不如自己想象的那样而怒气冲天。

A. 符合　B. 有点符合　C. 不符合　D. 不清楚

70. 自以为从未生过病。

A. 符合　B. 有点符合　C. 不符合　D. 不清楚

计分方法

（1）在上面的测试中，符合提问内容的记2分，有点符合的记1分，不符合的记0分，不清楚的也记0分。

（2）按照“心理健康自我鉴定评分表”，根据“类型号码”，把每种类型的分数按照表中所列的题号横向相加起来，分别填入合计栏中。例如，“类型5”各题的得分分别是：5题1分，12题2分，19题1分，26题1分，33题1分，40题2分，47题2分，54题1分，61题0分，68题1分，则1+2+1+1+1+2+2+1+0+1分，这个12分就填在第一类型的合计栏里。其他各种类型也同样横向相加计分，然后填入相应的合计栏。

（3）再把各个合计分填入“心理症状一览表”的“得分”栏内。表中“症状类型”的号码，也就是“评分表”的“类型号码”根据“评分表”的合计得分，在“转换表”中换算成标准分。如上例“类型5”的合计得分为12分，换算成标准分3分填入“心理症状一览表”症状类型5焦虑神经症的得分栏，再在评价标准的相应尺度上（此例为3分）画“△”。

（4）把所有的“△”用直线连接起来，就制成了你的心理健康状况一览表，

心理健康自我鉴定评分表

问题号码	合计	类型号码
1 8 15 22 29 36 43 50 57 64		1
2 9 16 23 30 37 44 51 58 65		2
3 10 17 24 31 38 45 52 59 66		3
4 11 18 25 32 39 46 53 60 67		4
5 12 19 26 33 40 47 54 61 68		5
6 13 20 27 34 41 48 55 62 69		6
7 14 21 28 35 42 49 56 63 70		7

合计分——标准分转换表

<table>
<tr><td>合计分</td><td>0</td><td>1</td><td>2</td><td>3</td><td>4</td><td>5</td><td>6</td><td>7</td><td>8</td><td>9</td><td>10</td></tr>
<tr><td>标准分</td><td colspan="4">1</td><td colspan="4">2</td><td colspan="3">3</td></tr>
<tr><td>合计分</td><td>11</td><td>12</td><td>13</td><td>14</td><td>15</td><td>16</td><td>17</td><td>18</td><td>19</td><td colspan="2">20</td></tr>
<tr><td>标准分</td><td colspan="2">3</td><td colspan="4">4</td><td colspan="5">5</td></tr>
</table>

可以看出你哪方面的状况比较好，哪方面的问题比较严重。

（5）心理症状指数的计算：除去第七项虚构症，把第一项到第六项的症状标准分相加再乘 3 的积即为指数。例如，抑郁症为 2，歇斯底里为 3，精神分裂症为 2，狂躁症为 4，焦虑神经症为 2，反社会人格为 2，合计为 15，再乘以 3 等于 45，即此为心理症状指数 45，评语为“稍低”。一般说来，心理症状指数 61 以下无重大问题。

解 析

（1）心理症状指数 18 ~ 32（标准分 1）的人：

心理健康，没有什么不良征兆。

（2）心理症状指数 33 ~ 47（标准分 2）的人：

心理健康，但要检查一下某一症状类型的得分是否过高，如果这一症状类型的得分高于 3 时，就要再一次地自我检查一下某一心理方面的健康状况，找出病因再对症治疗。

（3）心理症状指数 48 ~ 61（标准分 3）的人：

心理症状一览表

标·1 准·2 分·3 标·4 尺·5	· · · · ·	· · · · ·	· · · · ·	· · · · ·	· · · · ·	· · · · ·	· · · · ·
症状类型	1	2	3	4	5	6	7
症　状	抑郁症	歇斯底里症	精神分裂症	躁狂症	焦虑神经症	反社会人格	虚构症
得　分							
心理症状 指　数							

心理的健康状况一般，说不上健康。要彻底调整自己的健康状况，使心理症状指数达到47分以下。特别要积极找出标准分4以上的症状类型的病因，及时治疗。

（4）心理症状指数62 ~ 76（标准分4）的人：

有些心理疾病的征兆，最好去专门机构请医生诊断，进行严密的分析，在作自我评价时，自己检查一下哪一项症状最为严重，以便决定和实行治疗的方法，要仔细分析症状严重的原因，并努力消除这个原因。

（5）心理症状指数77 ~ 90（标准分5）的人：

已经患有某种程度的心理疾病，一定要接受专门的诊断，安心地治疗。尽管自己没有什么却被旁人视为怪癖，实际上不必多么忧心忡忡，心理异常大都是自己造成的，所以，首先要接受心理健康的诊断。不管怎样，重要的是早期发现、早期治疗，真正能够恢复你健康的就是自己。

心理健康的维护

我们已经知道，心理健康与身体健康是息息相关的，保持心理健康对我们来说是十分重要的，我们在生活中不能忽视心理健康的维护。但每个人因所处的环境、遇到的问题各异，因此没有一个能适用于每个人的方法，下面介绍的是一些基本的原则和方法，希望能对你的生活和心理健康的维护有所帮助。

了解自我，悦纳自我

苏轼曾经说过：“人之难知，江海不足以喻其深，山谷不足以配其险，浮云不足以比其变。”这里说的是知人之难，在现实生活中，知人虽难，但知己更难。自我认识的肤浅，是心理异常形成的主要原因之一。因幼时的过分依赖，竞争中的多次失败而自卑自怜，由此得出的自知是：“你行，我不行。”于是束缚自我、贬抑自我，结果是焦虑剧增，最终毁了自己。

有自暴自弃者不甘心说“我不行”，但又无正确的方向，亦缺乏能力来表现自己，因此故作怪状，与人为难，自我的价值无法得到实现，于是放纵自我、践踏自我、自暴自弃，结果是反抗社会，害人害己。

有人自命不凡、自吹自擂，其实是一种极度自卑之人，但他们不像自卑自怜者那样因自卑而关闭自我、自怨自艾、自叹不如；而是自以为自己无所不能只是不去做而已。他们自傲自负，所持有的自知是“我行，你不行”。于是，呐喊着“我知道一切”，却连自己也不认识，结果是欺人一时，欺己一世。

有人对自己的动机、目的有明确的了解，对自己的能力有适当的评估，从不随意说“我不行”，也不会轻易地说“不在话下”。他们对自己充满自信，对他人深怀尊重，他们自信自强，认为在认识自己的前提下，是没有什么不可战胜的。于是他们走上了“我行，你也行”的康庄大道，其结果是充分认识自我，发挥最大潜力。

自卑自怜者、自暴自弃者和自傲自负者也并非全然不了解自己。从另一角度看，他们也认识了自己，但却是用一种歪曲的形式来对待自己，他们不能接纳自己，内心深处是深深的自卑。其实，接受现实的自我，选择适当的目标，寻求良好的方法，不随意退却，不做自不量力之事，才可创造理想的自我，欣然接受自己，才可避免心理冲突和情绪焦虑，使人心安理得，获得健康。

正视现实，适应环境

能否面对现实是心理正常与否的一个客观标准。心理健康者总是能与现实保持良好的接触。一来他们能发挥自己最大的潜能去改造环境，以求现实符合自己的主观愿望。另外在力不能及的情况下，他们又能另择目标或重选方法以适应现实环境。而心理异常者最大的特点就是脱离现实或逃避现实。他们或许有美好的理想，但却不能正确评估自己的能力，又置客观规律而不顾，因而理想成了空中楼阁。于是心理异常者怨天尤人或自怨自艾，逃避现实。

在现实生活中，我们应有“走自己的路，让他人去说”的精神，若人云亦云，随波逐流，便会失去自主性，焦虑也会由此产生。人生活在现实之中，没有一个人不被他人评说。嘴是别人的，你无法控制。所谓“人品”之“品”便是三张嘴。在风气不正的环境中，人品之好坏，常是由人说成的，所以做人必须有自己的原则。若老是考虑“对不对得起别人”、“别人会如何看我”等问题也就失去了自我。看上司的脸色办事，看朋友的面子说话，四面讨好也许会落得四面楚歌。

另一方面，我们也应该注重朋友的忠告。自以为是，我行我素，只会落得形影相吊、无人理睬的境地。心理医生认为，心理健康的人应与别人有一定程度的相似，生理上如此，心理上也是这样。比方由“月亮”想到“太阳”或“星星”或“黑夜”等；由“花儿”想到“小草”或“幸福”或“女孩”等，都是正常的联想。但那些“对月伤心”者，由“月亮”想到“死亡”；“见花坠泪”者，由“花儿”想到“痛苦”，就显然与众不同，使人难以理解。若经常都如此“与众不同”，其心理便可能不健康。推而广之，如果一个人的想法、言谈、举止、嗜好、服饰等，总是与人差别太大，与现实格格不入，又怎么谈得上心理健康呢？

接受他人，善与人处

乐于与他人交往，和他人建立良好的关系，是心理健康的必备条件。人是群居动物，与他人一起不只可得到帮助和获得信息，还可使我们的痛苦、快乐和能力得到宣泄、分享和体现，从而促使自己不断进步，保持心理平衡、健康。试想：一个人若遇到新婚之喜、乔迁之喜，或晋升职务、发表佳作而无人祝贺，其滋味如何？又试想：一个人若遇丧亲之苦、病痛之苦，或工作不顺、夫妻不和而无人安慰、无人倾诉衷肠，其滋味又会如何呢？仅就心理健康而言，人也是需要朋友的。

人生是美好的，与人相处是有利于心理健康的。但不要天真地认为我怎样待你，你就应该怎样待我。其实这是一种儿童的思维，但有很多成人也摆脱不了这种思维。与人相处的原则是：对得起他人，对得起自己。我们虽不提倡人家打你左脸还把右脸伸过去，但更不赞同人家因一小事负你你便视其为仇人。人际关系是复杂的，我们交友肯定有深浅或厚薄。对于已证明不可深交的人，我们也不妨浅交，注意适当的距离即可，凡事退一步便会海阔天空。我们应该有“吃亏是福”、“难得糊涂”的宽大胸怀。

热爱生活，乐于工作

工作的最大意义不仅仅限于由此获得物质生活的报酬，从心理学的观点看，它对个体还具有两方面意义，一是工作能体现个人的价值，使人获得心理上的满足。无论是在日常生活中做一件平常琐事（如写篇小文章、修理家用电器等），还是从事长期性的职业工作（如培养学生、训练球队等），都能获得一种成就感。自己做的东西与买的东西是不一样的，因为它代表了你的“成就”。二是工作能使人在团体中表现自己，提高个人的社会地位。个人在团体中要得到接受和承认并提高自己的地位，而工作成绩便是最好标准。

由此，我们便知道了为什么有人说“工作是老年人的救生圈”。刚从工作岗位上退休的老年人，常常有严重的失落感，为适应这种新的环境，最佳的方法就是重新工作。于是许多退休老人又去寻找临时工作，或做点小生意，或整日栽花锄草、修理家用小玩意。就是在心理治疗的方法上，也有所谓工作疗法与职业疗法，其目的就是经由工作或职业活动，使心理异常者获得成就的满足、发现自我价值，从而达到正常适应。

另一方面，现代社会生活节奏加快、工作忙碌而机械，不少人长期紧张但又不善于休闲调剂，于是也成了心理异常的一个原因。我们应该合理地安排休闲时间，经常改换方式，或郊游、或聚会、或访友、或参观展览等，也可参加一些职业性的活动或社会性的活动。要使休闲日更为丰富多彩，真正成为恢复体力、调剂脑力、增长知识、获得健康的时机。

心理健康的维护主要依靠自己，心理疾患的治疗除需有心理医生的指导外，也需要依靠自己的信心与毅力。如果掌握了有关心理健康和心理治疗的知识，我们不仅能随时关心和维护自己的心理健康，还可随时修正自己的行为。从这个意义上讲，人人都是自己的心理医生。

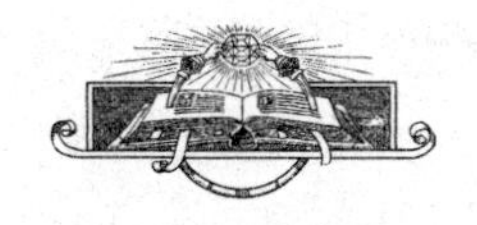

·第二节·

认识心理治疗

什么是心理治疗

心理治疗在一般人的印象中，大致都是这样一个场景：一位患者躺在椅子上，右后方坐着一位手里拿着笔和记事簿的心理治疗人员。似乎心理治疗是一件很神秘的事情。那么心理治疗到底是什么呢?

心理治疗又称精神治疗，是指应用心理学的理论与方法治疗病人心理疾病的过程。心理治疗与精神刺激是相对立的。精神刺激是用语言、表情、动作给人造成精神上的打击、精神上的创伤和不良的情绪反应；心理治疗则相反，是用语言、表情、动作和行为向对方施加心理上的影响，解决心理上的矛盾，达到治疗疾病的目的。因此，从广义上讲，心理治疗就是通过各种方法，运用语言和非语言的交流方式，影响对方的心理状态，通过解释、说明、支持、同情、相互之间的理解来改变对方的认知、信念、情感、态度、行为等，达到排忧解难、降低心理痛苦的目的。从这个意义上说，人类所具有的一切亲密关系都能起到“心理治疗作用”。理解、同情、支持等心理反应就是生活中最值得提倡的心理“药师”。

由此可见，广义的心理治疗泛指一切影响人的心理状态、改变理解行为的方式和方法。父母与子女之间、夫妻之间、同学同事之间、邻里之间、亲朋好友间的解释、说明、指导等真挚的交往与沟通，都具有一定的心理影响和心理治疗作用。而狭义的心理治疗，则是在确立了良好的心理治疗关系的基础上，由经过专门训练的施治者运用心理治疗的有关理论和技术，对求治者进行帮助，以消除或缓解求治者的心理问题或人格障碍，以促进其人格向健康、协调方向发展的过程。

华佗时代，某地有一太守，因忧思郁结患病，久治无效，后请名医华佗诊治。华佗闻得太守的病情后，开了一个奇妙的治疗“处方”：他故意收取了太守的许多珍宝后不辞而别，仅留下一封讽刺讥诮太守的信札。太守闻讯勃然大怒，命人追杀华佗，但华佗早已远去。于是，太守愈加愤怒，竟气得吐出许多黑血。不料黑血一吐，多年的顽疾竟随之痊愈。

华佗运用心理治疗，以“怒胜忧思”之术，治好了太守的“心病”与“身病”。可见，心理治疗在中国古代就已得到了绝妙的应用。

我们知道，心理治疗的方法是极为多样的，但目的都在于解决患者所面对的心理困难与心理障碍，减少、减轻其焦虑、忧郁、恐慌等精神症状，改善病人的非适应性行为，包括对人事的看法，从而促进其人格成熟，使被施治者能以较适当的方式来处理心理问题，以适应生活。因为心理治疗的过程主要是依靠心理学的方法来进行的，是与主要针对生理治疗的药物治疗或其他物理疗法不同的治疗方法，所以称之为心理治疗。

英国心理学家艾森克归纳了心理治疗的几个主要特征，它们是：

（1）心理治疗是一种两人或多人之间的持续的人际关系。

（2）参与心理治疗的其中一方具有特殊经验并接受过专业训练。

（3）心理治疗的其中一个或多个参与者是因为对他们的情绪或人际适应、感觉不满意而加入这种关系的。

（4）在心理治疗过程中应用的主要方法实际上是心理学的原理，即包括沟通、暗示以及说明等机制。

（5）心理治疗的程序是根据心理障碍的一般理论和求治者的障碍的特殊起因而建立起来的。

（6）心理治疗过程的目的就是改善求治者的心理困难，而后者是因为自己存在心理困难才来寻求施治者予以帮助的。

心理治疗的历史比较悠久，可以说自有人类社会以来就有了心理治疗。最近几十年，心理治疗得到了较快的发展。在近半个多世纪以来，心理治疗已经被人们普遍公认为是行之有效的医治疾病的方法，它甚至可以解决医学上很多老大难的顽症痼疾，收到常规医疗措施所不能比拟的效果。心理治疗通过影响患者的心理活动，可以有效地矫正一些异常行为，比如，精神失常、犯罪行为、不守纪律、不肯学习，甚至说谎、口吃、遗尿、吮指等怪癖恶习。所以，心理治疗在各国盛行起来，被广泛加以应用，并且逐渐摸索出了多种多样的心理治疗的具体形式。比如，音乐治疗、催眠暗示、生物反馈、行为矫正，等等。

当我们运用各种心理治疗时，都应该注意的是："心理"并不是单一式的、对症下药式的"对症治疗"，而是各种因素、方面配合起来的综合治疗。因为心理治疗的总目标，是改变一个人的属于病态心理的人格。

很多患有心理疾病的人，往往是由于从幼小的时候起，在人格发展上有缺陷，不能很好地适应周围环境，于是就会引起各种精神上的症状和反常行为。而这些症状和行为又都不是生理上的病变，而是人格缺陷所造成的。心理治疗的任务，就是想方设法弥补他们的人格缺陷，使他们的人格不断地充实、丰富和完善化。

当然，心理治疗绝不是"万能"的。心理治疗曾一度被人们误解为唯心的，甚至被歪曲为"挂着科学招牌的迷信"，其中一个重要的原因，就是把心理治疗的作用、疗效，说得过了头，弄得神乎其神、不切实际的缘故。

在运用心理治疗进行自我治疗时应当注意下面几个问题：

（1）要对心理治疗充满信心。你可以先不去考虑它们的疗效究竟如何，但是确信试试看总会有益无害，这样的自我暗示作用本身就是心理治疗。

（2）坚持"治疗"下去，持之以恒，不要因为很快就收到疗效而停止，也不要因为还看不出成效就中断。坚持本身可以使你磨炼意志，它本身也是心理治疗。

（3）如果某一方法收效不大，或看不出什么显著的效果，那就不妨改用另一种方法。也可以几种方法交替作用，或者同时使用。

如果你扮演"医生"的角色，对你的朋友、伙伴、亲人进行心理治疗时，你就要让对方对你产生信任感、亲切感和安全感，你首先应该设法使他们增强治愈的信心和决心，对他们多加体贴和鼓励，在相互思想沟通交流的气氛中进行。俗话说："心病还需心药医。"对于心理疾病患者，除了适当用药之外，还要有针对性地做好他们的思想工作，帮助他们用自己的意志和理智去战胜疾病。无论是谈话，或者帮助他们采用一些具体的心理治疗时，从语言到表情，都要避免种种不良的暗示。既不能急躁，急于求成，也不要厌烦，灰心丧气。只有这样，才能收到理想的治疗效果。

心理治疗的原则

不论进行何种形式的心理治疗，都必须遵循以下原则：

1. 接受性原则

医生对所有求治的病人，不论心理疾患的轻重、年龄的大小、地位的高低、初诊再诊都应诚心接待，耐心倾听，热心疏导，全心诊治。在完成患者的病史收集、必要的体格检查和心理测定，并明确论断后，即可对其进行心理治疗。施治者应持理解、关心态度，认真听取病人的叙述，以了解病情经过，听取病人的意见、想法和自我心理感受。如果施治者不认真倾听，表现得不耐烦，武断地打断病人的谈话，轻率地解释或持怀疑态度，就会造成求治者的不信任，这样必然导致治疗失败。

另一方面，施治者并非机械地、无任何反应地被动听取来治者的叙述，必须深入了解他们的内心世界，注意其言谈和态度所表达的心理症结是什么。因而该原则又可称为“倾诉”或“顺听”原则，认真倾听来治者的叙述，其本身就具有治疗作用。某些求治者在对施治者产生信任感后会全部倾诉出自己压抑已久的内心感受，甚至会痛哭流涕地发泄自己的悲痛心情，结果会使其情绪安定舒畅，心理障碍也会明显改进，故接受性原则具有“宣泄疗法”的治疗效果。

2. 信任原则

这是心理治疗的一个重要条件。患者对医生要有信任感。在此基础上，患者才能不断接受医生提供的各种信息，逐步建立治疗动机，并能无保留地吐露个人的心理问题的细节，为医生的准确诊断及设计和修正治疗方案提供可靠的依据，同时医生向患者提出的各种治疗要求也能得到遵守和认真执行。另一方面，也要求医生从始至终对患者保持尊重、同情、关心、支持的态度，与病人保持密切的联系，积极主动地与其建立相互信赖的人际关系。在心理治疗过程中，建立良好的医患关系，其主要责任在医生方面，这是检验一个心理治疗医生是否成熟、称职的重要条件。

3. 保密原则

心理治疗往往涉及病人的各种隐私，为保证材料的真实，保证病人得到正确及时的指导，同时也为了维护心理治疗本身的声誉及权威性，必须在心理治疗工作中坚持保密的原则。医生不得将病人的具体材料公布于众。即使在学术交流中不得不详细介绍病人的材料时，也应隐去其真实姓名。

4. 计划原则

实施某种心理治疗之前，应根据收集到的有关病人的详细、具体的资料，事先设计治疗程序，包括手段、时间、作业、疗程、目标等，并预测治疗中可能出现的变化及准备采取的对策。在治疗过程中，应详细记录各种变化，形成完整的病案资料。

5. 针对性原则

虽然许多心理治疗的方法适用范围不像某些药物和手术疗法那么严格，但各种心理疗法仍各有一定的适应证，特别是行为疗法。因此在决定是否采用心理治疗及采用何种方法时，应根据患者存在的具体问题以及医生本人的熟练程度、设备条件等，有针对性地选择一种或几种方法。针对性是取得疗效的必要保证。

6. 综合原则

人类疾病是诸种生物、心理与社会因素相互作用的结果，因而在决定对某一疾病采用某一治疗方法的同时，不能不综合考虑利用其他各种可利用的方法和手段。例如，对高血压、癌症等疾病进行心理或行为治疗，应不排除一定的药物或理疗。此外，各种心理治疗方法的折中（综合）使用，也有利于取得良好的疗效。

7. 支持性原则

在充分了解求治者心理疾患的来龙去脉和对其心理病因进行科学分析之后，施治者通过言语与非言语的信息交流，予以求治者精神上的支持和鼓励，使其建立起治愈的信心。一般在掌握了求治者的第一手资料之后，即可进行心理治疗了。对求治者所患的心理疾病或心理障碍，从医学科学的角度给予解释，说明和指出正确的解决方式，在心理上给求治者鼓励和支持。要反复强调求治者所患疾病的可逆性（功能性质）和可治性（一定会治愈）。这对悲观消极、久治未愈的病人尤为重要。反复地支持和鼓励，可防止求治者发生消极言行，大大调动求治者的心理防卫机能和主观能动性。对强烈焦虑不安者，可使其情绪变得平稳安定，以加速病患的康复。在使用支持治疗时应注意：支持必须有科学依据，不能信口胡言。支持时的语调要坚定慎重、亲切可信、充满信心，充分发挥语言的情感交流和情绪感染作用，使求治者感受到一种强大的心理支持。

8. 保证性原则

通过有的放矢、对症下“药”，精心医治，以解释求治者的心理症结及痛苦，促进其人格健康发展、日臻成熟。在心理治疗的全过程中，应逐步对求治者的心理缺陷的病理机制加以说明、解释和保证，同时辅以药物等其他身心综合防治措施，促使疾病向良性转化。在实施保证性原则的过程中，仍应经常听取病人的意见、感受和治疗后的反应，充分运用心理治疗的人际沟通和心理相容原理，在心理上予以保证，逐步解决求治者的具体心理问题，正确引导和处理其心理矛盾，以进一步提高治疗效果。

9. 灵活的原则

从某种现象上说，心理现象较之生物现象更具复杂性。病人的心理活动受多种内、外因素的影响，不但不同病人之间心理活动存在很大的差异，同一病人在不同阶段的心理变化规律也往往难以预测。故在心理治疗过程中，医生应密切注意病人的心身变化过程，不放过任何一点新的线索，随时准备根据新的需要变更治疗程序。此外，也要注意各种社会文化和自然环境因素对治疗过程的影响，包括文化传统、风俗习惯、道德观念、文化程度、经济地位等。

10. “中立”的原则

心理治疗的目的是帮助病人自我成长，心理治疗师不是“救世主”，因此在心理治疗过程中，不能替病人作任何选择，而应保持某种程度的“中立”。特别是在遇到来访者来询问：“我该与谁结婚？”“我应该离婚吗？”类似的问题，要让来访者自己作出决定。

11. 回避的原则

心理治疗中往往要涉及个人的隐私，交谈是十分深入的，因此不易在熟人之间做此项工作。亲人与熟人均应在治疗中回避。

心理治疗的对象

心理治疗是运用心理理论与方法治疗病人心理疾病和心理障碍的过程。也就是说，心理疾病与心理障碍是心理治疗的对象。那么，什么是心理疾病与心理障碍呢？

首先是精神问题。从精神不佳到精神崩溃，均为心理治疗的对象。有精神疾患的人，其人格和精神失去了统一协调的效能，与外界现实不能正常接触，发生幻觉、妄想等症状，并且其思考、情感、行为亦有显著障碍，无法正确地面对日常生活。病人的表现可能过分兴奋，讲个不停；或者极端忧郁，想自残自尽；或者行为奇异，语无伦次等。一个人有严重的精神疾患时，其主要治疗方法在于使用药物治疗，但对其施予安慰、支持、限制等心理辅导治疗也是必不可少的。

其次是神经症。这种情况的病人并没有精神崩溃的现象，自己与外界现实环境的接触状态尚好，只是在心理上或情绪上有所困扰与不适，觉得需要进行心理治疗来解除自己的痛苦。这种较轻的心理疾患很多人都有，这就是所谓的日常心理毛病。自己觉得焦虑不安、郁闷不乐、气愤难耐、情绪不适，虽然还可以过日常生活，但因其情绪不稳定，对生活也难免发生不良影响。有时心理上有无法言表的症结引起烦恼、忧郁、害怕，有不易解决和处理的内心问题，总面对不良的人际关系等，均属此类。例如，无法独立选择以决定自己的志向，缺乏经验与信心去找对象，不懂得如何与配偶和子女相处，不知如何摆脱离婚、丧偶的痛苦等。这一类情绪不适或心理困扰，药物治疗虽然有时能有所帮助，但心理治疗则要有效得多。

最后是"纯粹"的心理问题。这可能与躯体的某些病变有关。在现实生活中，有些人往往具有复杂的内心矛盾，生活工作中常面对自己不易处理的问题。例如，有的男性对自己没有信心，外出出差时，心里总担心在家的妻子会做出越轨的事来，以致整个身心都不舒服，常常"无病呻吟"，意欲天天守在家里陪着妻子。另外，据记载：有位官员，一直勤奋工作，只望自己能官运亨通，当上单位的领导，可升为主管后，又整日恐慌得不知所措；还有一位姑娘，很渴望结婚成家，却偏偏与一有妇之夫发生了性关系，而且不止一次，不知如何是好；一位15岁的男孩，因一次偶然的机会看了黄片，从此便深陷其中，脑海里总想着男女之事，学习也变得心不在焉，自己知道这样不好，但无法自拔，十分苦恼。以上这些病案中的人，都存在一些心理症结，有某种心理困难，却又不知如何才能解决。这种情况，并不是安慰或劝说就可以改善的，也不是算命或者休养一段时间就可以解决的，而是需要仔细剖析心理的症结，研究潜意识的动机，只有得出了真实的结论才能彻底医治。这类心理症结也是心理治疗的适合对象。

另外则是，虽有某种心理问题，但病人并没有明显的自觉不适，而在行为或性格上却存在一定的缺陷，影响了自己去适应一般的生活。有的儿童一不高兴就想逃学；有的年轻人一心血来潮，就有意去做错事，找人打架；有的人不善交际，只喜欢在家里闭门看书。这些行为都表明存在心理问题。另外，也有人有明显的性格上的缺陷，时时事事总是按部就班，如果不按照自己定的死板规律与程序吃饭、睡觉、娱乐，就无法生活；有人每天只想发财、成功、有成就，时时刻刻都把精神绷得很紧，强使自己振作，以追求成功，并因此变成了追求成就的奴隶；有的人事事都缺乏信心，事情还没动手做就已开始担心会失败，以致最后什么都不敢做，什么也做不成。这些行为和心理上的缺陷虽非朝夕之功就能改变，但依靠心理治疗，却是可以得到慢慢矫正、治疗的。

心理治疗的目标

一般而言，有效的心理治疗应该达到以下目标：

1. 解除病人的症状

精神与身体不适或心理问题都会妨碍求治者对社会的适应，并因此而造成心理上的痛苦，所以心理治疗的主要目的是解除求治者在心理或精神上的痛苦，或帮助求治者解决其无法自己解决的心理冲突。例如，用心理治疗方法（系统脱敏疗法、满灌疗法、厌恶疗法等）矫正求助者的恐惧、焦虑心理等。

2. 提供心理支持

在急慢性应激状态下，求治者因应付不了或忍受不了危机的环境，从而产生心理疾患或障碍。心理治疗可以帮助他们增加对环境的耐受性，降低易感性，提高心理承受力，增加应付环境和适应环境的能力，使之能自如地顺应和适应社会。这方面的心理治疗技术有危机干预、应激应付、应激免疫训练等。

3. 重塑人格

这一点尤其被内省性心理治疗原则（如认知治疗、精神分析等）所强调，它认为人类的心理疾患和心理障碍是其人格不成熟所致。所以，只有重塑人格系统，才能从根本上改变求治者的病态心理和不良行为方式。治疗的内容包括：帮助求治者理解自己、分析自己的情绪冲突的原因，获得内省能力，以了解意识和潜意识的内容。其治疗方法可分为两大类：一类为指导性的，一类为表达性的。前者是针对求治者存在的心理问题，由施治者进行劝告、建议、指导、解释。后者又称非指导性的。在表达性的心理治疗过程中，求治者处于主导和中心地位，施治者以倾听为主，居被动地位，但仍应努力营造良好的气氛，使求治者在讲述自己的心理问题的过程中完成自我理解，达到自己解决问题的目的。总之，无论采取哪种方法，施治者期望达到的仍是重塑求治者成熟的人格。

心理治疗的分类

心理治疗的种类和实施方式是各种各样的，依据不同的标准可分为不同的种类。

集体心理治疗和个别心理治疗

根据沟通方式，心理治疗可以分为集体心理治疗和个别心理治疗。

1. 集体心理治疗

集体心理治疗这类治疗方式，目前在西方国家较为盛行。集体心理治疗主要是通过讲座、座谈、讨论和示范方式，使患者搞清所患疾病的性质，掌握疾病的规律，端正患者的态度，使其树立自信，去解决矛盾和困难，主动积极地与疾病作斗争。针对有相似疾病的患者，治疗一般以 10 ~ 15 人为一组。医务人员首先让患者明白集体心理治疗的目的和意义、方法和内容，然后引起、鼓励患者展开讨论，交流各自参加集体心理治疗的动机和要求。医生充分听取他们的意见再拟定治疗方针和讲课内容。然后，医生深入浅出地讲解疾病的致病因素以及疾病的发生发展及其转化等，使患者对他们自身因素和所患疾病的性质有所了解。然后通过小组讨论，彼此启发，自我教育，从而解除疑虑，振奋精神，加强战胜疾病的信心和决心，使症状得以改善。最后，医生指导患者如何处理矛盾、应付挫折、克服个性缺陷、纠正错误认识等，并鼓励患者积极参加文体活动，注意劳逸结合，使生活规律化，以恢复心身健康。实践证明集体心理治疗可以发挥集体在人际关系中的积极作用，对加深认识和消除各种不正确的观点，提高患者的社会适应能力都有良好的作用。

2. 个别心理治疗

个别心理治疗主要是通过医生和患者个别交谈来进行，这种方法被普遍采用。个别心理治疗的理论和方法起源于精神分析法。谈话过程中常以医生为主，有时也以患者为主。谈话的目的是帮助患者认识发病的主观因素，了解发病机理，解决防治问题。谈话不可拘泥于形式，一般从先让患者叙述病情和症状开始，逐步深入到家庭、个人生活经历、个性特征、婚姻恋爱问题，谈出内心深处的矛盾冲突，以及和疾病有关的因素、病后的苦恼和焦虑不安等。医生听取患者的陈述后，可以分析患者的主要矛盾，有的放矢地发表意见。需要注意的是，发表意见时要避免与患者发生争论。如患者一时不能接受可以暂时搁置某个话题。对患者较为敏感的问题，不可急于探究，应寻找适当的机会或旁敲侧击地进行了解。在这个过程中，时常会遇到包括患者在内的阻力，甚至有些患者拒绝治疗。因此每次治疗要发挥治疗者的交谈技巧，让患者体会到这种交谈会使他受益匪浅。这个形式的优点为医生对患者的病情能了解较深，又便于取得患者的信任和密切配合。这个形式的缺点是不够系统，有时由于医生的经验、技巧以及和患者的关系等不够完善，治疗效果可能很不一致。

言语心理治疗、非言语心理治疗和行为治疗

根据治疗的媒介，心理治疗可以分为言语心理治疗、非言语心理治疗和行为治疗。

1. 言语心理治疗

言语心理治疗是通过医患双方言语交流，使患者的认识、情感和思想发生变化，精神面貌焕然一新，从而直接或间接取得疗效的形式。如精神支持疗法，采取以言语交流为主要手段对患者疏导、解释、劝说、保证、训练等，帮助患者认识其自身的问题。心理分析疗法、个人中心疗法都属于言语治疗。

2. 非言语心理治疗

非言语心理治疗是通过形象或抽象等非言语的形式帮助患者摆脱紧张、焦虑、抑郁等情绪所带来的心身症状，达到治疗目的。音乐疗法、生物反馈疗法等都属非言语心理治疗。

3. 行为治疗

行为治疗这种形式是在心理治疗医生的直接指导下，患者通过学习和训练，学会调整自己的一系列心身功能。患者主要依靠自己的行为、动作，来改变心理状态和克服不适应环境(或社会行为规范)的异常行为。在20世纪70年代中期，美国的行为疗法中出现了一个“认知行为疗法”的新方向，强调改变患者的认知结构在病态行为转变中所起的作用。它启动人的自我调整和自我控制的能力，通过充分认识造成病态行为的环境因素和错误的学习方法，建立正确的认识，用新的训练和正确的应对方法来履行和替代旧的病态行为，逐步恢复健康的行为。

社会治疗和家庭治疗

根据治疗的场所，心理治疗可以分为社会治疗和家庭治疗。

1. 社会治疗

社会治疗又称教育疗法。每个患者都是作为一名社会成员而存在。他们受社会环境的作用，他们对社会环境适应能力的强弱决定了其心理障碍的发生和发展。社会治疗的目的在于: 帮助患者正视现实，正视矛盾，协调同其他社会成员的关系，培养乐观向上的情绪以应对环境的刺激，建立健康的社会适应行为模式。对大多数适应不良的人来说，社会治疗的本质是一种健康教育。

2. 家庭治疗

家庭心理治疗并不单纯限于在家庭场所实施治疗，还包括对患者家庭成员的

治疗。家庭治疗把家庭视为功能单位，着意于家庭的情感结构和发展过程，而不是只看到个别患者。

家庭治疗以两个以上的家庭成员作为心理治疗对象，如对夫妻双方均实施心理治疗。在临床心理治疗过程中，常常发现就诊者的心理问题往往是家庭其他成员的病理心理作用的结果。这类成员的心理问题往往比就诊者还严重。在这种情况下，家庭治疗尤其显得重要。当患者的病情牵涉到家庭关系，当家庭中出现了精神病理相互关联的两个或更多的患者时，实施家庭治疗就非常必要。有经验的心理医生都深深懂得，家庭成员之间的各种矛盾在情绪因素为主导的心因性精神障碍中有重要影响。

觉醒状态下和半觉醒状态下的心理治疗与催眠治疗

根据患者的意识状态，心理治疗可以分为觉醒状态下的心理治疗、半觉醒状态下的心理治疗和催眠治疗。

1. 觉醒状态下的心理治疗

觉醒状态下的心理治疗是患者的神志处于清醒状态的治疗形式。患者能够清楚地意识到医生的指导和医患之间的交流。在觉醒状态下，患者了解自己的处境，引起心理障碍的原因，根据医生表达的信息（言语指导和各种技术手段），患者能够自觉地进行思考，有意识地调整情绪及改变认知结构，从而取得良好的疗效。

2. 半觉醒状态下的心理治疗

半觉醒状态下的心理治疗在经过特别布置的环境中进行，如在安静、温暖、光线偏暗而柔和的房间中，让患者以舒适的体位，集中注意倾听医生的谈话或指导，或让患者倾诉其过去的心理创伤，使其情绪与思维专注于某一事物当中。处在这种半清醒状态中的患者意识范围相对狭窄，易于接受暗示性言语，对某些神经症（如癔症、焦虑症、恐惧症等）可获得较高疗效。

3. 催眠治疗

催眠治疗是使患者进入催眠状态的治疗形式。这种形式对于患者的多种心理障碍、心身疾病、神经症都有显效。

第二章

保持心理健康，享受快乐人生

我们习惯于把思想和感情称为“心”，把规则和条理称为“理”，心理就是情绪、思想和感觉的综合，而心理的健康就是从思想到感觉上的全方位的健康，所以，要健康，首先从“心”开始，只有身心合一，才能真正享受快乐的人生。

·第一节·

认识你自己

认识自我其实是一道难题，苏格拉底曾提过“认识你自己”的观点，他认为人之所以能够认识自己，在于其理性。思想家老子也说过，“知人者智，自知者明”，可见，认识自己是多么的重要。

正确认识自我

认识自我是一道难题。

古希腊哲学家苏格拉底曾提出一个著名的命题：“认识你自己。”他认为，人之所以能够认识自己，在于其理性，认识自己的目的在于认识最高真理，达到灵魂上的至善。在我国，老子说过“知人者智，自知者明”。可以说，从古至今，人们对于自我的认识始终处于一个无尽的探索之中。古语云“人贵有自知之明”，特别是随着社会经济的迅猛发展和就业形势的急剧变化，现代人在社会中越来越难以找到合适的、理想的工作机会，严峻的就业形势告诉我们，如果不了解自己，我们可能会成为生活、事业的迷失者。

现实中，很多人都希望找到自己喜欢的工作，拥有一个快乐的生活，有一个美好的发展前程，因此，我们迫切需要作好自我分析，只有了解自我，才会走好自己的人生之路。当你弄明白自己所要的前景以及自己的相关条件时，你就会努力实现自己的愿望，你就能达到你所期望的，正所谓“心有多远，你的世界就有多大”。社会心理学家研究发现，善于给自己的生活作出计划的人往往比较勤奋、进取，擅长理性思考，对生命成长的每一个阶段都能谨慎把握，一般都能主宰自己的命运，成功也就自然和他们有缘。但是，所有的一切都因为你而开始，这足以说明探索自我有多重要了。

有这么一位外地闯北京的女孩，大专文凭，但闯劲十足，短短一年竟换了四个工作。看着原来的同学在外面闯荡，见的世面多，交际广，挣的钱多，说死说活不在老家还不错的单位干了，辞职，折腾着来到北京，但由于文化水平相对不高，只能干简单的文员接待。她对自己在北京很有信心，言语中时而流露出“不行，我炒老板鱿鱼”，一副充满自豪、满不在乎的样子。开始工作热情挺高，干得不错，但没有多久就觉得文员接待工作挣钱不多，受人歧视，没有奔头。加上她常觉得公司领导水平不高，对待自己缺乏重视，总是寻思其他出路。后来几家公司聘请她，仍旧去做文员接待，跳了槽，换了环境，但工作依然无聊，很快又丧失了信心，直到此时她才真正认识到自己能力被无限夸大，认识到“知识就是力量”，还有自己对于职业的理解是多么偏颇。频繁的工作转换，往往更多的是不仅没有锻炼自我，反而使自己的境遇越来越差，她不禁疑惑：我错在哪里了呢？

相信自己，并且喜欢自己

学会爱自己，让自己的身体长得更强壮，让灵魂陶冶得更高尚，这样才能更好地关爱别人，也才能更好地去接受别人的关爱。

有一位顶尖级的杂技高手，一次，他参加了一个极具挑战的演出，这次演出的主题是在两座山之间的悬崖上架一条钢丝，而他的表演节目是从钢丝的这边走到另一边。

演出就要开始了，山上聚满了观众，当中有记者、主办单位、赞助商和看热闹的人。这时，只见杂技高手走到悬在山上的钢丝的一头，然后用眼睛注视着前方的目标，并伸开双臂，一步、二步、三步，慢慢的杂技高手终于顺利地走了过去，这时，整座山响起了热烈的掌声和欢呼声。

“我要再表演一次，这次我要绑住我的双手走到另一边，你们相信我可以做到吗？”杂技高手对所有的人说。

我们知道走钢丝靠的是双手的平衡，而他竟然要把双手绑上。但是，因为大家都想知道结果，所以都说：“我们相信你的，你是最棒的！”杂技高手真的用绳子绑住了双手，然后用同样的方式一步、两步终于又走了过去，“太棒了，太不可思议了！”所有的人都报以热烈的掌声。但没想到的是杂技高手又对所有的人说：“我再表演一次，这次我同样绑住双手然后把眼睛蒙上，你们相信我可以走过去吗？”所有的人又都说：“我们相信你！你是最棒的！你一定可以做到的！”

杂技高手从身上拿出一块黑布蒙住了眼睛，用脚慢慢地摸索到钢丝，然后一步一步地往前走，所有的人都屏住呼吸为他捏一把汗。终于，他走过去了！掌声雷动！“你真棒！你是最棒的！你是世界第一！”所有的人都在呐喊着。

表演好像还没有结束，只见杂技高手从人群中找到一个孩子，然后对所有的人说：“这是我的儿子，我要把他放到我的肩膀上，我同样还是绑住双手蒙住眼睛走到钢丝的另一边，你们相信我吗？”

所有的人都说：“我们相信你！你是最棒的！你一定可以走过去的！”

“真的相信我吗？”杂技高手问道。

“相信你！真的相信你！”所有的人都说。

“我再问一次，你们真的相信我吗？”

“相信！绝对相信你！你是最棒的！”所有的人大声回答。

“那好，既然你们都相信我，那我把我的儿子放下来，换上你们的孩子，有愿意的吗？”杂技高手说。

这时，整座山上鸦雀无声，再也没有人敢说相信了。

在没有涉及到自己的利益时，我们相信并愿意别人表现，一旦到了紧要时刻，我们最相信的还是自己，因为我们不愿意把命运交到别人手里。

你就是你自己的上帝，你的命运掌握在你自己手中。很多时候并不是别人把你打败了，而是你自己已经先打败了自己。

请记住：求人莫如求己。

某人在屋檐下躲雨，看见观音正撑伞走过。这人说：“观音菩萨，普度一下众生吧，带我一段如何？”

观音说：“我在雨里，你在檐下，而檐下无雨，你不需要我度。”这人立刻跳出檐下，站在雨中：“现在我也在雨中了，该度我了吧？”观音说：

“你在雨中，我也在雨中，我不被淋，因为有伞；你被雨淋，因为无伞。所以不是我度自己，而是伞度我。你要想度，不必找我，请自找伞去！”说完便走了。

第二天，这人遇到了难事，便去寺庙里求观音。走进庙里，才发现观音的像前也有一个人在拜，那个人长得和观音一模一样，丝毫不差。

这人问：“你是观音吗？”

那人答道：“我正是观音。”

这人又问：“那你为何还拜自己？”

观音笑道：“我也遇到了难事，但我知道，求人不如求己。”

一个人的成功，不是靠老天爷的脸色、神的恩典，在奇妙的时刻施展。在这之前，我们只有依赖自己的双手，先替自己开创一条路来，我们才会看见那份无形流转的力量。

当你摒弃自身的弱点，以正确的眼光和心态面对自己的时候，那么相信你一定能摆正自己在职场中的位置，甚至在社会中的位置，摆正了位置的你一定会在生活的各个层面信心百倍，游刃有余。之后，你就开始喜欢自己了，并且真正懂得靠自己的双手开创一片自己的天地，这时，你千万不要诧异，因为你正在经历做好自己的三部曲，接着走下去，人生会更加辉煌。

唤醒心灵的巨人

自我激励是人生一笔弥足珍贵的财富，在人生的前行中能产生无穷的动力。一旦你拥有了自我激励的动力，你就在生命中插上了美丽的翅膀。它将带着你展翅翱翔，创造属于你自己的人生辉煌。

中古时期，苏格兰国王罗伯特·布鲁斯曾前后10多年领导他的人民抵抗英国的侵略。但因为实力相差悬殊，6次都以失败告终。

一个雨天，战败后的他悲伤、疲乏地躺在一个农家的草棚里，几乎没有信心再战斗下去了。

正在这时候，他看到草棚的角落里有一只蜘蛛在艰难地织网，它准备将丝从一端拉向另一端，6次都没有成功。然而这只蜘蛛并没有灰心，又拉了第7次，这次它终于成功了。

布鲁斯受到了极大的启发，“我要再试一次！我一定要取得胜利！”

他以此激励自己，重新拾起自信心，以更高涨的热情领导他的人民进行战斗。这次，他终于成功地将侵略者赶出了苏格兰。

苏格兰国王能从一只小小的蜘蛛身上看到再度奋起的勇气，并以同样的方式激励自己，在再试一次中实现了自己的理想。

从某种意义上说，自我激励就是自我期待。人们激励自己的目的，就是为达到所期待的目标。

希望究竟是什么呢？是引爆生命潜能的导火索，是激发生命激情的催化剂。只要心存信念，总有奇迹发生，希望虽然渺茫，但它永存人世。

美国作家欧亨利在他的小说《最后一片叶子》里讲了个故事：病房里，一个生命垂危的病人从房间里看见窗外的一棵树，叶子在秋风中一片片地掉落下来。病人望着眼前的萧萧落叶，身体也随之每况愈下，一天不如一天。她说：“当树叶全部掉光时，我也就要死了。”一位老画家得知后，用彩笔画了一片叶脉青翠的树叶挂在树枝上。

最后一片叶子始终没落下来。只因为生命中的这片绿，病人竟奇迹般地活了下来。

所以，人生可以没有很多东西，却唯独不能没有希望。希望在人类生活中具有重要的价值。有希望之处，生命就充满激励，就生生不息！

每天给自己一个激励，就是给自己一个目标，给自己一点信心。每天给自己一个希望，我们将活得生机勃勃，激昂澎湃，哪里还有时间去叹息去悲哀，将生命浪费在一些无聊的小事上。

生命是有限的，但希望是无限的，只要我们不忘每天给自己一个希望，我们就一定能够拥有一个丰富多彩的人生。

·第二节·

沟通艺术来自人际交往

人生在世，避免不了与人沟通，然而，沟通的艺术却是自古至今变幻莫测，但万变有宗，沟通需要真诚，人生路上需要朋友，需要良好的人际关系。所以，一个好的人生还要从用心交际开始。

走进另一个心灵

人在社交界如同在戏剧里一样，具有一个角色非常重要，而如果你能让别人意识到你对他的兴趣，这无疑会使你成为这出戏剧中的主角，因为你对别人的兴趣就是你对别人最高的尊重，这是人际交往丛林中取悦他人的一种机智。

哲斯顿被公认为是人类有史以来最著名的魔术师。在长达40年的演出生涯里，他走遍世界各地，一再创造幻象，迷惑观众，使大家吃惊地瞪大双眼喘起气来。总共有超过6000万人买票去看过他的表演，而他赚了将近200万美元。这个数字在当时绝对是一笔可观的巨款。

不过，哲斯顿的成功，靠的并不仅仅是渊博的知识和高超的演技，而是对观众感兴趣。实际上，他的成就几乎和学校教育一点关系都没有。因为他很小的时候就离家出走，变成了一名流浪者，搭货车、睡在谷堆里、沿街乞讨、坐在车里向外看着铁道沿线上的标志，这样他才学会了识字。

有人曾经向他请教成功的秘诀：“请问哲斯顿先生，您的成功，是否与您拥有特别丰富、卓越的魔术知识有关呢？”

“不！”哲斯顿断然回答，“关于魔术手法的书已经有好几百本，而且在这个世界上有几十个人与我懂得一样多。但我能在舞台上把我的个性充分显现出来。作为一个表演大师，必须了解人类的天性。我的所作所为，每一个手势，每一句话语，每一个眉毛上扬的动作，我都在事先很仔细地预演过，所以表演时动作就能配合得分毫不差。”

除了这种高超的技术之外，哲斯顿向来都表现出对观众的强烈兴趣，这一点非常重要。其他许多魔术师都会一边看着观众，一边在心里对自己说：“嗯，坐在底下的那些人是一群傻子，一群笨蛋，我绝对可以把他们骗得团团转！”

然而，哲斯顿的方式与他们完全不同。每次一上台，他就对自己说：“我很感激，因为这些人来看我表演。他们使我能够过着一种很舒适的生活。我要把我最高明的手法，表演给他们看。”

他宣称，每当走上舞台时，他没有一次不是一再对自己说这样的话：“我爱我的观众，我爱我的观众。”这句话，或许有些人会感到很可笑，但正是凭着这一点，哲斯顿成了魔术师中的魔术师。

走进别人心灵的最佳方式就是让他意识到你对他有着浓厚的兴趣，当你这么做时，不但会受到欢迎，也会使生命得到扩展。

多交朋友，少树敌人

人情冷暖，世事无常，多个朋友多条路，多个敌人多堵墙。人类在相互交往中寻求着安慰、价值和保护，正是这种星罗密布的关系使人们不至于独自与这个世界抗争。换句话说，人正是靠彼此互助才得以生存，即便是流落荒岛的鲁滨孙也都要有一位名叫“星期五”的伙伴，更何况身处竞争激烈、充满喧嚣与纷争的社交圈中的我们。因此，轻易得罪人是一种剥夺自己生存空间的行为。

伏尔泰曾经说过：“自从世界上出现人类以来，相互交往就一直存在。”在这个过程中，你伤害过谁，也许早已忘了，可是被你伤害的那个人永远不会忘记你，他绝不会记住你的优点，在一些无关紧要的小事上给别人的内心留下伤痕，你将会为自己挖下失败的坟墓。

美国成人教育专家戴尔·卡耐基是处理人际关系的老手，然而早年时，他也曾犯过小错误。有一天晚上，卡耐基参加一个宴会。宴席中，坐在他右边的一位先生讲了一段幽默故事，并引用了一句话，意思是谋事在人，成事在天。那位健谈的先生提到，他所引用的那句话出自《圣经》。然而，卡耐基发现他说错了，他很肯定地知道出处，一点疑问也没有。为了表现优越感，卡耐基很认真又很讨嫌地纠正了过来。那位先生立刻反唇相讥：“什么？出自莎士比亚？不可能！绝对不可能！”那位先生一时下不来台，不禁有些恼怒。

当时卡耐基的老朋友法兰克·葛孟坐在他的身边。葛孟研究莎士比亚的著作已有多年，于是卡耐基就向他求证。葛孟在桌下踢了卡耐基一脚，然后说：“戴尔，你错了，这位先生是对的，这句话出自《圣经》。”

那晚回家的路上，卡耐基对葛孟说：“法兰克，你明明知道那句话出自莎士比亚。”“是的，当然，”葛孟回答，“在《哈姆雷特》第五幕第二场。可是亲爱的戴尔，我们是宴会上的客人，为什么要证明他错了？那样会使他喜欢你吗？他并没有征求你的意见，为什么不保留他的脸面，说出实话而得罪他呢？”

一些无关紧要的小错误，放过去无伤大局，那就没有必要去纠正它。这不仅是为了自己避免不必要的烦恼和人事纠纷，而且也顾及了别人的名誉，不致给别人带来无谓的烦恼。这样做，并非只是明哲保身，也体现了做人的度量。

与其邀千百人之欢，不如释一人之怨。世上有很多人常有陷于一种绝境之感，当然，这种绝境之感都是从活路走向死路而形成的。美国人际关系专家泰勒说：“绝大多数人的绝境都是因不善于做人自逼而成。为什么？因为他们太容易树立自己的对立面。”因此做人的底线之一就是最忌结怨树敌，凡是不注意此点的，都会给自己做事带来非常大的障碍。最聪明的做人者，总是以“与人树敌，等于自掘坟墓”为训导。

东汉时有个叫苏不韦的，他的父亲苏谦曾做过司隶校尉，李皓由于和苏谦有隙，怀着个人私愤把苏谦判了死刑，当时苏不韦只有18岁。他把父亲的灵柩送回家，草草下葬，又把母亲隐匿在武都山里，自己改名换姓，用家财招募刺客，准备刺杀李皓，但事不凑巧，没有办成。

不久以后，李皓升迁为大司农。

苏不韦就和人暗中在大司农官署的北墙下开始挖洞，夜里挖，白天躲藏起来。干了一个多月，终于把洞打到了李皓的寝室下。一天苏不韦和他的人从李皓的床底下冲出来，不巧李皓上厕所去了，于是只能杀了他的小儿子和妾，留下一封信便离去了。李皓回屋后大吃一惊，吓得在室内置了许多荆棘，晚上也不敢安睡。苏不韦知道李皓已有准备，杀死他已不可能，就挖了李家的坟，取了李皓父亲的头拿到集市上去示众。李皓听说此事后，心如刀绞，心里又气又恨，又不敢说什么，没过多久就吐血而死。

李皓只因一点私人恩怨，就置人于死地，而苏不韦一生之中只为报仇，竭心尽力。李皓不忍小仇，结果招致老婆孩子被杀，死了的父亲也跟着受辱，自己最终吐血而死，被天下人笑话，实在是愚蠢之极。

也许像苏不韦这样极端的人并不常见，但仇恨的确是一种很可怕的力量，如果你在别人心里播下了仇恨的火种，必将后患无穷，为自己招来无妄之灾。所以古人说："血气之初，寇仇之根。报冤复仇，自古有闻，不在其身，则在子孙。人生世间，慎勿构冤。"

人性中总有恶的一面，与人结怨，你便会成为这种恶的牺牲品，在人生与事业的大厦基座上便埋下了一条引火线，一条可以随时摧毁你现有一切的导火线。

人际吸引有法则

如果想建立良好的人际关系，就必须尽量结识许多人，可是所谓人际关系，并非认识的人越多越好。你广泛结识许多人的目的，是为了从中找出可以交往一生的人。在这一点上，人际关系的建立，就某种意义而言类似读书。阅读大量书籍并不是为了可以炫耀自己如何学识渊博，而是为了得到一本可让你反复阅读，受益无穷的书籍。你必须经过一番辨别和比较，才能发现真正令你心仪的作品。

人际关系广泛是好事，但如果你不能把"数量"转化为"质量"，那么就可能落入"相识满天下，知己能几人"的局面。所以，人际关系的范围广固然重要，然而能在其中寻找到自己关键的朋友更为重要。

我们常见到这样的模式，一个人拥有两位重要的童年时代的朋友、两位重要的成人朋友，在他所接触的人中只对一两个特别有感情。这样的社会关系虽然数量少，但无疑很深厚，都是能在关键时候帮助自己的人，比大量的泛泛之交更有益。

为数很少的挚友对一个人成功有很大的作用。若没有他们，你几乎无法成就任何事。大部分人在选择朋友时并不谨慎，甚至根本不在意，以为朋友自己会出现；有许多人选错了朋友或选了太多的朋友，却没有有效地加以利用。只有在良好的人际沟通的基础上谨慎地选择朋友，才能实现自己的目标。

那么应如何选择关键的朋友呢？

若你的事业已有小成，请列出迄今为止给了你最大帮助的10个人。按照你的受益程度的高低把他们排列出来，并为他们评分，10个人的总分100分。

一般情况下，过去给你最大帮助的人，将来也可能会给你帮助。但不要忽视了，名单中有些以前对你帮助不大的人，他们或许由于地位和条件的改善具有成为你关键朋友的潜质。

然后再列一份名单，按照朋友的潜质重新排列、重新打分，总分仍是 100。根据这两张表，你就可能找到对你最有利的重要朋友。

另外，与关键的朋友的关系应建立在以下 5 个原则上：

1. 彼此喜欢对方

这是 5 个属性中最重要的一项。如果你不喜欢对方，你就不会和他有密切的关系，同样的，他们也不可能喜欢你。太多的人在自己不喜欢的人身上花太多时间，这完全是一种徒劳的浪费。虚伪的应酬很难受、很累，代价也很高，还会使你没有时间做重要的事情。

2. 对彼此的能力十分尊崇

如果你仅仅只是喜欢一个人，而对他的能力并不看重，那你一定不会和他进一步发展更深入的关系。同样，如果你希望得到某人专业的帮助，你必须让他们对你的能力充满信任。

3. 分享彼此的经验

分享经验，特别是痛苦的经验，有助于拉近彼此的距离。如果你正在进行一项艰难的工作，你可以试着邀请一位你喜欢而且能力不凡的人加入到你的工作中，使这份关系深厚而又有结果。如果你现在没有痛苦遭遇，就去找个可以分享事情的人，让他成为你的一个重要朋友。

4. 有福同享

朋友之间需要有福同享，双方都必须经常为对方付出，这种付出结果是发自内心的，而不是在权衡利弊的基础上才做出的行为。在工作中，很多人忘了有福同享，于是错过了许多加强关系并为未来贮存的良机。

5. 互相信赖

自己无法信赖某人，就不要试图和他建立盟友关系，因为不能互相信赖的盟友关系不会长久。想要得到信赖，你必须时刻真诚，如果对方怀疑你的真诚，信赖感就会消失。

无论在日常生活中还是在职场中，数量少但程度深的社会关系，都比广泛而肤浅的关系要强。一定要精心挑选你的重要朋友，始终记住：拥有关键少数的挚友比拥有很多的泛泛之交更有益。这就是人际沟通的社交原则。

·第三节·

健康从“心”开始

社会越现代化，人们的心理障碍和感情冲突越会升级。经济的发展比较容易，观念的更新却伴随着不安。稍有不慎，人心就会出现障碍，所以，人们要想自己的灵魂得以安宁和平衡，首先要关注自己的心理健康。

只有让健康从“心”开始，才能每天都有好心情。

简简单单才是真

曾有一首歌唱道：“总是到了最后才明白，平平淡淡、简简单单才是真……”的确，生活需要简单，简单能够带来和谐。

简单是一种心灵的净化，它是统合，是安定，是整顿，是率直，是单纯，它通常表现在诸如单纯的饮食、更有纪律的日常作息这种单纯的生活方式上。换言之，简单化就是在喧嚣的世俗里增加一份宁静。

有时我们会渴望拥有简单的生活。然而又有多少人知道，真正的幸福是发自内心的，选择一种简单的生活就是挣脱心灵的桎梏、回归真我。简单而艺术的生活恐怕是大多数现代人所向往的一种至高境界。

托尔斯泰笔下的安娜·卡列尼娜以一袭简洁的黑长裙在华贵的晚宴上亮相，惊艳无比，令周遭的妖娆“粉黛”颜色尽失。

在经历了极度的奢靡后，简约主义的设计风格又开始盛行。线条简单，色泽朴素，人们力图以最少的材料达到最大的功能需要。

当我们的生活方式趋于简单化时，我们将更能真诚地对待自己，我们也将更乐于参与各种活动。除了能实现自我的理想之外，更能超越自己，对他人有所贡献。

在追求简单的过程中，我们必须了解自己的需要，明白自己的贡献。只有确立这一目标，我们在面临挑战时才能充满勇气。

在这段旅程中，你也终将发现，简简单单才是你心灵最深处的需求。

不知道你有没有这样的感觉，整天忙忙碌碌，什么事情都还没干好，时间却在不知不觉间溜走了。

对大多数人来说，工作和上下班占据了整天的时间。现代生活又充满了各种诱惑，那么多信息要筛选，那么多产品在吸引着你。“我们试图占有一切，而这往往把我们弄得精疲力竭。”因此，简单生活对于大多数人来说，难能可贵。

尘世生活中为许多人所追求的舒适的物质享受、社会地位、显赫的名声等，是一种“世味”；今日的青年人追求的“时髦”、“新潮”、“时尚”、“流行”，也是一种“世味”，其中的内涵说穿了，也不离物质享受和对“上等人”社会地位的尊崇。用心于此，人就会像被鞭子抽打的陀螺，忙碌起来——或拼命打工，或投机钻营，应酬、奔波、操心……你就会发现自己很难再有轻松地躺在家中床上读书的时间，也很难再有与三五朋友坐在一起“侃大山”的闲暇，你会忙得忽略了自己的孩子的生日，你会忙得没有时间陪父母叙叙家常……

菲律宾《商报》登过一篇署名陈美玲的文章，作者感慨她的一位病逝的朋友一生为物所役，终日忙于工作、应酬，竟连孩子念几年级都不知道，留下了最大的遗憾。作者写道，这位朋友为了积累更多的财富，享受更高品质的生活，他终于将健康与亲情都赔了进去。那栋尚在交付贷款的上千万元的豪宅，曾经是他最得意的成就之一，然而豪宅的气派尚未感受到，他却离开了人间。作者问：“这样汲汲营营追求身外物的人生，到底生命感知何在，意义何在？”

这位朋友无疑也是属“世味浓”的一族，如果他能把“世味”看淡一些，像陈美玲那样“住在恰到好处的房子里，没有一身沉重的经济负担，周休二日不值班的时候，还可以一家大小外出旅游，赏花品草”……这岂不是惬意的生活？

陈美玲写道：“‘生活简单，没有负担’，这是一句电视广告词，但用在人的一生当中却再贴切不过了。与其困在财富、地位与成就的迷惘里，还不如过着简单的生活，舒展身心，享受用金钱也买不到的满足来得快乐。”

不奢求华屋美厦，不垂涎山珍海味，不追时髦，不扮贵人相，过一种简单自然的生活，一种外在的财富也许不如人，但内心享受充实富有的生活。这是自然的生活，有劳有逸，有工作着的乐趣，也有与家人共享天伦的温馨、自由活动的闲暇。

西方包括美国的许多人，现在倡导过一种“简单的生活”。他们试着离开汽车、电子产品、时尚圈子，看能不能活得快乐。这被称作“草根运动”。他们强调简化自己的生活，并非完全抛弃物欲，而是要把人的专一于身外浮华物上的注意力移出适当比例，放在人自身上、精神上、心灵情感上。过一种平衡和谐从容的生活，一个真正有感知的人的生活，实质是提升生活品质。

简单的生活，快乐的源头，为我们省去了多少汲汲于外物的烦恼，又为我们开阔了多少身心解放的快乐空间。

“简单生活”并不是要你放弃追求，放弃劳作，而是说要抓住生活、工作中的本质及重心，以四两拨千斤的方式，去掉世俗浮华的琐务。卡尔逊说：“简单生活不是自甘贫贱。你可以开一部昂贵的车子，但仍然可以使生活简化。一个基本的概念在于你想要改进你的生活品质而已。关键是诚实地面对自己，想想生命中对自己真正重要的是什么？”

享受每一个年龄

人生有些东西是无法通过巧取得到的，它们是岁月的馈赠，一如女人的阅历与眼界，一如气质与度量。更重要的是她们一般都重视自我的成长与教育，因此对于这些女人来说，年龄绝对是一种升值。二十六七岁时，如果有人问年龄，被问者会神秘地微笑，然后以“男人不问财富，女人不问年龄”的外交托词来婉转逃避这个问题。

其实我们大可不必闪烁其词地回避这个问题，我们完全可以越过这个隐约的心理沟壑，坦然而自信地告诉人们：年龄根本不是问题，也许会有人飞快地瞟一眼你的细细的鱼尾纹，用那种不信任的眼神提醒你：“年龄是女人的天敌”，但是千万不要在意，因为有一个关于成熟的秘诀，那就是——女人要享受年龄。有的女孩子本身很优秀，却整日眉头紧锁，哀叹岁月不饶人，你怎么可以忍受一个30多岁的女人说自己老了？如果是你的朋友，你应该紧紧握着她的手，冲着眉头轻锁的她微笑，并且告诉她：好好享受你的年龄吧，这才是人生盛宴的开始呢。

莎莉是个30出头的女职员，但是她一直为自己的年龄而郁郁寡欢，直至有一次，她讲起了这样一个故事，她说她的自信源于一次晚会上的记忆：

有一次在教堂举办的圣诞晚会上遇见一位美国传教士的夫人叫Hagen(海根夫人)，当时在晚宴上有许多肌肤胜雪的女子穿梭于舞会上，令人眼花缭乱。我和女友正在对这些巧笑倩兮的女子评头论足。而一身淡紫色长裙的海根夫人在带领大家祈祷时突然出现了，一眼望去，她从容淡定的脸上有一双明亮而温暖的眼眸，金黄色的短发微微地卷曲，年近50岁的她化着细致淡妆，一对琥珀色的耳环，典雅、讲究，却毫不张扬。我记不得自己当时的心情更多的是吃惊、欣喜还是赞叹了，没有想到一个女人到了50岁，可以活得如此从容、美丽而优雅、平和。从那时起，我突然开始注意起比我年龄大的女人，发现这种女人的美含蓄却耐人寻味，我发现，其实，女人的美丽与年龄无关。因为她们身上的许多品质是年龄无法征服的，是与岁月携手同行的。

记得在电影《20 30 40》中张艾嘉、刘若英、李心洁，三个风格互异、不同年龄的女人，用心和真实面对自己的态度，拍出一幅幅现代女人诙谐幽默又感人肺腑的画面。在她们的眼中，爱与生活，从来不是一个点，随着时间延续，而成为漫漫不绝的长线，牵系着女人和她们周遭的人们，一路走过来。这一路的风光低潮故事起落，从来不是只有乐，或只有泪水，而是苦中有笑，笑中亦带泪的……

她们认为：女人，要活得精彩，也要爱得精彩。究竟怎样才称得上“精彩”？不同的年纪和人生，有不同的定义。但是有一点却是相同的，就是无论哪个年龄段的女人都一样的闪耀灵动，都能活出自己的“精彩”。

20岁的女人为了新冒出的痘痘神伤，为了肥嘟嘟的手臂抱怨叫嚷；20岁关注化妆，钟情色彩缤纷的眼影。尽管说年轻不需要装饰，可现在正是20岁最好奇最具奔放的时光。有自信，有主张，一点点绚彩，就可以美得很张扬。只为美丽，不为遮瑕，青春焕发，无可阻挡。

在剧中刚满20岁的卢晓说：“我的人生才刚刚开始，我才20岁。很多时候——在我晚上熬夜的时候，在跑步的时候，在走路的时候，在早上起得很早坐公车的时候，在出门旅行的时候，我能感到青春在自己身上显示出来的浓浓的记号。我惊讶于自己的年轻所带来的能量，我更能深切地感受到它所带来的冲击！我惊讶于自己与周围人的不同，我乐于告诉别人我的不同，我每时每刻无不听到20岁在对我说，要好好过每一天哦！于是，我在惊讶与享受之间，过着我的20岁。”

事实上，年龄对很多女人来说都是一个很大的心理关卡，特别是与二字头年龄说“再见”的女性，因为在传统的观念中，女人30已经是“豆腐渣”了，所以大多在30以外的女人都不愿透露自己的年龄。

在电影里，即将踏入30岁门槛的周孜认为：“如果女性的存在理由是年轻，那么其后半生岂不成了残生？我认为30岁并非青春的终点，而是人生的起点！”

其实，40岁的女人就如一首经典的老歌，岁月的红尘锁不住她们的魅力，虽然美貌会随着年华老去，然而那举手投足间的风华却是令人弥久不忘，这是岁月年轮沉淀在她们脸上的生活。40岁的女人更多了一份成熟和自信，她们那种对生活的淡泊和从容体现出来的魅力，令人赏心悦目，心驰神往。西方人说过女人40一枝花，的确，40岁是女人最有魅力的时候，她们笑对人生，虽历经风雨岁月，但对人生的执著写在脸上便有了自信，这份自信足以笑傲少女的青春。40岁的女人更有了些沧桑，老人和孩子令她们担起生活的重担，只是这重担使得她们更加坚强，40岁的女人有一种令人心醉的神韵。

是的，人生有些东西是无法取巧的，因为它是岁月的馈赠。如果你是一个内心丰富、坚定、有修炼的女人，就不要害怕青春不再，岁月催人老，让我们拿出最大胆的宣言吧：“我要美丽到100岁！”那么，现在岂不是我们品味人生百种滋味的开端吗？所以我们要说，从现在开始，好好享受你的年龄。

学会选择，懂得放弃

人的内心就是这样，总是希望有所得，以为拥有的东西越多，自己就会越快乐。所以，这人之常情就迫使我们沿着追寻获得的路走下去。可是，有一天，我们忽然惊觉：我们忧郁、无聊、困惑、无奈……我们失去了一切的快乐，其实，我们之所以不快乐，是我们渴望拥有的东西太多了，欲望的负累让我们执迷在某个事物上了。

懂得放弃才有快乐，背着包袱走路总是很辛苦。中国历史上，“魏晋风度”常受到称颂，他们不同于佛、道、儒，在入世的生活里，又有一分出世的心情，说到底，是一种不把心思凝结在一个死结上的心态。

我们在生活中，时刻都在取与舍中选择，我们又总是渴望着取，渴望着占有，常常忽略了舍，忽略了占有的反面：放弃。懂得了放弃的真意，也就理解了“失之东隅，收之桑榆”的妙谛。多一点中和的思想，静观万物，体会与世界一样博大的诗意，我们自然会懂得适时地有所放弃，这正是我们获得内心平衡，获得快乐的好方法。

每个人都有着不同的发展道路，面临着人生无数次的抉择。当机会接踵而来时，只有那些树立远大人生目标的人，才能作出正确的取舍，把握自己的命运。

树立了远大目标，面对人生的重大选择就有了明确的衡量准绳。孟子曰："舍生取义"，这是他的选择标准，也是他人生的追求目标。

著名诗人李白曾有过"仰天大笑出门去，我辈岂是蓬蒿人"的名句，潇洒傲岸之中，透出自己建功立业的豪情壮志。凭借生花妙笔，他很快名扬天下，荣登翰林学士这一古代文人梦寐以求的事业巅峰。

但是一段时间之后，他发现自己不过是替皇上点缀升平的御用文人。这时的李白就面临一个选择，是继续安享荣华富贵，还是走向江湖穷困潦倒呢？以自己的追求目标作衡量标准，李白毅然选择了"安能摧眉折腰事权贵，使我不得开心颜"，弃官而去。

共和国的开国元勋周恩来总理，从小就树立了"为中华之崛起而读书"的远大目标。之后的岁月中，他本可以无数次选择安逸舒适的生活，享受高官厚禄。这些机会对于当时的国人而言，无疑是功成名就的最好选择。但是，有了为祖国献身的远大目标，周恩来毅然放弃了这些所谓的机会，而是选择了血与火、粗茶和淡饭，九死一生，铸就了共和国的崛起和辉煌。

一些看似无谓的选择其实是奠定我们一生重大抉择的基础，古人云："不积跬步，无以至千里；不积小流，无以成江海"，无论多么远大的理想，伟大的事业，都必须从小处做起，从平凡处做起，所以对于看似琐碎的选择，也要慎重对待，考虑选择的结果是否有益于自己树立的远大目标。

很多人觉得学习之余暂时放松一下不会影响什么，确实，劳逸结合对学习来说是十分必要的。但是，学习任务没有完成而去玩游戏，明天就要考试今天却去郊游而不复习，这样的选择多了，就会陷入享乐的诱惑不能自拔，进取心就会逐步丧失。最近新闻经常报道，一些中小学生痴迷打电子游戏，从旷课发展至逃学，甚至夜不归宿，有的还陷入犯罪的深渊。他们当初面临选择学习还是玩游戏时，也认为自己只是暂时放松一下，但几次之后，便已失去了自己树立的远大目标，身陷迷途。就高考而言，大学系统教育是我们实现自己人生目标的必要辅助手段，用游戏时间或郊游等休闲时间投入学习，是为了实现上大学的近期目标，放弃自己的一些爱好是值得的，暂时的代价也就有了付出的充分理由。

有这样一则故事：

一只老鹰被人锁着。它见到一只小鸟唱着歌儿从它身旁掠过，想到自己却……于是它用尽全身的力量，挣脱了锁链，可它也挣折了自己的翅膀。它用折断的翅膀飞翔着，没飞几步，它那血淋淋的身躯还是不得不栽落在地上。

老鹰向往小鸟的自由，挣脱了锁链，却牺牲了自己的翅膀。自由的代价原来是牺牲自己的翅膀，也牺牲了自由。

古时有位高人在给慕名前来学习的人第一次讲道理时，他先拿了一满杯黑颜色的水，然后再往这杯子里倒清水。杯里的水不断外溢，而杯中水仍有黑颜色混在其中。这时，那高人对求学者说："要想得到一杯清水，必先倒掉脏水，洗净杯子，学习也是如此。"

有追求必有所放弃，学习也是如此。要在学业上取得更大的进步，就需要不断抛弃陈旧的观念，更新知识，不断调整改变思维方式。法国生理学家贝尔纳说："构成我们学习上最大障碍的是已知的东西，而不是未知的东西。"爱因斯坦也说过："我不久学会了识别那些导致深邃知识的东西，而把其他许多只是充塞耳目、会转移主要目标的东西撇下不管。"论证时可结合自己的学习体会。

放弃，对每一个人来说，都有一个痛苦的过程，因为放弃意味着永远不再拥有，但是，不会放弃，想拥有一切，最终你将一无所有，这是生命的无奈之处。如果你不放弃眼前的热烈，就无法享受花前月下的温馨……生活给予我们每个人都是一座丰富的宝库，但你必须学会放弃，选择适合你自己应该拥有的，否则，生命将难以承受！

一个决定可以改变一个人的命运，这个决定是对是错，恐怕要用一生做赌注。其实，有未必真得，无未必真失，有无随缘、得失在心，人生的遭遇不可用"得失"二字定论。爱过又痛过，才算了解爱，虽然这爱，性味苦涩、无花无果，只在心里生长，只任岁月将它磨蚀……好在有时间这帖药，它根治不了你的伤，或许能慢慢止住你的痛。

·第四节·

做自己的心理医生

做情绪的主人

我们常常听到这样的祝福："祝你心想事成"、"万事如意"。但实际情况却常常相反："心想难以事成"、"不如意事十有八九"。喜怒哀乐本是人之常情，但是如果不加以调节，让不良情绪长期左右自己，就会有损于健康，甚至使人失去生活的信心。现代心理医学研究表明：人的心理活动和人体的生理功能之间存在着内在联系。良好的情绪可以使生理处于最佳状态，反之则会降低或破坏某种功能，引发各种疾病。俗话说："吃饭欢乐，胜似吃药。"说的就是良好的情绪能促进食欲，有利于消化。心不爽，则气不顺；气不顺，则病易生。难怪有人把情绪称为"生命的指挥棒"、"健康的寒暑表"。许多医学专家认为，良好的情绪本身就是良药，人体85%的疾病可以自我控制，只要心情愉快，神经松弛，余下的15%也不全靠医生，病人的情绪和精神状态是个不可忽视的重要因素。因而，我们每个人都应做自己情绪的主人，培养自己愉快的心情，调节好自己的情绪，提高适应环境的能力，保持乐观向上的精神状态。

几乎每个人都懂得要做情绪的主人这个道理，但在实际生活中，我们常听到这样的埋怨："控制情绪实在是太难了。"言下之意就是："我是无法控制情绪的。"千万别小看这些自我否定的话，这是一种严重的不良暗示，它真的可以毁灭你的意志，使你丧失战胜自我的决心。还有的人习惯于抱怨生活："没有人比我更倒霉了，生活对我太不公平了。"抱怨中他得到了片刻的安慰和解脱："这个问题怪生活而不怪我。"结果却因小失大，让自己无形中忽略了主宰生活的职责。所以要改变一下对身处逆境的态度，用开放性的语气对自己坚定地说："我一定能够走出情绪的低谷，现在就让我来试一试！"这样你的自主性就会被启动，沿着它走下去就是一番崭新的天地，你就会成为自己情绪的主人。

美国得克萨斯州立大学的史密斯教授，曾经针对受测者情绪的变化及其个人生理心理状态做了一个实验。他在实验报告中指出：一般人在焦虑、愤怒、恐惧的状态下，会有一种来自脑下腺的激素—肾上腺皮质激素分泌出来刺激肾上腺，因而影响受测者的生理状态。在这种情况下，受测者极易产生心跳加速、口干、胃部胀痛等生理现象。这种情形如果持续下去，就容易引起心脏病、高血压或胃溃疡等后遗症。

天有不测风云，人有旦夕祸福。生活中我们难免会遇到一些挫折、困苦等不愉快的事，而一味地生气、焦虑、怨恨，不但不会使事情好转，反而会严重地伤害我们的身心健康。

人不会永远都有好情绪，任何人遇到挫折，情绪都会受到一定影响。这时，你一定要做情绪的主人，控制好自己的情绪。面对无法改变的不幸或无能为力的事，就抬起头来，对天大喊："这没有什么了不起，它不可能打败我。"或者耸耸肩，默默地告诉自己："忘掉它吧，一切都会过去的，一切都会好起来的！"

在生活中，我们要做情绪的主人，及时发泄自己的坏情绪。很多人不知道宣泄的好处，只会郁闷，那对由心情闹出来的病痛，没有丝毫帮助。很多人都为了以往发生的事，到目前都不快乐。他们不快乐的原因，是因为在过去没有做某一件事，或做错了某一件事；也有因为以往曾拥有过东西，现在失去了，所以很不快乐。他们有的曾经在一次恋爱中被伤害过，直到以后仍旧不愿接受爱情；他们以往遇到不愉快的事，就认定这些不愉快的事还会卷土重来。

你若是能够认识—你并不是坏情绪的受害者，而是你情绪的主人，那你便会觉得很快乐，很快乐。

其实调整控制情绪并没有你想象的那么难，只要掌握一些正确的方法，就可以很好地驾驭自己。在众多调整情绪的方法中，你可以先学一下"情绪转移法"，即暂时避开不良刺激，把注意力、精力和兴趣投入到另一项活动中去，以减轻不良情绪对自己的冲击。一个高考落榜的朋友，看到同学接到录取通知书时深感失落，但她没有让自己沉浸在这种不良情绪中，而是幽默地告别好友："我要去避难了。"然后就出门旅游去了。风景如画的大自然深深地吸引了她，辽阔的海洋荡去了她心中的郁积，情绪平稳了，心胸开阔了，她又以良好的心态走进生活，面对现实。

生活中可以转移情绪的活动很多，你最好根据自己的兴趣爱好以及外界事物对你的吸引力来选择，如各种文体活动、向亲朋好友倾诉、阅读书籍、练习琴棋书画，等等。总之将情绪转移到这些事情上来，尽量避免不良情绪的强烈撞击，减少心理创伤，也有利于情绪的及时稳定。

情绪的转移关键是要主动及时，不要让自己在消极情绪中沉溺太久，立刻行动起来，你会发现自己完全可以战胜情绪，也唯有你自己可以担此重任。

法国作家大仲马曾说："人生是一串用无数小烦恼组成的念珠，乐观的人是笑着数完这串念珠的。"一个人如果能乐观地对待不如意的事，自然会烦恼自消，愁肠自解。调节好自己的情绪，使好心情与自己结伴而行，是完全可以做到的。因为情绪是主观对客观的一种感受和体验，是可以自己支配的。调节好自己的情绪，可以使自己进入洒脱通达的境界，就掌握了生命的主动权，就能感受和体会到生命和生活中的无穷乐趣。做到这一点，生命之花一定会大放异彩的。

放下烦恼，拥有快乐

人生一世，烦恼几乎伴随着生命的始终，而名利欲望过重则是导致烦恼的重要原因。例如，少年对人生问题百思不得其解，青年人对人生方向的确立与选择而困惑，老年人对人生目标的力不从心，还有不可尽数的人生细节、生活琐事，都可能成为导致烦恼的根源。

我们应该懂得，烦恼来自我们的主观世界，来自我们自身，来自我们自己的人生欲望。人生短促，容不得我们有多少时间与烦恼纠缠，不能让烦恼伴随着自己去迎接明天的太阳。

要克服烦恼，就要淡泊名利，使自己快乐，以轻松的心态迎接新生活。

李安是一家工厂的工程师，在大学时，他是出了名的"烦恼大王"。他的烦恼实在是太多了，因为烦恼常常生病，以至于校医院的护士一看到他去医院，就会主动跑上前替他注射一针。

他的烦恼多得很，对什么事情都是一个"烦"字。不少时候，连他自己都不知道究竟在烦什么。他担心因成绩不好而被学校开除，因为他的物理学和其他两门科目考试不及格，他认为平均成绩应保持在80分以上，如果达不到这个水平，他就感到很烦；他还担心自己的健康，因为他患有急性消化不良、失眠等症状；他担心他的财务状况，因为他不能经常买礼物送给女朋友，或是带她去跳舞，因而担心他的女朋友会嫁给另外一位同学……

他就是这样日日夜夜地为很多自己认为无法解决的问题而烦恼。面对这种绝望，他不得不求助于学校的心理医生郝教授。

郝教授对心理方面的问题有很深的研究，他与李安进行了一次谈话。

郝教授说："你应该坐下来面对现实。如果你把用来烦恼的一半时间和精力用来解决你所面临的问题，那么，我想你就不会再有烦恼了。你以前可能就学会了烦恼这个不良习惯，其他的都没有学会。"

李安后来说："这次谈话对我的健康及幸福的帮助，远比我在大学四年所学的还要多。"

郝教授给李安订立了三种方法，这三种方法是：

第一，正确地认识并弄清楚烦恼的究竟是些什么问题。

第二，认真地找出烦恼的原因。

第三，立刻参加一些建设性的活动，切实地解决一些使你烦恼的问题。

经过这次谈话，李安按照这三种方法拟定积极的计划。

比如说，他不再因为物理学不及格而产生烦恼，而是反问自己为什么会不及格，原因何在。结果表明，不是因为他的智商低、天资愚笨。他之所以没有通过物理学考试，是因为他对这门功课缺乏足够的兴趣。而他不感兴趣，是因为他认为这门课程对他将来从事工业工程师职业没有多大的帮助。找到了原因，他就开始改变态度。他警告自己说："如果学校要求我通过物理学考试才能取得学位，那么，我有什么理由怀疑他们的智慧呢？"

态度改变了，他就埋头学习物理学，不再浪费时间去寻思物理学如何困难，结果他一次就考过关了。休息的时间，他就到外面去打工，所挣得的钱完全能够解决在舞会中的花销、给女朋友买小礼品等困难。至于爱情难题，也纯属无中生有，那个女孩不久就成了他的夫人。

生活中，我们常常因为欲望太多而感受人生之累，慨叹人生之短促。名誉、官位、财产、身体等欲望成为人们烦恼的主要来源。其实，我们应该以淡泊的心境看待人生，即使自己的既定目标没有实现，也不要太"伤感"，因为"谋事在人，成事在天"，只要付出了努力，曾经拼搏过，奋斗过，就会拥有充实、幸福的经历。淡泊给予你苍白的外表，却让你拥有了一个充实、坦然、意蕴深厚的人生，它将绚丽多彩的欲望拒于心灵的天空之外，让自己的灵魂在平静的家园中安然入睡，受伤的心会得到意外的修补。甘于淡泊，以超然的心态把握人生，就超脱了世俗凡境，品尝大自然的瑰丽奇景和多彩的人生美景。

其实，生活中不可能有那么多的烦恼，即使有一些不愉快的事情，只要你好好地寻找烦恼的原因，找到之后，马上解决。或者你的烦恼根本就是杞人忧天，无中生有。生活中没有什么烦恼能够让一个充满生机的人趴下。

放下烦恼，你就会拥有快乐的人生！

宽容——原谅他人，解放自己

法国文学大师维克多·雨果曾说过："世界上最宽阔的是海洋，比海洋宽阔的是天空，比天空更宽阔的是人的胸怀。"雨果的话不无现实启示作用。

穿梭于茫茫人海中，面对一个小小的过失，常常是一个淡淡的微笑，一句轻轻的歉语，就能带来包涵谅解，这是宽容；在人的一生中，常常因一件小事、一句不注意的话，使人不理解或不被信任，但不要苛求任何人，以律人之心律己，以恕己之心恕人，这也是宽容。所谓"己所不欲，勿施于人"也寓理于此。

有这么一个故事：

有两位庄户人家，一家的牛吃草过界，糟蹋了另一家的庄稼，两人便吵了起来，各不相让，最后打了起来，双双被送进了县衙。

县太爷那会儿心情不好，也不问青红皂白，惊堂木一拍，喝令两人，将县衙门外捕快们练功用的石碌碡合力扛回村去，再回来告状。

两人面面相觑，可是要对付两三百斤重的石碌碡，还真得要齐心协力。

尽管如此，只搬到大路上，两人已精疲力竭。

坐在路边的树阴下，一阵微风吹来，两人如醍醐灌顶，幡然醒悟。遂租来一辆马车，将那石碌碡送回县衙，悄然息讼，携手而归。

有人认为宽容是软弱的象征，其实不然，有软弱之嫌的宽容根本称不上真正的宽容。宽容是人生难得的佳境——一种需要操练、需要修行才能达到的境界。

心理学家指出：适度的宽容，对于改善人际关系和身心健康都是有益的。这种宽容，指的是对于子女或别人在生活、工作、学习中的过失、过错采取适当的"羞辱政策"，有效地防止事态扩大而加剧矛盾，避免产生严重后果。大量事实证明，不会宽容别人，亦会殃及自身。过于苛求别人或苛求自己的人，必定处于紧张的心理状态之中。由于内心的矛盾冲突或情绪危机难于解脱，极易导致机体内分泌功能失调，诸如使肾上腺素、去甲肾上腺素过量分泌，引起体内一系列恶性生理化学改变，造成血压升高，心跳加快，消化液分泌减少，胃肠功能紊乱，等等，并可伴有头昏脑涨、失眠多梦、乏力倦怠、食欲不振、心烦意乱等症状。紧张心理的刺激会影响内分泌功能，而内分泌功能的改变又会反过来增加人的紧张心理，形成恶性循环，损害身心健康。有的过激者甚至失去理智而酿成祸端，造成严重后果。而一旦宽恕别人之后，心理上便会经过一次巨大的转变和净化，使人际关系出现新的转机，诸多忧愁烦闷可得以避免或消除。

学会宽容，首先要对自己宽容。只有对自己宽容的人，才有可能对别人也宽容。人的烦恼一半源于自己，即所谓画地为牢，作茧自缚。美国情景喜剧《成长的烦恼》讲的虽然都是烦恼之事，但是他们对儿女、邻居的宽容，最终都把烦恼化为了捧腹的笑声。

宽容的过程是“互补”的过程。别人有此过失，若能予以正视，并以适当的方法给予批评和帮助，便可避免大错。自己有了过失，亦不必灰心丧气，一蹶不振，同样也应该宽容和接纳自己，并努力从中吸取教训，引以为戒，取人之长，补己之短，重新扬起工作和生活的风帆。

宽容是忘却，是忍耐，是洞察。常用宽容的眼光看世界，生活就会充满阳光，充满快乐。学会宽容不仅有益于身心健康，而且对赢得友谊，保持家庭和睦、婚姻美满，乃至事业的成功都是必要的。因此，在日常生活中，无论对子女、对配偶、对老人、对学生、对领导、对同事、对顾客、对病人……都要有一颗宽容的爱心。宽容，它往往折射出为人处世的经验、待人的艺术、良好的涵养。学会宽容，需要自己吸收多方面的“营养”，需要自己时常把视线集中在完善自身的精神结构和心理素质上。否则，一个缺乏现代文明阳光照射的“畸形儿”，会被人们嗤之以鼻，不屑一顾。

当然，宽容也不是无原则的宽大无边，而是建立在自信、助人和有益于社会基础上的适度宽大，必须遵循法制和道德规范。对于绝大多数可以教育好的人，宜采取宽恕和约束相结合的方法，而对那些蛮横无理且屡教不改的人，则不应手软。从这一意义上说“大事讲原则，小事讲风格”，乃是应取的态度。

宽容别人，绝不是软弱，绝不是面对现实的无可奈何。在短暂的生命里程中，学会宽容，意味着你的思想更加快乐。宽容，可谓人生中的一种哲学。

笑口常开

常言道：笑一笑，十年少；愁一愁，白了头。笑，是人的欢乐情绪的表现；笑，是最优美、最自然、最良好的全身运动；笑，能使你忘记那些不愉快的事情，乐而忘忧；笑，能减轻痛苦，能够医治疾病。

据报道，在印度孟买的大小公园里，每天早上都可以看见许多男女老少站成一圈，一遍又一遍地哈哈大笑，这是在进行“欢笑晨练”。印度的马丹·卡塔里亚医生在国内外开设了150家“欢笑诊所”，人们可以在诊所里学到各种各样的笑：“哈哈”开怀大笑；“吃吃”抿嘴偷笑；抱着胳膊会心微笑……来治疗心情压抑等心理疾病。

生理学家巴甫洛夫说过：“……忧愁、悲伤能损坏身体，从而为各种疾病打开方便之门，可是愉快能使你肉体上和精神上的每一现象敏感活跃，能使你的体质增强。”许多医学家、运动学家认为，一般性的笑，能使隔膜、咽喉、腹部、心脏、两肺，甚至是肝等器官都能获得一次短暂的运动。捧腹大笑，它还能牵动脸部、手臂和两腿肌肉的运动。当笑停止之后，脉搏的跳动会低于正常的速率，骨骼肌也会变得非常松弛。

保健专家认为，笑是一种类似于在原地跑步的良好锻炼方法。它可以使肌肉强壮起来，加强心脏的律动，使脉搏加快，使支气管扩张，肺部换气增加。笑不仅能给内脏“按摩”，也能给腹肌和胸大肌“推拿”。由于吸收了更多的氧气，因而也可以净化血液。此外，笑还能增强肝和大肠的功能。笑能提高人们的工作效益，驱除紧张和疲劳，对神经过敏或容易暴躁发怒的人，不愧是一剂良药。

我国科学家高士其说过，笑是一种人生观，笑代表人生欢乐的一面，光明的一面。保健专家建议：人们从自己的健康考虑，不应当放弃开怀大笑的任何机会。相声大师侯宝林在相声段子里曾说过，应当对病人实施相声疗法。这些都是很有科学道理的。

笑能放松自己，让自己开心，并且能将面部肌肉的神经冲动传递到大脑中的情绪控制中心，使得神经中枢的化学物质发生改变，从而使心情趋向平静。

我们难免会接触或置身陌生的环境，在陌生的环境里，人人都习惯板起一张面孔、保护着原本虚弱的尊严，以免受到来自外界的侵犯和伤害。如果我们换一副表情，不要那种冷冷的傲慢的所谓尊严，不要紧绷着面孔，圆睁着警惕与怀疑的眼神，让我们微微笑一下，会不会更好些呢？

微笑能传达我们对别人的信任，可以调节自我的心态，可以调节紧张、尴尬的气氛，对自己来说，微笑是一剂强心剂，因为我们脸上的表情是我们内心世界情绪波动的晴雨表。

当今世界，社会压力逐渐增大，笑着面对生活就显得很重要了。生活是一面镜子，你冲它笑它就对你笑，你冲它哭，它就冲你哭。是哭是笑，取决于你怎样面对它。如果你愿意去寻求人生的智慧，培养良好的心态，勇敢面对这个世界的一切，那么，就从微笑做起吧。

现在，有不少人得了抑郁症或其他类型的心病，不妨采用“笑疗”的方法，为自己治病。具体的做法是：

（1）当感觉苦闷、忧愁而又难以摆脱时，采取“逆向思维”法，多听听相声、小品、喜剧，在阵阵欢笑中化开心中的郁结，这比任何药物都管用。

（2）多和那些幽默又好说笑话的朋友接触。与他们在一起，幽默的话语不绝于耳，一个个笑话让人心中充满欢悦，有时还会从笑声中得到不少人生的感悟。

（3）平时多看些欢乐的演出或电视节目，听着看着，你会沉浸在会心的笑声中，那些郁闷和烦恼就会一扫而光。

（4）找友人聊天，和性格开朗的人相聚，把心中的不快说出来，给心灵“减负”，并从别人的劝解中释疑解惑，同时对方的幽默语言会让你发笑，从而获得好心情。

（5）找个环境幽雅之处，静下心来专门去想那些开心的事儿，或一段相声，或一件让人捧腹的事儿，也可以自己突发奇想，假设出一些让人笑的事，这样你会情不自禁地笑出声来。

雪莱说过：“笑实在是仁爱的表现、快乐的源泉、亲近别人的桥梁。有了笑，人类的感情就沟通了。”笑是快乐的象征，是快乐的源泉。笑能化解生活中的尴尬，能缓解工作中的紧张气氛，也能淡化忧郁。

我们不仅要在欢乐时微笑，也要学会在困难中微笑。人生的道路上难免会遇到这样那样的困难，时常让人举步维艰，让人悲观绝望，漫漫人生路有时让人看不到一点希望。这时，不妨给自己一个笑脸，让来自于心底的那份执著鼓舞自己插上理想的翅膀，飞向最终的成功，让微笑激励自己产生前行的信心和动力，去战胜困难，渡过难关。

既然笑有这么多的好处，我们有什么理由不让生活充满笑声呢？不妨给自己一个笑脸，让自己拥有一份坦然；还生活一片笑声，让自己勇敢地面对艰难。这是怎样的一种调解，怎样的一种豁达，怎样的一种鼓励啊！

保持良好的心态

一个人如果有良好的心态，乐观地面对人生，乐观地接受挑战和应付麻烦事，那他就成功了一半。成功卓越者活得充实、自在、潇洒，失败平庸者过得空虚、艰难、猥琐。成功卓越者少，失败平庸者多。这是为什么？仔细观察、比较一下成功者与失败者的心态，我们将发现“心态”会导致人生惊人的不同。

两个欧洲人到非洲去推销皮鞋。由于天气炎热，非洲人向来都是打赤脚。第一个推销员看到非洲人都打赤脚，立刻失望起来：“这些人都打赤脚。怎么会要我的鞋呢？”于是放弃努力，失败沮丧而回。另一个推销员看到非洲人都打赤脚，惊喜万分：“这些人都没有鞋穿，这里的市场大得很呢。”于是想方设法，引导非洲人购买皮鞋，最后发大财而回。

这就是一念之差导致的天壤之别。同样是非洲市场，同样面对打赤脚的非洲人，由于一念之差，一个人灰心失望，不战而败，因为他怀着消极的心态；而另一个人满怀信心，大获全胜，关键在于他拥有了良好的心态，勇于和敢于去开拓。

同样是一件事，从不同的角度看，就会得出不同甚至相反的结论，这都是人的思维在起作用。所以我们一定要学会积极正面地去思考问题，如此在任何困难之下，都能保持良好的心态。下面这个故事很能说明这个问题。

有这样一则寓言：

英国有一个天生乐观的人，从不拜神，令神不开心，因为神的权威受到挑战。为了惩罚他，神便把他关在很热的房间，7 天后，神去看望这位乐观的人，见他仍然非常开心。神大惑不解，便问：“身处如此闷热的房间 7 天，难道你一点也不难过吗？”乐观的人说：“待在这间房子里，我便想起在公园里晒太阳，当然十分开心啦！（英国一年难得有好天气，一旦晴天，人们都喜欢去公园晒太阳）”神很不开心，便把这位乐观的人关在一间寒冷的房间里。7 天过去了，神看到这位快乐的人依然很开心，便问他：“这次你为什么会开心呢？”这位乐观的人回答说：“待在这寒冷的房间，便让我联想起圣诞节快到了，又要放假了，还会收到很多圣诞礼物，能不开心吗？”神生气了，便把他关在一间阴暗又潮湿的房间。7 天又过去了，这个人仍然很高兴，这时神有点困惑不解，便说：“这次你能说出一个让我信服的理由，我便不再为难你。”这个人说，“我是一个足球迷，但我喜欢的足球队很少会赢。但有一次赢了，当时就是这样的天气。所以每遇到这样的天气，我都会高兴，因为这会让我想起我喜欢的足球队赢了。”神无话可说，让这位乐观的人自由了。

这个故事告诉我们，无论在什么样的情况之下，只要拥有一个良好的心态，我们就能从容地面对一切逆境。

生活中，失败平庸者多，主要是心态有问题。遇到困难，平庸者总是挑选容易的倒退之路，总是想着“我不行了，我还是退缩吧”，结果陷入失败的深渊。成功者遇到困难，仍然拥有积极的心态，用“我要”、“我能”、“一定有办法”等积极的意念鼓励自己，于是便能想尽办法，不断前进，直到成功。爱迪生在几千个失败的实验面前，也绝不退缩，终于成功地发明了照亮世界的电灯。

从无数成功人士的奋斗历程中我们可以得出：成功是由那些抱有积极心态的人所取得的，并由那些以积极的心态努力不懈的人所保持。拥有积极的心态，即使遭遇困难，也可以获得帮助，事事顺心。

生命本身是短暂的，但是为什么有的人过得丰富多彩，充满朝气和进取精神，有的人却生活得枯燥无味，没有一点风光和活力？生活也许是一支笛、一面锣，吹之有声，敲之有音，全看你是不是积极去吹去敲，去创造自己生活的节奏和旋律。有人说，我不会吹、不会敲怎么办，积极的人会告诉你，消极等待只能浪费生命。是的，活在世上，何必等待？何必懒惰？等待等于自杀，懒汉也并不能延长生命的一分一秒。

拥有良好心态的人身上永远洋溢着自信，他们会用自己的行动告诉你：要有信心，信心是你无限魅力的来源，要相信你自己，世界上最重要的人就是你自己，你的成功、健康、幸福、财富依靠你如何应用你看不见的法宝，那就是积极心态。

世上无难事，只怕有心人。拿破仑·希尔曾经说过，把你的心放在你所想要的东西上，使你的心远离你所不想要的东西。对于那些有积极心态的人来说，每一种逆境都含有等量或更大利益的种子。有时，那些似乎是逆境的东西，其实隐藏着良机。

人的一生并不可能一帆风顺，法拉第曾经说过：“拼命去争取成功，但不要期望一定会成功。”在看待事物时，应考虑生活中既有好的一面，也有坏的一面，但强调好的一面，就会产生良好的愿望与结果。一个拥有良好心态的人并不否认消极因素的存在，他只是学会了不让自己沉溺其中。他常能心存光明远景，即使身陷困境，也能以愉悦和创造性的态度走出困境，迎向光明。

每一个人的心其实像一块磁铁，当你身心愉悦、喜欢自己、对这个世界充满善意，美好的东西就自然地被你所吸引。相反的，当你悲观、郁闷，觉得什么都不对劲，负面的一切也就相继来报到了。因为你是一块磁铁，吸引的都是你相信的东西，所以“快乐的你”就吸引让你快乐的人、事、境，“烦忧的你”则吸引让你烦忧的人、事、境。

幸运与厄运，在于你如何使用内在的磁力。

缓解压力，舒适生存

压力是指当我们去适应由周围环境引起的刺激时，我们的身体或者精神上的生理反应。这种反应包括身体成分和精神成分，还可以导致其他的积极的或者消极的反应。

人活着就会感受到压力。没有人是可以“免疫”的，不管你喜欢与否，压力是生活的一部分，会每天伴随着我们。压力也是一种正常现象，每个人都会经历，譬如，头发剪坏了、争吵、迟到等，都是压力的导火线。

一般而言，98%的压力来自芝麻小事，只有2%的压力来自生活中的大问题。然而，这2%的压力却产生了98%的“负面性压力”。面对压力，有人会暴饮暴食、酗酒、吸毒、变成工作狂……但有人却会把压力视为机会，借着压力将自己锻炼得更成熟稳健。

压力可以是问题也可能是机会。若是你不懂得如何处理压力，它便对你有害；反之，压力可以帮助你了解自己，使你更加成熟。埃森医学心理学研究所的调查结果表明：61% 的德国人感到在工作中不能胜任；有 30% 的人因为觉得不能处理好工作和家庭的关系而有压力；20% 的人抱怨同上级关系紧张；16% 的人说在路途中精神紧张。

医学心理学研究发现，当人体处于应激状态时，血压升高，血液中的游离脂肪酸含量增加，可通过肝脏转化为甘油三酯，沉积在动脉壁上，形成动脉粥样硬化斑；另外，由于交感神经兴奋性增强，使血压也升高，会加速动脉硬化和诱发心血管疾病。长期处于心理应激状态还会使人体免疫力降低，引发多种疾病，诸如，紧张性头痛、多汗症、脱发症、神经性呕吐、神经性厌食、过敏性结肠炎、消化性溃疡、糖尿病、女性月经失调、男性阳痿早泄，等等。同时，对免疫性疾病、恶性肿瘤的发生发展也起着推波助澜的作用。

压力过大，不论是对个人还是对社会，都会造成很大的伤害。对于个人来说，压力过大，就会出现血压增高、肠胃失调、溃疡、易意外受伤、身体疲劳、心脏疾病、呼吸问题、汗流量增加、皮肤功能失调、头痛、肌肉紧张等生理变化，而各类癌症、情绪抑郁，甚至自杀等现象都和压力有着很大的关系。一般认为，压力对个人工作的负面影响主要表现为：工作效率降低，对工作缺乏兴趣，与上下级或同事关系不良，工作失误增加，等等。而压力给个人生活带来的主要影响表现在两方面，即生理失调和心理困扰。严重者出现生理疾病和心理障碍，甚至出现生命危险。

既然压力过重对个人和社会都会造成极大的危害，那么我们该如何缓解生活、工作中的压力呢?

1. 用积极的态度面对压力

在充满竞争的都市里，每个人都会或多或少地遇到各种压力。压力可以是阻力，也可以变为动力，就看你自己如何去面对。社会是在不断进步的，人在其中不进则退，当遇到压力时，明智的办法是采取积极的态度来面对。实在承受不了的时候，也不要让自己陷入其中，可以通过看书、画画、听音乐等，让心情慢慢放松下来，再重新去面对。这时，你会发现压力其实也没有那么大。

有些人总喜欢把别人的压力放在自己身上。比如，看到别人升职、发财，就总会纳闷，为什么会这样呢？为什么升职、发财时不是自己呢？其实只要自己尽了力，做好自己的工作就可以了，有些东西是急不来也急不来的。与其让自己无谓地烦恼，不如想一些开心的事，多学一些知识，让生活更加多彩。

2. 减压先要解开心结

人不是小虫子，但人在社会生活中的所作所为又像极了小虫子，只不过背上的东西变成了“名、利、权”。人总是贪求太多，把重负一件一件放在自己身上，舍不得扔掉。假如能学会取舍，学会轻装上阵，学会善待自己，凡事不跟自己较劲，甚至学会倾诉、发泄、释放自己，人还会被生活压趴下吗?

3. 寻求一个温和而有趣的良好爱好

一个良好的爱好可以转换心理压力，能平静和舒适地舒解自己。寻求一个适合自己的爱好是处于过度压力所必需的缓解剂。良好的爱好，如慢跑、有氧运动、骑脚踏车、欣赏音乐或阅读等，它必须是你喜欢做的而且是你能做好、令你舒适、有规律且无竞争性的。

4. 随它去

静下心来辨别一下你能控制和不能控制的事情，然后把两类事情分开，归为两类，并列出清单。新的一天开始的时候，首先给自己约定：不管是工作中的还是生活中的事情，只要是自己不能控制的就由它去，不要过多地考虑，给自己增添无谓的压力。

5. 建立良好的人际关系

学会与他人交往，没有什么比与他人交往更能有效地治疗和预防压力的了。小孩子都知道而我们也不该忘记，我们都需要爱和欢笑。要知道何处是你的支持网，在何处可以得到聆听、关爱和帮助。如果你找不到支持网，那么你真该去结交些朋友了。

6. 接受无法改变的事实

如果你体弱多病，那么你参加拳击比赛的机会就很小了，要能接受这一现实。如果你不到30岁就想成为一位睿智者，那就操之过急了。时间与价值在改变，我们就应该接受这些改变。你是否已经接受这些无法改变的事实，还是对它感到愤怒、烦忧或是因为它而产生“压力”呢?

7. 带来新鲜空气，带走污浊空气

适时休息一下，呼吸一下新鲜空气。一天中多进行几次短暂的休息，做做深呼吸，呼吸一下新鲜空气，可以使你放松大脑，防止压力情绪的形成。千万不要放任压力情绪的发展，不能使这种情绪在一天结束时升级成能压倒你的压力，时不时地做做深呼吸缓释一下压力。

第五篇

自我心理测试大全

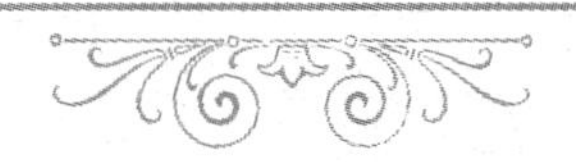

第一章

人贵有自知之明——从这里解读自己

你是一个成熟的人吗

测试导语

人生经验丰富的人通常是一个个性成熟的人。这样的人做任何事情都对自己充满信心，相信自己的能力和思想，善于运用自己的知识和学问。在工作中，他能冷静地面对一切，哪怕遇到再大的挫折他也不会自暴自弃。他重视与同事的关系。他有自己独特的见解，追求一个理智、永久、实际的生活原则，而不是由假想、偏见、迷信所形成的生活原则。

本测试共10题，题后有选项，请你从中选择一个和自己实际情况最符合的答案。

测试开始

1. 别人喜欢我的程度是：

A. 某些人很喜欢我，另一些人一点儿也不喜欢我

B. 一般人都有点喜欢我，但都不以我为知己

C. 谁也不喜欢我

D. 大多数人都在一定程度上喜欢我

E. 我不了解别人的看法

2. 在与别人的交往中，我通常是：

A. 喜欢故意引起别人对自己的注意

B. 希望别人注意我，但不想明显地表现出来

C. 喜欢别人注意我，但并不刻意去追求这一点

D. 不喜欢别人注意我

E. 对于是否会引人注意，我从不在乎

3. 我认为对待社会生活环境的正确态度是：

A. 使自己适应周围的社会生活环境

B. 尽量利用生活环境中的有利因素发展自己

C. 改造生活环境中的不良因素，使生活环境变好

D. 遇到不良的社会生活环境，就下决心脱离这个环境，争取调到好的地方去

E. 不管生活环境如何，我都要努力奋斗，无愧于自己的一生

4. 在工作或学习中遇到困难时，我经常是：

A. 向比我懂得多的任何人请教

B. 只向我的亲密朋友请教

C. 我总是尽自己的最大努力去独立解决，实在不行，才去请求别人的帮助

D. 我只是咬紧牙关，不请求别人来帮助

E. 我没发现可以请教的人

5. 如果在比赛中我输了，我通常的做法是：

A. 找出输的原因，提高技术，争取下次赢

B. 对获得胜利的一方表示钦佩

C. 认为对方没什么了不起的，在别的方面自己比对方强

D. 认为胜败是很正常的事情，很快就忘记了

E. 认为对方这次赢的原因是运气好，如果自己运气好的话就会赢对方

6. 在一般情况下，与我意见不相同的人都是：

A. 想法怪僻、难以理解的人

B. 没什么文化知识修养的人

C. 有相当理由坚持自己看法的人

D. 生活阅历和我不同的人

E. 素养比我丰富的人

7. 我对算命的看法是：

A. 我发现算命能了解过去和未来，而且很准

B. 算命人多数是骗子

C. 我不清楚算命到底是胡说，还是确有道理

D. 我不相信算命能测出人的过去和未来

E. 尽管我知道算命是迷信，但还是时常一试

8. 当生活中遇到重大挫折时，我便会感到：

A. 这辈子算完了

B. 也许能在其他方面获得成功

C. 不甘心失败，决心不惜付出任何代价，一定要实现自己的愿望

D. 没什么大不了的，我可以调整自己的计划或目标

E. 自己本来就不应当抱有这样高的期望或抱负

9. 我对待争论的态度是：

A. 随时准备进行激烈争论

B. 只对自己感兴趣的问题才争论

C. 我很少与人争论，喜欢自己独立思考各种观点的利弊

D. 我不喜欢争论，尽量避免之

E. 无所谓

10. 受到别人指责时，我通常的反应是：

A. 分析别人为什么指责我，找出自己在哪些地方有错

B. 保持沉默，毫不在意，将一切指责置之脑后

C. 反击对方的指责

D. 尽量照别人的意思去做

E. 如果我认为自己是对的，就为自己辩护

评分标准

选项 题号 得分	A	B	C	D	E
1	0	+2	−3	+8	−2
2	−2	0	+8	+3	+4
3	0	+4	+8	−4	+6
4	+8	0	+4	−2	−4
5	+8	0	−3	+4	−4
6	−3	−2	+8	+4	0
7	−5	+3	−2	+10	0
8	−4	+10	0	+5	−3
9	−4	+8	0	−2	+3
10	+8	+3	−4	0	+4

测试结果

0 分以下：你还十分幼稚，处理社会生活问题仍不成熟。你喜欢单凭个人的直觉和一时的感情行事，好冲动、不识大体；或者走向另一个极端，即遇事畏畏缩缩，不敢出头露面，孤独而自卑。你容易得罪人，也容易被人欺骗，在社会生活中处处碰壁，无法实现自己的理想和目标。这与现代社会生活的要求很不适应，你必须设法使自己尽快地成熟起来。

0 ~ 30 分：你的个性还不够成熟，你还不善于处理社会生活中的各种问题和矛盾，不善于观察影响问题的各种因素，不能准确地预见自己行为的结果，还不能很好地适应复杂的社会生活。

31 ~ 60 分：你的个性成熟度属中等水平，你对人生的一些事情把握、处理得比较适当，而对另一些事情还没有把握，以致束手无策或处理不当。你的个性具有两重性：一半老练，另一半幼稚，你还需要在社会生活中慢慢历练。

60 分以上：你是个很成熟老练的人。在社会生活中能够游刃有余、处事泰然。知道怎样妥善地处理自己所遇到的各种问题。处理问题时，能够准确地判断，哪种方式是有效的，哪些方式会造成不良后果，从而选择一种最佳的处理方案。

把每一题的得分加起来，再对照后面的测试结果。

心理视点

个性成熟的人大多有丰富的经历，有大量失败和成功的经验可供借鉴。但是个性成熟的程度不一定是与人的年龄成正比的。所以判断一个人的个性是否成熟以及成熟的程度，关键是看其处理事情的态度、能力，对社会的适应能力和自控能力。

你的心理年龄有多大

测试导语

人的心理年龄与其实际年龄并不总是一致的。有的人年纪轻轻，心态却十分保守，一副老气横秋的样子；有的人虽已近知天命之年，却总是充满朝气，心态积极乐观，性格开朗。

不妨测试一下你的心理年龄，每道题有 3 种答案：是、否、中间，选择适合你的答案。

测试开始

1. 下决心做某事后便立刻去做。
2. 往往凭经验办事。
3. 对任何事情都有探索精神。
4. 说话慢而且啰唆。
5. 健忘。
6. 怕烦心，怕做事，不想活动。
7. 喜欢计较小事。
8. 喜欢参加各种活动。
9. 日益固执起来。
10. 对什么事情都有好奇心。
11. 有强烈的生活追求。
12. 难以控制感情。
13. 容易嫉妒别人，易悲伤。
14. 见到不合理的事不那么气愤了。
15. 不喜欢看推理小说。
16. 对电影和爱情小说日益失去兴趣。
17. 做事情缺乏持久性。
18. 不愿意改变旧习惯。
19. 喜欢回忆过去。
20. 学习新鲜事物感到困难。
21. 十分注意自己身体的变化。
22. 生活兴趣的范围变小了。
23. 看书的速度加快。
24. 动作不够灵活。
25. 消除疲劳感很慢。
26. 晚上不如早晨和上午头脑清醒。
27. 对生活中的挫折感到烦恼。
28. 缺乏自信心。

29. 难以集中精力思考。

30. 工作效率低。

评分标准

题号 得分 答案	1	2	3	4	5	6	7	8	9	10	11	12	13	14	15	16	17	18	19	20	21	22	23	24	25	26	27	28	29	30
	0	2	0	4	4	4	2	0	4	0	0	0	2	2	2	2	4	2	4	2	2	2	2	2	2	2	2	2	2	2
	2	0	4	0	0	0	0	2	0	2	4	2	0	0	0	0	0	0	0	0	0	0	0	0	0	0	0	0	0	0
	1	1	2	3	2	2	1	1	2	1	2	1	1	1	1	1	2	1	2	1	1	1	1	1	1	1	1	1	1	1

把各题自己的得分相加，算出总分，再根据总分查出自己所属的心理年龄范围。

测试结果

分数	75分以上	65 ~ 75分	50 ~ 65分	30 ~ 50分	0 ~ 30分
心理年龄	60岁以上	50 ~ 59岁	40 ~ 49岁	30 ~ 39岁	20 ~ 29岁

心理视点

心理年龄与一个人的实际年龄的关系往往也有以下几种情况：（1）心理年龄与实际年龄一致：心理状况与实际年龄基本符合，即该年龄应当显示出如此的心理水平。两龄一致者，其心理健康水平一般。（2）心理年龄低于实际年龄：处于此种情况的人，其心理健康水平较高，但这种“低”在一定范围内才是好的，如果过“低”，则并非心理健康的表现。（3）心理年龄高于实际年龄：处于此种情况的人，其心理健康水平较差，且心理年龄愈“高”则心理健康状况愈差。由上可见，一个人为了增进与保持心理健康，就必须了解自己的心理年龄，以便针对实际情况，采取相应对策。

寻找自己身上的缺点

测试导语

金无足赤，人无完人。每个人都有自己的优点和缺点。如果过分在乎缺点，就会使一个人失去信心；但如果不客观地找出自己的缺点，又难以全面了解自己。下面这个测试将帮助你找到自身的缺点。只有克服它们，你才能获得成功。

测试开始

1. 当一个朋友系着一条并不太适合他的领带却自我感觉良好地对你说：“怎么样，还可以吧！”这时你怎么回答？

A. 坦率地表示“不怎么样”

B. 笑而不答

C. 说“不错”

D. 说“不错是不错，不过上次那条更好看”

2. 约会时，当他（她）好像很无聊的样子而保持沉默时，你会说：

A.“回去吧！”

B.“怎么啦？是不是心情不好？”

C.“想去散步吗？”

D.“无论你想做什么，我都会陪你。”

3. 有人恶作剧地在一个男人背后贴了一张写有“混蛋”字样的纸条，那个男人却没注意到，这时你会：

A. 趁他不注意悄悄地把纸条拿下来

B. 充满好奇地跟身边的人说：“你看！”

C. 提醒那个男人：“脱下你的西服看看！”

D. 不吭声，装作没看见

4. 当你和男（女）友交往时，父亲劝你：“不要跟那种男（女）人在一起，赶紧分手！”面对这种情况，你会说：

A.“他（她）是个不错的人，希望爸爸能了解他（她）。”

B.“我也正想和他（她）分手。”

C.“不用你管，我自己会负责。”

D.“好的，我会好好考虑一下。”

5. 请想一想，在你和你 3 个最优秀的朋友中谁最有魅力并最受异性青睐？

A. 不知道

B. 我是最差劲的

C. 当然是我自己

D. 自己在 4 人中大概排第 3

6. 在婚礼的前一天中午，昔日的男（女）友突然出现，对你说：“我仍然爱着你！”并向你提出重新开始的要求，这时你会：

A. 为难不知所措

B. 答应对方的请求

C. 将其痛骂一顿

D. 断然拒绝

评分标准

请统计你在各测验中的选择项，分别算出A、B、C、D各选择了几个。选择数目最少的那一种，就是你的类型。但是，如果有两个以上数目相同的话，那就是E类型了。

测试结果

类型A：你似乎缺少“同情心”，不论遇上什么事，你总是先为自己着想，而不顾及他人的立场及心情，就是看见别人有困难，你也不会主动地伸出援助之手。在你的心中，自己的事永远都是最重要的，至于他人的事，你根本就不在意。在你的心中一直有个愿望，就是希望别人更关心你。或许是这种期待过于强烈，才使你变得那么冷漠自私吧。

类型B：你是个不开朗的人。虽然你没有意识到，但因为你的表现和态度，总给人很阴沉的印象，让别人以为你本身有什么问题。这个时候最重要的是让别人了解真相。很会思考的你，可以说是个很认真的人，可是要注意，如果太过严肃，反而不易解决问题。而且一旦真的有事发生，想要帮你的朋友看到你那一副阴沉的样子，大概也会离你而去。所以应该注意，要尽量避免表现得过于严肃、阴沉。生活是美好的，你不妨尝试放松一下。

类型C：你的缺点就是没有“决心”。你到商场去买东西时，往往看得眼花缭乱，结果却什么也没买成就回家了。由于你爱憎分明，所以想买的东西，能很快地选出来，但是，在付账的过程中，如果你又看到了同样种类的东西，你就会左右为难了。不仅在购物时，在人际关系上，决心也是非常重要的。如果在最后的瞬间你突然产生迷惑、无法决定的感觉的话，这是相当糟糕的事情。

类型D：你所欠缺的就是“慎重”。不论是在作决定还是购物，你一直都是很冲动的，而且你性情不定、朝三暮四。如果听说有什么特价商品，你很快就会跑去买一大堆并无实际用途的东西回来，而且会很轻易相信别人的推荐、介绍，事后才追悔莫及。不论在什么场合，你总是行动在先而考虑在后，所以每当他人有事求你时，你往往会不假思索地答应下来。如果不准确估计自己的能力，对谁都随便讨好应承，难免有时会失信于人。自己没能力办到的事就不要答应别人，作决定时要慎重一点，这是很重要的。不过像你这样的人朋友很多，如果是女性，往往很受男性青睐。

类型 E：你可能是个想得多却做得少的人。你常会左思右想，结果却什么都没做。由于过分考虑事情的结果以及旁人的看法，所以你常常会缺少行动的勇气。你有很好的判断力和构想，但真正遇上问题时，却无法发挥出来，而且你做事时选择的方法也不对。由于你太理想主义了，所以常常会脱离实际。在生活中，你应该更自信些，不要胆怯和畏惧。

心理视点

“知人者智，自知者明。”一位伟大的商业领袖说过：杰出的领袖、成功的人和成功的企业都是一样的，他们知道别人的优点，也知道自己的缺点，并且可以克服自己的缺点。有缺点并不可耻，隐藏自己的缺点，不能与合作者彼此了解，这才是真正的可耻。世上没有十全十美的人，最重要的是我们要清楚自己的缺点与不足，并能积极发挥长处，扬长避短，克服自身的弱点。

“决定木桶盛水多少的不是最长的那块木板，而是最短的那一块。”这是著名的木桶理论。你是否用它来警示自己，促使自己改正缺点呢?

你是一个有责任心的人吗

测试导语

你是那种没有责任感、每个妈妈都不放心让儿女与你交往的人吗?通过下面的测试，你可以检查一下你的责任心如何。每个题目你只需要答“是”或“否”。

测试开始

1. 与人约会，你通常准时赴约吗?
2. 你认为你这个人可靠吗?
3. 你会因未雨绸缪而储蓄吗?
4. 发现朋友犯法，你会通知警察吗?

5. 出外旅行，找不到垃圾桶时，你会把垃圾带回家去吗？

6. 你经常运动以保持健康吗？

7. 你不吃有害健康的食物吗？

8. 你永远先做正事，再做其他事情吗？

9. 你从来没有错过任何选举活动吗？

10. 收到别人的信，你总会在一两天内就回信吗？

11. “既然决定做一件事情，那么就要把它做好。”你相信这句话吗？

12. 与人相约，你从来不会耽误，即使自己生病时也不例外吗？

13. 你曾经犯过法吗？

14. 在求学时代，你经常拖延交作业吗？

15. 小时候你经常帮忙做家务吗？

评分标准

如果你回答“是”，请为自己计上1分，如果回答“否”，请为自己计上0分。

测试结果

10 ~ 15分：你是个非常有责任感的人。你行事谨慎、懂礼貌、为人可靠并且相当诚实。

3 ~ 9分：大多数情况下，你都很有责任感，只是偶尔有些率性而为，没有考虑得很周全。

0 ~ 2分：你是个完全不负责任的人。有些朋友的父母可能会对你有成见，力劝儿女少跟你来往。你一次又一次地逃避责任，造成每个工作都干不长，手上的钱也老是不够用。

心理视点

托尔斯泰曾说过：“一个人若是没有热情，他将一事无成，而热情的基点正是责任心。”责任感对于一个人的成长是非常重要的，那么什么是责任感呢？简单地说，责任感就是愿意做自己应该做的，努力做好自己应该做好的，不做不该做的。

责任感是可以培养的。注意生活中的细节就有助于责任感的养成。一个书店的营业员能勤擦拭书架上的灰尘，一家公交公司的司机，能让汽车每天保持整洁，渐渐地就会习惯成自然。当责任感成为一种习惯，成了我们的生活态度，我们就会自然而然地担负起责任，而不是刻意地去做。当一个人自然而然地做一件事情时，当然不会觉得麻烦和辛苦。当你意识到责任在召唤你的时候，你就会随时为责任而放弃别的什么东西，而且你不会觉得这种放弃对你来讲很艰难。

你的大脑工作能力如何

测试导语

现实生活中，有的人智商（IQ）很高，但他的社会适应能力和完成任务的能力却不与智商成正比；有的人则是尽管拥有良好的资历，但他却不善于运用自己的大脑。

本题将使你更好地了解自己的大脑工作能力。整个测试由Ⅰ、Ⅱ、Ⅲ、Ⅳ、Ⅴ5个分测验组成。请根据你的实际情况与真实想法，用最快的速度回答“是”与“否”。

测试开始

Ⅰ

1. 想干的事情很多，却不能专心于一件事情。
2. 刚看完的书（笔记）会重新阅读好几遍。
3. 工作（学习）时，很注意周围人的言行举止。
4. 听别人说话时，常常心不在焉。
5. 说话时，有时会无意识地说起其他的事情。
6. 工作（学习）时，常常思绪飞扬，不能专心。
7. 一件事做的时间太长后，就会急躁地希望早点结束。
8. 很难忘记被人指责的情景。
9. 一有担心的事，便整天搁在心上，不能安心工作或学习。
10. 工作（学习）时不能安心，往往急于想干另外一项工作（学习）。
11. 看书学习的时间不能持续两小时以上。
12. 开长会时常常处于半睡眠状态。
13. 工作（学习）时，总觉得时间过得太慢。
14. 有时忙忙活活一天，什么都想干。
15. 在等人时，感到时间长得难熬。

Ⅱ

1. 交往的朋友大多是志趣相投、想法一致的人。

2. 经常注意他人的言行举止。

3. 过去和现在都不曾改变自己的兴趣和爱好。

4. 不愉快的事情发生后久久不能忘却。

5. 与年龄差距大的人共同语言较少。

6. 常常阅读相同性质的图书。

7. 不喜欢受时间表的约束。

8. 一有麻烦难办的事情，总是记挂在心。

9. 一旦改换与平时不同的服装，就会浑身不自在。

10. 自己的性格不适宜做接连不断的工作。

11. 往往执著于无关紧要的琐碎小事。

12. 喜欢把众多的事情集中起来处理。

13. 与性格不同的人不大说话。

14. 不会主动积极地参加会议和文娱活动。

15. 对频繁换乘各种交通工具感到疲倦。

Ⅲ

1. 不喜欢与思考方法、生活方式不同的人一起研究工作。

2. 对新领导不能很快熟悉。

3. 喜欢专心于一项工作（学习）。

4. 不太喜欢托人办事。

5. 不喜欢同时做不同的事情。

6. 不喜欢扩大工作和爱好的范围。

7. 对突发事件不能马上适应。

8. 工作（学习）不按部就班地进行就感到不适应。

9. 他人总说自己是个头脑固执的人。

10. 对中途改变计划的事情很恼火。

11. 不太喜欢耍小聪明。

12. 不太喜欢改变生活环境。

13. 基本上与同一个朋友交往。

14. 不太愿意接受与自己不同的意见。

15. 被吩咐做不想做的事情会束手无策。

Ⅳ

1. 经常自己找乐，激发生活情趣。

2. 喜爱唱歌跳舞。

3. 因为容易遗忘小事，养成随时记笔记的习惯。

4. 经常做一些自己所爱好的事情。

5. 从不胸痛和胃痛。

6. 着重记住要紧的事，善于忘记不重要的事情。

7. 即使发生令人头痛的事情也不会感到焦头烂额。

8. 常常把自己的想法说出来。

9. 与人交往时畅所欲言。

10. 能很快入睡。

11. 早晨起来总是精神饱满。

12. 比一般人会寻找生活的乐趣。

13. 对某事发生兴趣后，往往从理论上探讨其原因。

14. 一听到音乐便兴致勃勃。

15. 妥善解决问题后往往有解脱感。

Ⅴ

1. 呼吸既深又长。

2. 每天进行全身运动。

3. 经常吃豆类、蔬果类食物。

4. 不过量饮酒。

5. 不通宵熬夜或使脑力、体力透支。

6. 经常训练记忆而不依赖于记录。

7. 思维清晰，言行果断，不含糊暧昧。

8. 每天带着明确目标有计划地工作（学习）。

9. 保持精力充沛，精神饱满。

10. 睡醒后感觉得到了充分休息。

11. 无论何时何地都能做到充分地松弛。

12. 不吸烟。

13. 平时多吃水果蔬菜，少吃高糖高脂类食物。

14. 经常总结并思考问题。

15. 经常精神愉快地工作（学习）。

评分标准

以上Ⅰ、Ⅱ、Ⅲ、Ⅳ、Ⅴ5个测验测试的目标分别为集中力、转换力、灵敏性、调节性和缜密性。请将Ⅰ、Ⅱ、Ⅲ分测验中回答“否”和Ⅳ、Ⅴ分测验中回答“是”的个数（每个记1分）分别累计起来作为得分，在下表中找出大脑工作能力的相应评定。

测验＼得分＼状态	很差	较差	一般	较好	很好
Ⅰ. 集中力	0 ~ 3	4 ~ 7	8 ~ 11	12 ~ 13	14 ~ 15
Ⅱ. 转换力	0 ~ 3	3 ~ 6	7 ~ 9	10 ~ 12	13 ~ 15
Ⅲ. 灵敏性	0 ~ 3	4 ~ 6	7 ~ 9	10 ~ 12	13 ~ 15
Ⅳ. 调节性	0 ~ 4	5 ~ 8	9 ~ 11	12 ~ 13	14 ~ 15
Ⅴ. 缜密性	0 ~ 4	5 ~ 8	9 ~ 11	12 ~ 13	14 ~ 15

测试结果

本测试得分较低时，并不意味着被测者的大脑功能不行，每个正常人在气质和性格方面都有其特点和长处，最重要的是认清自己的特点，扬长避短。5个分测验的含义分别如下。

Ⅰ. 集中力

8分以下：缺点是不能集中精力把一件事长久和深入地做下去。优点则是具有出色的接受信息和适应各种工作的能力，对周围的环境的刺激感受性强，对事物的观察范围广、数量多，言行较顾全大局，具有较高的灵活性。在提高集中力的同时，不要失去现在所具备的长处。

11分以上：完成工作的成功率很高，但是，作为团体中的一员，却不擅长与他人一起工作。长此下去，由于灵活性不够，常会缺乏对环境的适应性。因此，全神贯注的时候，也要注意周围环境的变化。

Ⅱ. 转换力

7分以下：大多是性格坚韧的人，因为有耐心，无论对什么工作，既然承担了责任，就会做到最后。工作上习惯于“单打一”，注重规则和墨守成规，因而缺乏灵活性；不喜欢变化，能与人保持持久的友情。

9分以上：善于多头出击，灵活应变，思路转换迅速，对一个问题能全方位、多角度地进行分析与判断，具有能同时处理多件工作的广泛适应性。这样的人往往能够很好地应付和处理各种不同性质的事务。

Ⅲ. 灵敏性

7 分以下：这种人对先前规定好的事情会想尽办法去完成，责任感非常强，极有韧性。一旦由集体决定了的事情，便认真踏实地去履行自己的职责。耿直固执，有着较难相处的缺点。

9 分以上：具有灵活、机智的特点，对外界的刺激反应敏锐，行动迅速，具有决断力。不足之处是兴趣容易改变，有时缺乏集中力。要注意的是由于言行多变，容易被人误解为浮躁和意志薄弱。

Ⅳ. 调节性

9 分以下：很多是性格比较内向的人，性情不够爽朗，缺乏生活情趣，同时喜欢钻牛角尖，死心眼，对己对人求全责备，因而精神往往处于高度紧张状态。责任心很强，无论做什么事，绝不敷衍了事。

11 分以上：此类人大脑活动张弛有度，对外界的刺激反应迅速而适宜，有清晰敏锐的判断力，适应性强，即使失败也会迅速改变压抑的情绪，在压力下表现出坚忍不拔的精神。因此，适合做开创性的工作。

Ⅴ. 缜密性

9 分以下：性格上有自由散漫、不拘小节的一面，很少注意保养身体，缺少节制甚至放纵自己，意志相对薄弱；做事没有周密计划，丢三落四、粗枝大叶、言行轻率。其优点是活泼好动，随和开放，适应环境的能力较强。

11 分以上：谨慎、细心、周密，情绪稳定，心态平和踏实，生活讲究规律，工作学习有计划性，懂得劳逸结合，所有的事情都有一定的日程安排，无论工作多么繁重，都会出色地完成。与其他人相比，能够承受工作的压力，往往能高效率地处理好超过自己能力的工作。

心理视点

大脑工作能力集中表现如下：

集中力：在工作、日常生活及学习中，我们往往要预先规定具体的目标，为了实现这些目标，就必须集中大脑的全部机能。大脑集中力的程度如何，是大脑机能是否健全的标准之一。

转换力：每个人都会面临大量的问题，而这些问题未必都能顺利解决，必要时就应该及时转换目标或方法。可以说，处理问题时思维的转换速度和判断的果决与否是衡量大脑转换能力的一个关键。

灵敏性：现代社会整合性、复杂性的提高，需要大脑能做出快速、机动的反应，以适应不断变化的情况，因此大脑的灵敏性非常重要。

调节性：为了有效地运用大脑，必须有节奏地解除大脑的兴奋和紧张，从而使大脑得到间歇性的休息放松，积蓄再生产的能量，以自动地适应任务需要而发挥作用，并保持良好的效率。倘若长时间不能很好地调节大脑的紧张度与松弛度，过度兴奋会导致抑制，神经系统对外界刺激就会产生拒绝反应，即丧失反应能力。能否保持大脑适度松弛和与环境相协调的觉醒程度是衡量大脑调节性的标准之一。

缜密性：大脑工作能力的发挥直接与其生理和心理健康有关，如果保健不当，大脑机能的精确度、缜密性将会下降，甚至衰退老化。

你在哪方面最输不起

测试导语

有没有问过自己，什么是你一生最输不起的事情？感情？事业？还是金钱？如果你还不清楚自己在哪方面最输不起，就让这个测试告诉你吧！

测试开始

假设你参加聚会时，有人在不停地大声笑闹，你的反应会是什么？

A. 懒得理会

B. 酸酸地说上几句

C. 坐在自己位置上，大声训斥几句

D. 摆出一张臭脸

测试结果

选A的人：你在“金钱上”最输不起。这类型的人很爱自己，觉得生活要有品位，而且要有质量，不喜欢装穷。你觉得人生苦短，为什么要让自己过得这么不舒服，所以尽量让自己好一点，对家人好一点，让生活质量维持得很好。

选B的人：你在“感情上”最输不起。这种类型的人内心非常脆弱，有自知之明，知道自己如果在感情上受到伤害的话，可能要花很长的时间让自己恢复疗伤，所以当他发现和另一半有感情裂痕的时候，他会赶快分手，这样他的疗伤期就可以变短。

选 C 的人：你在“工作上”最输不起。这类型的人很喜欢享受工作上的成就感，例如掌声、收入对他来说非常的重要，所以只要他下定决心就可以做到最好，如果有人扯他后腿会让他非常不高兴。

选 D 的人：你对“任何事”都输不起。这类型的人好面子，他觉得自己的尊严很重要，自尊心非常强，如果别人的挑衅让他感到受不了，他反扑的力气会让人吓一大跳。

心理视点

在金钱上最输不起的人，是一种追求物质生活的人，一旦没有了太多钱，就会陷入一种恐慌状态，所以奉劝这种人，要合理挣钱、花钱。

在感情上最输不起的人，是一种感性化的人，这种人容易感情用事，心思细腻，把很多精力都放在感情上。建议你在处理感情问题上要果断，人生除了感情之外，还有很多东西需要你去珍惜，需要你去做。

在工作上最输不起的人，是很有事业心的人，他把工作、事业当成人生的中心并为此付出毕生精力，建议这种人在追求事业成功的同时千万别把生活撇在一边，请协调好生活与事业的关系。只有生活与事业都成功的人才会活得更精彩。

任何事都输不起的人，经常处于高度紧张的状态，奉劝这种人要放松自己，生活其实是简单而快乐的。

你的优点在哪里

测试导语

每个人都存在着优点和缺点。缺点容易被注意到，而优点却被忽视掉了。只要能找出自己被隐藏的优点，并且将它无限扩大化，那么你的优点就能表现出来，被大家了解到。以下测试将发现你的优点，记得要好好把它发扬光大。

测试开始

下面有 6 种状况设定，请从中选择一种你觉得最无法忍受的。

A. 虚伪做作

B. 对老人跟小孩不友善

C. 不遵守约定

D. 欺负小动物

E. 混黑道

F. 欺善怕恶

测试结果

A.“诚实”必胜：诚实、正直是你最大的特色。你反对用谎言来包装自己，希望以真实的自我来获得他人的肯定。你那表里如一的坚持，会让大家对你的信任感与日俱增。

B.“同情心”必胜：你的同情心非常旺盛，看到需要帮助的人和事，就会忍不住想要贡献自己的力量。拜你所赐，许多人都是因你而获得无上的快乐，这个社会也因你变得更祥和。

C.“责任感”必胜：你非常注重人与人之间的信赖，会努力遵守约定，答应别人的事也一定会做到，就算发生麻烦也会尽力解决。这样的你，当然是大家最欣赏的人。

D.“正义感”必胜：即使要你牺牲自己，你照样会义无反顾地选择仗义执言。因此，你的正义感总是为你带来许多的友谊。你那铲奸除恶的精神更会为你赢得众人的赞赏与信赖。

E.“同情心”必胜：你总是可以设身处地地为周围的人着想，你的协调能力、自我约束能力都很强。跟你相处，大家总是无后顾之忧，你的善解人意更让人时时刻刻都想亲近你。

F.“耐力”必胜：你是属于“路遥知马力”的类型。年纪越大，你的这项优点就越会获得赞扬。你总是默默地耕耘，把一件很难的任务顺利完成，大家都会对你十分敬佩。

心理视点

安东尼·罗宾说：“你除了拥有你的优点外，不可能再拥有别的什么了，你的优点是你成功的要素和主力。”所谓优点是指任何你能运用的才干、能力、技艺与人格特质。这些优点是你能有所贡献、能继续成长的要素。所以我们要善于发现自己的优点，并强化自己的优点，使其更好地为自己的发展服务。

第二章

不可不察的性格奥秘——破译你的性格密码

你是哪种风格的人

测试导语

此题用于评定一个人的工作、思维、行为的风格，包括内向（Introversion）与外向（Extroversion），直觉（Intuition）与察觉（Sensing），感情（Feeling）与思考（Thinking），感知（Perception）与判断（Judging）4组相对应的维度。

以下有成对的32道题，请你考虑一下你喜欢成对中的哪一个，1A还是1B，2A还是2B……如果你非常喜欢1A，就给它5分，如果你很不喜欢1B，就给它0分，但A和B的分数加起来应等于5。如你若给1A4分或3分，那就得给1B1分或2分（4＋1＝5，或3＋2＝5）。注意分数必须是整数，不能出现2.5分等。另外这里只有“喜欢”与“不喜欢”，没有“正确”与“错误”。

测试开始

1.A. 了解了别人对问题的想法之后，才作出决定

B. 不和他人协商，就自己作出决定

2.A. 大家说你有想象力，富有直觉

B. 大家说你重视事实，判断准确

3.A. 根据个人感情以及对他人的了解，设身处地为人着想

B. 根据现有客观资料对情况做系统的分析

4.A. 如果有人愿意承担任务，那就作为任务来安排

B. 力求任务明确，保证责任到人

5.A. 愿意安静地思考问题

B. 愿意与人们交往，活跃、有干劲
6.A. 用所熟悉的有效方法把工作做完
B. 采用新的方法工作
7.A. 根据以往的生活经验和是非观念得出结论
B. 根据逻辑进行谨慎分析，最后得出结论
8.A. 避免按照固有计划办事，不给事情规定最后期限
B. 安排好了的事情，就不再变动
9.A. 遇到问题，不愿与别人沟通交流，喜欢独自承担或思考
B. 喜欢和别人谈话或讨论，不愿独处或独自考虑问题
10.A. 考虑可能实现的问题
B. 应付现实
11.A. 被认为是一个重感情的人
B. 被认为是一个爱思考的人
12.A. 周密地考察事物，并长时间从各个角度考虑后作出决策
B. 收集所需信息，考虑之后迅速而坚定地作出决策
13.A. 别人很难了解自己的想法和行动
B. 常常和别人一道参加各项活动
14.A. 喜欢抽象的、概括性的或理论性的规划
B. 喜欢具体的或真实的叙述
15.A. 帮助别人了解他们自己的情感
B. 帮助别人作出符合逻辑的决策
16.A. 不断随现实的变化而寻找新的选择，改变原有选择
B. 事先对问题的发展和变化有所了解并作出预测
17.A. 自己的思想和感情，一概不外露
B. 随时与别人沟通自己的思想和感情
18.A. 惯于整体地看待事物
B. 注重事物的细节
19.A. 用资料与数据、分析与推理来作决策
B. 用常识和经验来作决策
20.A. 根据事情进展逐步定出计划

B. 一有必要，就在行动前先制订出计划

21.A. 愿意结识新朋友、了解新事物

B. 愿意独自一个人或与熟悉的人在一起

22.A. 注重印象

B. 注重事实

23.A. 信服可以证实的结论

B. 信服合情合理的说法

24.A. 把相关的具体情况都尽量写在本子上

B. 尽量不用笔记本或用笔做记录

25.A. 在一个小组内充分地讨论一个未曾考虑过的新问题

B. 自己冥思苦想一个问题，然后把结果和别人谈

26.A. 准确地执行认真制订的详细计划

B. 想出计划，但不一定实行计划

27.A. 偏重感情的人

B. 重视逻辑的人

28.A. 在一时冲动之下，随意做出一些事情

B. 事先清楚地知道自己所要做的事情

29.A. 成为人们注意的中心

B. 显得沉默寡言

30.A. 有脱离实际的想象

B. 查看实际的细节

31.A. 乐于用理性来分析情况

B. 乐于体验充满情绪的场景或讨论

32.A. 按安排好的时间开会

B. 等一切就绪时开会

评分标准

根据测试导语中的计分标准来填写下表。

测试结果

在上表成对的两栏 I 与 E、N 与 S、F 与 T、P 与 J 中，按以下分值情况评估各维度的特征。

I——内向		E——外向		N——直觉		S——察觉	
题号	得分	题号	得分	题号	得分	题号	得分
1B		1A		2A		2B	
5A		5B		6B		6A	
9A		9B		10A		10B	
13A		13B		14A		14B	
17A		17B		18A		18B	
21B		21A		22A		22B	
25B		25A		26B		26A	
29B		29A		30A		30B	
合计		合计		合计		合计	

F——感情		T——思考		P——感知		J——判断	
题号	得分	题号	得分	题号	得分	题号	得分
3A		3B		4A		4B	
7A		7B		8A		8B	
11A		11B		12A		12B	
15A		15B		16A		16B	
19B		19A		20B		20A	
23B		23A		24B		24A	
27A		27B		28A		28B	
31B		31A		32B		32A	
合计		合计		合计		合计	

20 ~ 21 分：说明该维度的特征较为平衡。

22 ~ 24 分：说明该维度的某一极特征稍占优势，相对应的另一极特征则稍处弱势。

25 ~ 29 分：说明该维度的某一极特征有一定优势，相对应的另一极特征在一定程度上处于弱势。

30 ~ 40 分：说明该维度的某一极特征明显占优势，相对应的另一极特征则明显处于弱势。

各类型的特征

内向—外向（I–E）

I——内向高分者：在决策时常不大考虑周围的约束或刺激；习惯于独处，沉默寡言，不喜欢被别人打扰，不容易记住别人的姓名和面貌。

E——外向高分者：总想与周围的人群、事物协调，为人开朗，善交际，喜与人共事，有多方面兴趣；对进程缓慢的工作感到不耐烦，不介意别人打扰。

直觉—察觉（N–S）

N——直觉高分者：习惯于凭印象办事，只要可能的事情就去做，不喜欢烦琐的细节；考虑问题或讨论问题时，多半做出直觉的、跳跃性的反应，会本能地把细节抹去；很容易作出决定，不要求确凿的依据或充分的理由。

S——察觉高分者：喜欢具体、真实的事物和此时此地可以感觉到的东西；对抽象概念或理论没有耐心，也不完全相信直觉；思想细致、准确，很少会犯错误，但易丢掉总体概念。

情绪—思考（F–T）

F——感情高分者：敏感、多情、热心肠、易移情，常设身处地为人着想，多凭个人感情和自身价值观对人与事作出判断；对人及其感情的逻辑或分析更感兴趣；对进行和解或形成和谐的局面感兴趣，有意于身居高位的机会或达到非个人的目标。

T——思考高分者：注重根据事实依据和逻辑分析，对生活、人与事作出客观判断，避免片面地凭感觉和经验作出决策；对主观感受、移情作用和好恶态度不大感兴趣，可能较少考虑个人的感情、需要和价值观。

感知—判断（P–J）

P——感知高分者：总想多了解情况，不轻易作出判断；有灵活性，能适应情况，希望看到问题的各个方面，有时会犹豫不决，态度不明朗；事情多时，抓不住头绪，感到沮丧；即使事情办完了，还会回顾一下是否办得妥善；常常随波逐流，不致力于改变生活状况。

J——判断高分者：显得果断、坚定、自信；一旦作出决策、定好目标，就不轻易改变；完成一项任务马上开展下一个项目，环环相扣；必要时能懂得放弃，转向新的任务。

心理视点

各类型可能有的优缺点见下表：

类型	可能有的优点	可能有的缺点
内向 I	独立 勤奋 善于思考 考虑周到，不蛮干 谨慎地提出概括性论据 行动时小心翼翼	对外界有误解 不合群 不坦率 常被别人误解 要安静地工作 不喜欢别人打扰
内向 E	了解外界 愿和别人交往 坦率 有行动，有作为 对事物有所了解	缺少独立性 没有别人就难以工作 需要多样化 感情容易冲动 对日常工作有点不耐烦
直觉 N	能看到可能的事情 能看到事情的结果 富于想象、直观 能提出新见解 能处理复杂的事情 能解决新问题	不注意细节和准确性 不注意实际情况 对令人厌烦的事没有耐心 对有些事不顾逻辑 有时会对问题视而不见 匆匆作出结论
察觉 S	注意细节 讲实际 能记住事实和细节 能处理令人厌烦的细节 能忍耐 细致，有系统性	看不到可能的事情 顾及细节而失去全面 不相信直觉 不注重新事物 对复杂的事情感到苦恼 不喜欢预测未来
感情 F	考虑别人的感受 了解自己的需要和价值观 对调解工作感兴趣 感情外露 喜欢劝说、鼓动	不按逻辑考虑事情 不客观 不擅长做组织工作 不去鉴别，一味认可 感情用事
思考 T	讲逻辑，重分析 客观 有组织地工作 有批判和鉴别能力 公正、坚定	不大理会他人的情绪 误解别人的价值观 对调解不感兴趣 不外露、对人不热情 不喜欢劝说

（续表）

类型	可能有的优点	可能有的缺点
感知 P	懂得变通、等待变革 对问题看得全面 灵活，适应能力强 根据所有数据作决定 不轻易下判断	优柔寡断 不做计划、缺少秩序 不能控制情况 工作时易分散注意力 不能完成规划或方案
判断 J	果断 善于计划、讲究秩序 善于控制 迅速作出决策 做工作从不半途而废	固执、不灵活 用不充分的数据作决定 轻易下判断 受任务或计划的控制 希望工作不受干扰

你是一个双重性格的人吗

测试导语

有时候人们并不能意识到自己是否具有双重性格，就像《魔戒》里面的“咕噜”一样，在内心深处还有另外一个“自己”，时不时就蹿出来，以至于有时候自己都不清楚究竟干了些什么，这就是双重性格在作祟！那么你想知道自己是否具有双重性格吗？测试一下吧。

测试开始

1. 你属于下列哪一个星座？

A. 摩羯座、水瓶座、巨蟹座或双子座——请回答第 2 题

B. 金牛座、射手座、狮子座或处女座——请回答第 3 题

C. 天蝎座、双鱼座、白羊座或天秤座——请回答第 4 题

2. 你是一个健谈的人吗？

A. 是——请回答第 3 题

B. 否——请回答第 4 题

3. 你比较喜欢跟家人还是跟朋友在一起？

A. 家人——请回答第 4 题

B. 朋友——请回答第 6 题

4. 你想创业吗？

A. 想——请回答第 5 题

B. 不想——请回答第 7 题

5. 电影上出现床上亲热镜头，你会感觉不雅观吗？

A. 会——请回答第 6 题

B. 不会——请回答第 7 题

C. 若不是三级电影便不会——请继续回答第 8 题

6. 你觉得时间过得很快吗？

A. 是——请回答第 9 题

B. 否——请回答第 8 题

7. 你最憎恶的是下列哪一个？

A. 战争——请回答第 8 题

B. 不满意的工作——请回答第 9 题

C. 不满意的家庭生活——请回答第 10 题

8. 你认为来自不同圈子的朋友能愉快地聚会吗？

A. 能够——你属于 B 型

B. 不能够——请回答第 10 题

9. 你会为名利权位刻意讨好上司或朋友吗？

A. 是——你属于 A 型

B. 否——你属于 B 型

10. 你认为朋友比家人更重要吗？

A. 是——你属于 D 型

B. 否——你属于 C 型

测试结果

A 型：你是一个有着双重性格的人。你可以在某些人面前表露你的一种性格特质，但又可以在另一个环境或场合中表露另一种性格。你是一个很有心机的人，而且计划周详，别人对你感到难以揣测。

B 型：你是一个有着双重性格的人。你懂得在不同的场合和不同的生活圈子中表露最适合自己的一面，但却不会过分矫揉造作。事实上，你不会为了讨好别人而刻意地收敛或夸张自己的特质。

C 型：你不是一个有双重性格的人。你不会为了讨好别人，或为了迁就环境而刻意表露某种性格。也不懂得“说一套，做一套”和“笑里藏刀”等伎俩，是一个十分率直诚实的人。

D型：你没有双重性格的特征。你的过分率直，更令人感到你的可爱和易于亲近；对于朋友，你绝对是一个十分讲义气、助人后不会计较的人。不过，你却要小心别人欺骗你。

心理视点

性格是心理的外在表现。一个人的心理表现同时具备多个“单元”，如勇敢、温柔等；每个单元又由“正”与“反”两个方面组成，如勇敢的反面是懦弱，温柔的反面是粗暴。通常情况下，这两个方面会有一面呈现出相对强势，这就是我们称之为性格的东西。

因为心理表现单元具有两面性，所以，具有明显性格特征的人，在少数或非常时候，也可能有不同平常的或者说与平常相反的心理表现。如，一个温柔的人被纠缠得急了，也会表现出其性格粗暴的一面，只是这一面在平时不是强势面罢了。

如果心理表现单元的两个面相对均势，就会表现出比如“不冷不热”和“时冷时热”的性格特征，后者大概就是所谓的双重性格了。双重性格应该是意识清楚的结果，否则，就是精神失控，那就不是双重性格问题了，而应该被送到精神病医生那里看看了。

宽衣解带测试你的性格

测试导语

美国佛罗里达州一位心理学博士指出，一个人“脱衣”的方式，可以显露出他的性格。他根据好几种“脱衣习惯”来解释各种不同的性格。这套理论，用于自我分析较适合。

测试开始

来看看你最像下面的哪一种人？

A. 常常慢条斯理，而且煞有介事的人。

B. 脱衣速度快，有如狂风卷落叶的人。

C. 一进门，便迫不及待地把鞋子踢掉的人。

D. 衣服脱去后，散放在屋子每一个角落，从不收拾的人。

E. 脱衣服时整齐而有条理，并把衣服折好或挂起的人。

F. 女士们在卸妆时，经常先把佩戴的饰物除下，然后再“宽衣解带”的人。

G. 脱衣的方式并无一定的“模式”或“程序”，次次都不同的人。

测试结果

选 A：你是自信心和主观都非常强的人，且富于理智、聪颖过人，是所谓的知识分子典型。

选 B：你多数都能善解人意，容易接受别人的意见，忍耐能力也很强。

选 C：你充满自信，而且对自己目前的生活感到满足，不过满足终归是满足，但也不要忘记了关键时刻还要去奋斗。

选 D：你性格外向而友善，周围会有不少朋友。

选 E：你是个完美主义者，对任何事情都非常认真，绝不苟且。

选 F：你多半性格纯良温厚，思想深刻，同时敏感而又罗曼蒂克，和你在一起的人都会觉得轻松而开心。

选 G：你是个性独特且风趣的人。你会不断认识新的朋友，也喜欢追求不一样的生活。

心理视点

可以用下列方法优化自己的性格：

（1）在一周内，不管怎样，你要背诵 30 行诗句，因为诗句容易记住，在背诵诗句时，也可以优化自己性格。

（2）每天要有一个主题，将注意力集中在这个主题上，时间持续 5 分钟。开始你也许会在内心里以为自己注意力分散，但你要忍耐着将注意力集中在一个目标上，如果每天坚持下去，一个星期之内，你的注意力就会得到明显改善。

（3）请试着一整天不主动和人讲话，只回答别人的提问，如果有人和你说话，请心情愉快地回答他，然后闭上自己的嘴巴。因为沉默能培养你的涵养，提高你的自制能力。

（4）在前一天晚上设计你第二天的活动，按 30 分钟为一阶段。

点菜可以知道你的性格

测试导语

性格会在不知不觉中影响每个人日常的习惯或举动，点菜这件普通的小事情，一样可以透露你的性格秘密！

测试开始

当你和朋友或其他人到了一间饭店或酒店里用餐时，你点菜时通常是：

A. 不管别人，只点自己想吃的菜

B. 点和别人同样的菜

C. 先说出自己想吃的东西

D. 先点好，再视周围情形而变动

E. 犹犹豫豫，点菜慢吞吞的

F. 先请店员说明菜的情况后再点菜

测试结果

选 A：你是个乐观、完全不拘小节的人。做事果断，但是否正确却难说。先看价格再迅速作出决定的人是合理型的；选择自己想吃的人是享受型的；比较价格与内容后再决定的人，为人吝啬。

选 B：你很可能是从众型的。你做事慎重，往往忽视了自我的存在，对自己的想法没有自信，常会顺从别人的意见。这种人是易受他人影响的人。

选 C：性格直爽、胸襟开阔，难以启齿的事也能轻而易举、若无其事地说出来。你待人不拘小节。即使有时说话尖刻，也不会被人记恨。

选 D：你是个小心谨慎，在工作和交友上易犹豫的人。此类型的人给人的印象是软弱的。想象力丰富，但太拘泥于细节，缺乏全局的意识。

选 E：做事一丝不苟，安全第一。但你的谨慎往往是因为过分考虑对方立场所致。你能够真诚地听取别人的劝说，但不应该忘掉自己的观点。

选 F：你自尊心强，讨厌别人的指挥，在做任何事之前，总是坚持自己的主张。做任何事都追求不同凡响。做事积极，在待人方面，重视双方的面子。

心理视点

性格是一个人的处事风格与态度以及看事、看人的观点看法的反映。它区别于气质，因为性格是后天形成的，是可以改变的。所以我们每个人都要完善自己的性格，克制自己的性格缺陷，努力使自己成为一个开朗、自信、积极、善良、公平以及独立性强的人。

你是一个支配狂吗

测试导语

控制权是我们大多数人所向往的，但是，有些人对于控制权的渴望更甚于其他人。而且很多人会不择手段去谋取它。

对于这些人而言，对自己的人生以及自己周围的人掌握更多的控制权，可以让他们减轻紧张感。而事实上他们会发现他们能够控制和支配的东西是如此之少，过于追求控制往往适得其反。

你是这样的人吗？做完下面测试就知道了。

测试开始

1. 你是否喜欢掌控电视机遥控器？

A. 不喜欢

B. 遥控器通常是由别人来使用

C. 是的

2. 如果你有一个未接电话，并且查到来电话的号码，你会不会回拨这个电话，问问对方找你有什么事？

A. 通常不会，除非我的确很想和这个人交谈，或者他再在给我打电话

B. 偶尔会，但那必须是我熟悉的电话号码

C. 是的，无论我是否熟悉这个电话，我都会回的

3. 你是否对尽可能多地了解你认识的人很感兴趣？

A. 没有特别的兴趣

B. 不是很感兴趣，尽管我有时也参与传播流言飞语

C. 是的

4. 你和几个朋友一起看电视，谁来决定看哪个台？

A. 一般我决定

B. 我的朋友决定

C. 我与朋友商量后决定

5. 你是否对自己的命运感到满意？

A. 是的

B. 基本满意

C. 不，我渴望获得更多

6. 你当过媒人吗？

A. 从来没有

B. 有一次

C. 不止一次

7. 当为你自己选购东西时，你是喜欢独自去还是与伙伴一起去？

A. 我喜欢与伙伴一起去

B. 无所谓

C. 当为我自己买东西时，我喜欢独自去购物

8. 你是否相信这句古老的谚语：自己动手，丰衣足食？

A. 不相信，我觉得很讽刺

B. 有时

C. 通常是这样

9. 你的异性伙伴突然提出要在奴役性游戏中扮演主角，你对此作何反应？

A. 我会因此感到很兴奋

B. 有一点惊讶，但是会很配合

C. 大惑不解，并且感到多少有些不自在

10. 你是否由于不能自制而感到紧张？

A. 从不或很少

B. 偶尔

C. 经常

11. 你在饮食上追求时尚吗？

A. 不

B. 不，但别人有时会说我追求时尚

C. 如果说这意味着放弃那些我从前喜欢吃但是对健康不利的食品，那么我的确

追求时尚

12. 你发现人们突然叫你名字的简称，而不是你的全名，例如以小王代替王全保。你有何感受？

A. 我能够接受，但是更希望他们称呼我的全名

B. 毫不介意

C. 十分高兴，并且奉承说也许我的全名是多余的

13. 主持晚宴和被邀请参加晚宴，你更喜欢哪一个？

A. 被邀请

B. 无所谓

C. 主持

14. 以下哪种想法让你感到最恐惧？

A. 在无人居住的沙漠里待上 5 年

B. 在监狱里蹲 5 年

C. 作为二等兵为国家服 5 年兵役

15. 你碰巧遇到从前的同事，你于 12 个月之前离开了你们原来的工作单位。当问及原单位现在的情况时，你最愿意听到以下哪一句话？

A. 情况很好，每个人都很好

B. 和原来一样，并不比从前更好

C. 自从你离开之后，情况不再那么好了

16. 在晚会上，你一个人感到无所事事，而且看见一个对你很有吸引力的人。你希望在晚会结束前，发生什么事情？

A. 与他（她）聊天，并且互相交换电话号码

B. 在不久以后约会他（她）或者被他（她）约会

C. 当晚就邀请他（她）到你的住处

17. 你是否认为如果由你来管理这个国家，你会管理得更好？

A. 不

B. 可能

C. 是的

18. 你是否希望你的同伴在他所选择的职业中达到最顶峰？

A. 我只希望他们得到他们最想要的

B. 我不会督促他们，但是如果他们干得好，我会替他们高兴

C. 是的，我热切地希望我的同伴在自己选择的行业中获得成功

19. 如果你不能按照自己的方式行事，你是否会生气或恼火？

A. 我希望不会

B. 可能，偶尔会

C. 我只能说我会的

20. 你和你的同伴坐同一辆车一起出去，恰好你们都会开车。你希望由谁来驾驶汽车？

A. 我的同伴

B. 无所谓，因为我们都是很好的驾驶员

C. 我自己

21. 你在别人说话的时候经常打断他们，还是让他们说完以后再说？

A. 我通常让别人说完

B. 我想我偶尔会打断别人

C. 我承认我经常打断别人，不让他们把话说完

22. 你是否曾经拥有或者希望拥有一条狗？

A. 没有

B. 是的

C. 是的，我现在有一条狗，并且以前也养过一条狗

23. 以下哪个单词最准确地描述你？

A. 独立的

B. 普通的

C. 重要的

24. 你是否赞同婚前财产协议？

A. 不，这是一种愚蠢的现代做法

B. 也许很富有或很有名的人需要

C. 是的

25. 你是否花很长时间打扮自己的外表？

A. 不会

B. 不会花很长时间，我对自己的外表有信心

C. 是的，我的外表以及别人如何看我对我而言很重要

评分标准

每回答A得0分，回答B得1分，回答C得2分，最后汇总得分。

测试结果

20分以下：可以肯定你不是一个支配狂，总的来说你对人生抱有一种轻松的态度，并且乐于随波逐流。

唯一需要注意的是你可能很容易被别人控制，甚至被支配。因此，你应当确保在任何时候自己的行为不被别人操纵，你永远属于你自己，而且你生活的方式和计划最终应当由你自己来决定。

21 ~ 35分：很幸运，你既不是那种支配狂，也不是很容易被其他人支配的人。

也许你的一个最大优点就是能够与其他人和谐相处，并且相信“三个臭皮匠，抵得上一个诸葛亮”，以及“众人拾柴火焰高”，同时认为大家的共同决策要胜过一个人单方面的决定。

36 ~ 50分：你的得分表明你在很大程度上是一位支配狂。

这也许意味着你感觉到可以控制着自己的人生，并且因此而不像许多其他人那样容易紧张，但是，过分地沉溺于将自己的愿望、意志、嗜好或者生活方式强加于其他人之上，你有必要控制一下这方面的倾向。换言之，在你打算支配别人之前，最好先掂量一下自己的分量。

心理视点

总体而言，支配狂有一种支配的需要，这也可以说害怕处于被支配状态。对于极端的情形，这种害怕可能通过讽刺挖苦甚至恐吓其他人表现出来。

给这样的人的忠告是，人生是一项团队活动，我们的快乐在很大程度上要依赖于别人的帮助、爱护、尊重和友谊。我们不能指望世界围绕着某一个人旋转。因此，人们在一些情况下有必要随大流。

你是一个乐观的人吗

测试导语

你是个乐观主义者还是个悲观主义者？你是透过亮丽的镜子还是透过灰暗的镜子来看待人生？做完这套试题，你就明白了。不过明了自己性格的人们要记住：

乐观者切勿过于冒险而多了祸事，悲观者切勿过于保守而少了进取。下面的问题只要答“是”或“否”。

测试开始

1. 如果半夜里听到有人敲门，你会认为那会是坏消息，或是有麻烦发生了吗？
2. 你随身带着安全别针或一条绳子，以防衣服或别的东西裂开了吗？
3. 你跟人打过赌吗？
4. 你曾梦想过中了彩票或继承一大笔遗产吗？
5. 出门的时候，你经常带着一把伞吗？
6. 你会用收入的大部分用来买保险吗？
7. 度假时你曾经没预订宾馆就出门了吗？
8. 你觉得大部分的人都很诚实吗？
9. 度假时，把家门钥匙托朋友或邻居保管，你会把贵重物品事先锁起来吗？
10. 对于新的计划你总是非常热衷吗？
11. 当朋友表示一定会还钱时，你会答应借钱给他吗？
12. 大家计划去野餐或烤肉时，如果下雨你仍会按原计划行动吗？
13. 在一般情况下，你信任别人吗？
14. 如果有重要的约会，你会提早出门以防塞车、抛锚或别的情况发生吗？
15. 每天早上起床时，你会期待美好一天的开始吗？
16. 如果医生叫你做一次身体检查，你会怀疑自己有病吗？
17. 收到意外寄来的包裹时你会特别开心吗？
18. 你会随心所欲的花钱，等花完以后再发愁吗？
19. 上飞机前你会买旅行保险吗？
20. 你对未来的生活充满希望吗？

评分标准

每道题答“是”得1分，答“否”得0分。

测试结果

0 ~ 7分：你是个标准的悲观主义者，总是看到人生不好的那一面。身为悲观主义者，唯一的好处是你从来不往好处想，所以很少失望过。然而以悲观的态度面对人生，却有太多的不利。你随时会担心失败，因此不愿去尝试新的事物，遇到困难时，你的悲观会让你觉得人生灰暗。解决这一问题的唯一办法，就是以积极的态度来面对每一件事和每一个人，即使偶尔会感到失望，但你会增加信心。

8 ~ 14 分：你对人生的态度比较正常。不过你仍然可以再进步，只要你学会以积极的态度来面对人生的起伏。

15 ~ 20 分：你是个标准的乐观主义者。总是看到人生好的一面，将失望和困难摆到一旁，不过过于乐观也会使你对事情掉以轻心，反而会误事。

心理视点

开朗乐观既是一种心理状态，也是一种性格品质。调查显示，开朗乐观的人不仅较为健康（如癌症罹患率明显低于悲观抑郁者），而且婚姻生活较为幸福，事业上也较易获得成功。用乐观的态度对待人生就要微笑着对待生活，微笑是乐观击败悲观的最有力武器。无论生命走到哪个地步，都不要忘记用自己的微笑看待一切。微笑着，你才能征服纷至沓来的厄运；微笑着，你才能将不利于自己的局面一点点打开。

你有自恋的倾向吗

测试导语

你有没有见过有些人整天拿着镜子左照右照、百照不厌？同这种人交往就要小心，因为他可能爱自己甚于爱别人。想知道自己有没有潜伏的自恋倾向吗？请做下面的测试！

测试开始

1. 在商店里，见到 3 款镜子，你会买以下哪一款？

A. 圆形没图案的

B. 四方形净色的

C. 有花绕边的

2. 公司每年夏天都会举办不同的活动，你会选择以下哪一项？

A. 滑水比赛

B. 潜水比赛

C. 滑浪风帆比赛

3. 你照镜时喜欢从哪个角度望自己？

A. 正面半身

B. 正面全身

C. 侧面全身

4. 逛街时，你朋友说去买彩票，等他之际，你会做什么时候?

A. 拿本小说出来看

B. 从铺头的镜中望一下自己

C. 观察路人的一举一动

5. 如果要你身上有一部分必须是红色，你会选择以下哪一项?

A. 鞋

B. 背心

C. 皮带

6. 你说话时会惯性触摸自己身体的哪一部位?

A. 头发

B. 脸

C. 手指

7. 如果去国外旅行，你会选择以下哪一项活动?

A. 爬山

B. 购物

C. 洗温泉

8. 你有没有偏食的习惯?

A. 没有

B. 少许偏食

C. 严重挑食

9. 你喜爱养以下哪一种宠物?

A. 猫

B. 狗

C. 兔

10. 进了地铁，才想起手机忘在家里，你会:

A. 下一站下车回家去拿

B. 问同事借来用

C. 没带就算了

评分标准

答案＼题号＼得分	1	2	3	4	5	6	7	8	9	10
A	3	5	3	3	3	1	3	1	5	5
B	1	1	4	4	4	3	1	3	3	3
C	5	3	1	1	1	5	5	5	1	1

测试结果

31～50分（自恋度100%）：完美无瑕的生活是你一直渴望的。你对人对己的要求十分高。你对自己的外貌、身材、才学等方面都十分有自信，认为没人能比得起你，甚至认定自己是没有缺点的人。从不怀疑自己的思想言行，觉得自己所做的一切都是理所当然的。在爱情道路上，你的另一半会爱得很痛苦，因为你是一个以己为先，爱自己甚于他人的人。

21～30分（自恋度50%）：此类型的人可以说是最正常不过的。你也许有时会自恋一番，但这种心理反应每个人也总会有的。自恋的程度也为人所接受。至于恋爱方面，由于你懂得适度表现自己美的一面，自然而不造作，令情人因此而感到骄傲。

10～20分（自恋度0%）：你对自己没有信心。表面上，你是一个普通的人，没有自恋倾向，但其实你经常希望在人面前有表现自己的机会，可惜自己却不争气，因而产生顾影自怜的感觉。但放心，这只是一个过程，这种心理障碍很快会消失。最重要是学习如何正确面对现实。

心理视点

正常人都保持有一定程度的自恋与自爱，这样他们在待人接物、涉身处世时就能做到自尊自爱。“己所不欲，勿施于人”，指的就是他们的人生观。而过分的自恋会表现为以自我为中心和过分的自夸与自尊，比如常常幻想自己了不起，认为自己有才学、身材好、容貌美。好像世界小姐非她莫属；喜欢对镜自怜，喜欢成为众人瞩目的焦点；只喜欢听阿谀奉承，听不得半点不同意见；只知以极端的眼光看待别人，毫不体谅和关心他人的劳苦与难处。心理学家把他们称为自恋型人格障碍，这些人在事业、爱情和一般人际关系上都处理不好，不合群、不近情理，时时处处为自己打算，只顾自己不顾他人，价值观往往与社会道德相悖。

所以，我们要自爱，但切忌过分自恋。

第三章

你能否在逆境中穿梭自如——抗“压”能力的自我检测

面对逆境，你将如何选择

测试导语

不可否认，人在前进的途中不可能总是一帆风顺，难免会经受不同程度的困难与考验，如何去战胜逆境是一个人必备的素质。面对逆境，你将如何面对？做完下面的测试就知道了。

测试开始

假如有一天你背着降落伞从天而降，你最希望自己在什么地方降落？

A. 青葱的草原平地

B. 柔软的湖畔湿地

C. 玉树临风的山顶

D. 高耸的华厦顶楼

测试结果

选择 A 的人：你期盼自己有一个平凡顺利的人生，即使遇到运气不佳的时候，你也会尽可能地使自己维持在正常的轨道中，重新寻找一个平衡的、规则的生活步调。所以基本上，你是个墨守成规的人，适合过着规律的生活。

选择 B 的人：你的个性虽然略为保守，但在面对人生的不如意时，是能够逆来顺受的。你会在运气不好的时候，寻找改变自己的方法，偶尔也会希望打破成规，重新调整生活步伐，但是改变的幅度还是不会太大。

选择 C 的人：你是个常常喜欢大刀阔斧，让自己改头换面的人。你认为人生就是要不断注入新的体验，才能够进步，所以在每次遇到运气不好的时候，你都会将危机化为转机，可以说你拥有相当积极的人生观。

选择D的人：你追求的是功成名就。当你的人生处在逆境时，尽管你心中百般恐慌，但仍旧会凭着自我的机智与耐力，去渡过难关。千方百计地让自己更上一层楼的想法，正是你迈向成功的最佳原动力。

心理视点

如何才能提升自己的逆境应对能力呢？

（1）凡事不抱怨，只求解决。身处逆境之时，不要过多地抱怨，这样只会无谓地浪费时间，至今还没发现有哪一种伟大的创举是以抱怨解决和得来的。在逆境中，我们应尽快地找出解决问题的方案，以摆脱逆境，此为最佳选择。

（2）先看优点，再看缺点。身处逆境之时，应心存“阿Q”的乐观主义精神（取其积极的方面）；应心存“塞翁失马，焉知非福”的思想意识；应先看逆境之中是否有可发掘的益处存在，然后再去应对逆境中的缺点，定会取得事半功倍的效果。

（3）勤于思考，胸有主见。身处逆境之时，应勤于思考，拿出处理问题的正确方法，不要遇事只会询问别人如何去处理。

你处理困难的能力如何

测试导语

在遭遇困难、灾害或工作上的危机时，你有克服它们的能力吗？回答下面的7个测验题，并对照解答的计分表算出你的得分，就可知道了。

测试开始

1. 过节的时候，你拿着威士忌酒礼盒去看朋友，可是当到了他家门口时，你不小心把礼盒掉在地上，里面的酒瓶可能摔破了。这时你会怎么做？

A. 拿回家确定一下

B. 就这么送给他

C. 在对方的面前打开来看

2. 当你穿着睡衣刷牙时，门铃突然响了。而此时家中又只有你一人，你会怎么做？

A. 马上去开门

B. 换了衣服再开门

C. 假装不在家

3. 晚上，你疲惫不堪地刚躺下来睡，不久，就听到不知是消防车还是警车的声音，也许是附近出事了。这时，你会怎样呢？

A. 虽然很累，仍会起床一探究竟

B. 不管它，照睡不误

C. 等一会儿再看

4. 你请了两个朋友到家里吃饭。可是饭却煮的不多。如果两个都要添饭，那就不够了。而这时，你的饭也还未添。你会怎么做？

A. 偷偷地出去买

B. 跟比较好的那个朋友使眼色，请他不要再添

C. 随他去，到时再说

5. 看到下面的单字，把你马上联想到的词从 A、B、C 中选出一个来。

（1）火　A. 火柴　B. 地狱　C. 火灾

（2）黑　A. 夜晚　B. 黑人　C. 隧道

（3）白　A. 砂糖　B. 珍珠　C. 结婚礼服

6. 你已经有一个星期没有给庭院里的盆栽浇水，盆栽有点蔫了。而此时，天看起来似乎就快下雨了。你还会为盆栽浇水吗？

A. 会　B. 不会　C. 再等一天

7. 你把常吃的维生素丸放在桌上。但是，当你正要去拿来吃的时候停电了。在一片漆黑中，你还会伸手去拿维生素丸来吃吗？

A. 会伸出手来找药瓶，拿了就吃

B. 擦亮火柴确认了药瓶才吃

C. 不吃，等电来了再说

评分标准

题号 得分 选项	1	2	3	4	5			6	7
					（1）	（2）	（3）		
A	1	5	3	1	5	3	5	3	5
B	3	1	1	3	1	1	1	5	3
C	5	3	5	5	3	5	3	1	1

测试结果

39～45分：积极且具有强烈精神力量的类型。平时，不管做什么事情，你都认为靠自己的力量就行，无须借助他人之力。你不会在小事情上钻牛角尖，你具有拼命向前的勇气。

在你眼中，99%的人是差劲、不行的，只有你才有拼命到底的坚忍精神。你的分析力不比他人强，也不比别人冷静，但是，你有旺盛的生命力，有好好活下去的强烈信念。

在一片混乱之际，你有不怕困难、保护自己、保护家人的行动力。若遇到山崩路断时，就算要独自过好几天，你也有忍耐下去的精神力量。

29～38分：虽有克服危机的能力，却常常依赖他人的类型。在遇到麻烦或公司有危机时，你都会耐下心来去克服它。你很乐观，具有符合常识的判断力，能够斟酌众人的意见采取行动。在团体中，你颇有团队精神。

可是，在团体中，没有指挥官和领导者时，你会感到不安，甚而绝望，然后就放弃了求救的机会。

在事态紧急时，你不会去依赖他人，而有勇气独立来面对它。但是，在非常紧急状态之下，此团体的命运就得视领导者的好坏来决定了。

19～28分：易受周围左右，难作决断的类型。你常因听了周围的意见，或被各种信息左右，而不知如何是好。事起仓促时，难作决断是你的致命伤。

这种类型的人，面对突发状况时，首先，会从手中所有信息或资料中找出解决方法。可是，你反而会受到信息的迷惑而无从判断。你常因错过作决断的时机，而受到很大伤害。

此类型的人，平常的时候对自己的想法还蛮有自信的，可是在发生突然事故时，为免除过于自信，最好还是听从领导者或指挥官的命令。

9～18分：急急忙忙下错误判断的类型。当公司有大的人事变动时，你反应敏感，甚至因而有干不下去的危机感。

出现紧急情况时，你会反应很快，但往往因太过急躁，而作出错误的判断，以致犯下想象不到的错误。例如，忽然间发生地震时，你会拼命地往外冲出去，结果不慎跌伤。

因此，当有紧急事情发生时，你必须用3分钟的时间来环视周围的状况，想清楚后再做反应，不要随随便便地采取行动。

心理视点

面对困难时应做到以下几点：

（1）要学会在困难之前退后一步，冷静下来，沉着思考，要以冷静的心态来看待全局。

（2）运用全部心智来思考问题，一步接一步，然后有系统地剖析它。

（3）以积极心态思考问题，明确你可以克服它，能这样做的话，便已经走上了成功之路。

（4）要学会以理论联系实践的方法处理难题。

（5）坚持你的工作，只要努力不懈，最后便能成功。

（6）冷静接受人生所有的一切，处理问题时，控制你的情绪，以坚持不懈的努力来迎接最后的胜利。

你能够很好地处理压力吗

测试导语

快节奏的工作和生活给人们的精神带来了不少的压力，如何有效处理压力已成为我们日常生活必须要面对的问题，你能很好地处理压力吗？能在生活的重压下过得轻松自如吗？请做下面的测试，它会给你满意的答案。

测试开始

1. 你是否认为与40年前相比，现在的生活给人们带来了更多的压力？

A. 可能

B. 是的

C. 没有

2. 你对于必须去掌握新技术有什么感受？

A. 不太关心，如果由于工作原因必须去学习新技术，我会把它当做一个重要的事情来处理

B. 我多少会有些担心

C. 我对此很感兴趣，很愿意接受新技术

3. 你是否曾经由于压力过大而破坏东西？

A. 没有真正去破坏什么东西，尽管我偶尔会做使劲放电话机之类的事情

B. 是的

C. 没有

4. 成功对你有多重要？

A. 相当重要

B. 非常重要

C. 关于这个问题，我没有过多考虑

5. 你有没有可以完全信任的朋友，在你消沉的时候可以和他们聊天？

A. 可能有

B. 没有

C. 有

6. 你是否曾经因为自己挚爱的亲人去世或生病而影响健康？

A. 没有，但将来也许会，我不太清楚

B. 是的

C. 不会，我能够处理好，尽管和大多数人一样，我会感到痛苦和悲伤，但不会损害我的健康

7. 你对同时处理许多件事情有什么感受？

A. 不会烦扰我

B. 我更喜欢只做一件事情

C. 我更喜欢同时处理多件事情

8. 你是否认为自己是那种在危急时刻,别人会把你当做能够保持头脑冷静的人？

A. 有时是，但经常是那种虽然能够保持头脑冷静，却不能把握局面的人

B. 不会

C. 是的，我认为别人就是这样看我的

9. 对你而言，你认为周末的主要目的是什么？

A. 我有更多的时间与家人及朋友待在一起

B. 我可以不用像工作日那样必须努力工作，但是，我不能从中完全解放出来

C. 我的身心可以得到一次完全的放松

10. 你很容易完全地自我解脱，将所有的事情都抛诸脑后，完全放松吗？

A. 有些事情很容易放开，有些事情则比较困难

B. 这几乎是不可能的

C. 很幸运，我可以很容易地解脱自己

11. 你是否因为要参加考试而感到紧张？

A. 我可能会因为要参加考试而感到紧张，但不会比一般人更严重

B. 是的

C. 没有

12. 当你在办公室忙碌了一整天之后，你认为下面哪一种方法对于缓解紧张最有益？

A. 在我特别喜爱的扶椅上睡上一两个小时

B. 喝一杯威士忌或其他白酒

C. 吃一大块巧克力

13. 由于工作太紧张，你中间需要休息几次？

A. 两次或更少

B. 两次以上

C. 不休息

14. 你是否发现，有时有些鸡毛蒜皮的事情会烦扰你？

A. 是的，有时会

B. 经常会

C. 很少或从来没有

15. 当你犯错误或者当事情没有按照你预期的计划发展时，你生气或者心烦的次数很多吗？

A. 和大多数人一样，偶尔也会

B. 可能会比一般人多一些

C. 可能比一般人要少

16. 你是否因为要戒除咖啡因或尼古丁而感到紧张？

A. 除了有些断瘾症状外，没有其他影响

B. 是的

C. 没有

17. 设定工作期限是否会给你增加动力？

A. 不会，但在最后期限之前完成工作是我们每个人都必须面对的

B. 不会，我不喜欢在工作中设置最后期限，我喜欢按自己的步调工作

C. 是的，我认为我可以在压力下干得很好

18. 当你正在装修房子，或者你手头上有其他的事情需要处理时，你会有什

么感受？

A. 我不会感到特别烦恼，因为事情总是要做的

B. 在事情完成之前多少会有些着急，尤其当这些事情影响我的日常安排时

C. 很高兴，有时会对正在做的事情感到很兴奋

19. 由于出现家庭问题，周末突然让你照料你表兄家的 3 个顽皮的孩子。你会有什么感想？

A. 我会感到担心

B. 一想到这事我就感到恐惧，我可能会想办法逃脱这份差事

C. 我会迎接挑战

20. 你是否与其他人讨论过你的感觉？

A. 偶尔

B. 很少或从不

C. 经常

21. 你是否因为要洗餐具或者给草坪除草这样的家务事而紧张？

A. 尽管这些事情有时很烦人，但我不会紧张

B. 是的

C. 不会

22. 你是否为了缓解紧张而服用某些药物？

A. 偶尔

B. 经常

C. 从不

23. 你是否因为紧张或者压力而影响性生活？

A. 偶尔

B. 经常

C. 从不

24. 你是否认为现代社会比从前任何时候都更具竞争性？

A. 我认为现代社会比以前竞争性可能要高一些

B. 是的，的确如此

C. 并不比从前更具竞争性

25. 你是否认为应当给自己施加压力并更努力工作？

A. 有时

B. 是的，这是取得成功的最好办法

C. 没有，人生短暂，应及时行乐

26. 你对于采用诸如针灸这样的方法来缓解紧张有什么看法？

A. 不能肯定，也许在必要的时候我也会用的

B. 我不会考虑的

C. 这会很有用

27. 如果要搬家，你会有什么感受？

A. 我很喜欢现在住的房子，但是搬家也有搬家的好处

B. 一项无法逃脱的苦差事

C. 很辛苦，但通常是计划并且盼望做的事情

28. 你是否经常感到脑海里事情一件接一件地烦扰你？

A. 偶尔

B. 经常

C. 很少或从不

29. 随着年龄增长，你的压力感是增加了还是减少了？

A. 差不多

B. 更多

C. 更少

30. 你遇上堵车，以下哪一种是你最强烈的感受？

A. 生气

B. 挫折感

C. 厌烦

评分标准

选 A 得 1 分，选 B 得 0 分，选 C 得 2 分。计算自己最终的得分。

测试结果

45 ~ 60 分：你的得分表明你可以非常得心应手地处理压力。其他人可能会认为你很沉着而且完全放松，并且你几乎在所有时候都能够让事情有条不紊。对于拥有这种性格和态度的人，唯一需要警惕的是，仍然应当对潜在的压力处境做好准备，因为这些处境不可避免。换言之，你应当有能力为应付压力做好计划，为意外的困难留有回旋余地。还有，值得注意的是，一定程度的紧张是有益的，

因为它可以让人的精神更集中。

31 ~ 44分：尽管你有时会发现自己处于压力之下或者感到紧张，这通常是偶然现象而不是惯例，而且，更重要的是，这种情况通常不会持久。结果，你能够很轻易地从中解脱，并且不会让自己受到太大影响。你是那种在面临压力时能够照顾好自己的人，而且在必要的时候能够对他人提出的无理要求说不。

少于30分：你的得分表明你正遭受压力的消极影响。由于社会行为规范禁止许多自然的发泄情绪的方式，例如暴力或者逃避，因此，压力可能会在你的思想中累积，而这是你最容易紧张的时候。正是在这些时候，你脑海里出现许多事情处于杂乱无序的状态。但是，你所担心的大多数事情根本不会发生，大多数压力都是短暂的，而且如果你能够有计划、有组织地处理这些压力，那么就不会遭受太大的不良影响。毕竟，这些压力并不是只发生在你一个人身上，有时，这些压力是世界上所有的人都会经历的。

心理视点

在面临压力时要照顾好你自己，这一点非常重要，不光是为了你自己的健康，还为了许多与你最亲近的人。这可以通过很多种办法实现。

（1）在做必须完成的事情的同时，跟你的朋友做一些有趣的事情。

（2）不要过多地自我批评，因为我们都会犯错误。

（3）给自己放假。

（4）尽量放松并且保证充足睡眠。

（5）保持心情愉快。

（6）饮食适度。

（7）培养业余兴趣。

你的承受压力指数有多高

测试导语

生活中，我们有许许多多始料不及的事情，“欲渡黄河冰塞川，将登太行雪满山。”我们有时会处境艰难，压力不时会向自己袭来，在此情况下，我们要学会承受压力，要学会承受压力首先要先了解自己承受压力的指数，测一下吧！

测试开始

请问“奇异果”给你什么感觉?

A. 在阳光照耀下，好像黄金水果般可爱

B. 小巧可爱

C. 青涩香甜

D. 毛茸茸的外皮很可爱

E. 想把它当成球，可以丢，可以玩

F. 喜欢它是因为它是营养丰富的水果

G. 点缀甜点时非常漂亮

H. 毛茸茸的外皮不好看

I. 奇怪的水果，不像是真的

J. 害怕外皮会刺到舌头

测试结果

选 A：承受压力指数为 10。你不在乎生活压力，什么都可以看得很开，你的人生永远追求完美和理想，你的苦干精神无人能比。你的快乐是单纯而自然的，能时时知足又懂得不断去追求。

建议：你不需要别人帮助解决生活压力，但需要在别人的指导下解决生活难题，因此建议你多交一些有智慧和远见的朋友。

选 B：承受压力指数为 9。你对人诚恳，总是看到他人纯真善良的一面，充满自信又肯上进。你的特长是能找到许多机会，创造健康快乐的人生，与人相处融洽，人缘极佳。

建议：胆小怕事使你包容许多人的缺点，任由他们做坏事，要小心别受牵连，应多交一些老于世故的朋友，帮助你认清事实。

选 C：承受压力指数为 8。你生命力旺盛，能快速了解别人的需要，善于处理复杂的人际关系，容易成为富贵之人。品位高，条件好，并重视个人成长，你是一个极有智慧的人。

建议：自以为是的你常会因粗心而犯错，你应该认真听取别人的建议，不要一意孤行，更不可因为别人的建议而情绪失控，如果你能开阔胸襟，广纳众议，会让你更加成功。

选 D：承受压力指数为 7。你有帅气十足的性格，活泼、浪漫、天真，像未失童心的人，永远能陶醉在欢笑声中，快乐时会欢呼或手舞足蹈，你不会让痛苦或枯燥的生活，打扰你欢愉的心情，是典型的适者生存者。

建议：你的持续能力不长，有碍事业发展。若喜欢把事业放在娱乐之后，更需检讨人生失败的缘由，因为你会因此而导致太多困扰。

选 E：承受压力指数为 5。你的个性孤独又不能被他人肯定，这使你不喜欢了解自己的缺点，像被丢掉的石头，不知道它的价值何在。别人欠你的钱，你也懒得去追讨，以不变应万变的心态应付许多生活难题。

建议：只要你懂得努力追求自己的所爱，坚持在一个固定的职业上，不在乎艰难日子，就能平安过一生，千万不要三心二意，使自己失去生活重心。

选 F：承受压力指数为 4。容易为生活琐事担心，不在乎物质生活，却强调生活品位的重要，能理性分析事情，但又因缺乏感性生活而十分无奈。你需要同时兼具理性和感性的人生，才能感到满足。

建议：当你无法承受生活压力时，不妨让自己平凡一点，别在乎别人的期望，因为常常是你自己设定了太高的期望，使自己无法喘息。

选 G：承受压力指数为 3。你喜欢简单朴实的人生。你待人诚恳，这使围绕在你身边的人有自信和安全感。你会全力以赴地去照顾和体贴心爱的人和所有好友。多愁善感是你的致命伤。

建议：使你最感骄傲的是人人都因你而快乐，但你的缺点太希望得到别人的鼓励赞扬了，不如放下高标准，自由自在过自己的人生。

选 H：承受压力指数为 6。你性格细致，敏感度很高，适合从事有创意的工作。工作能力很强，能主动关怀许多事物，即使相貌平凡却拥有纯朴实在的气质。你永远都会把感情和事业放在同等重要的位置。

建议：你是勇气十足的人，胆识高人一等，但无法恰当表现自己的才华，你应该学会生活，处理好人际关系，压力也会因此而消失。

选 I：承受压力指数为 2。你将创造一个适合自己的美好人生，别人不了解你真正需要的是什么，其实你是会编织梦的人，不喜欢制造麻烦和引来烦恼的人，但喜欢能帮助你编织梦想的朋友，你是有特殊外表的人。

建议：小心主动来帮助你的人常常心存不善，他们其中有不少人是想利用你。你需要能听进别人的忠言，辨别谁才是好人。

选 J：承受压力指数为 1。你有很神经质的外表，如同非常神经质的内心。常有深藏不露的心事不能分享给任何人，却忘记了自己为什么而烦恼。你知道自己需要别人的理解和可以信赖的爱情，但是当友谊和爱情来临的时候，你又猜疑它。

建议：交一个可以信赖的朋友，俗话说："有一个信赖的朋友，你就不会得神经病。"你需要一个可以分享心事的好友。你是不懂如何保护和照顾自己的人。

心理视点

现代社会承受压力的能力，是衡量心理健康的重要标准。有关研究表明，压力事件或压力情境会引起人体一系列不良的生理反应，并降低人体的免疫机能，从而容易引发一些疾病。因此，承受压力的能力与每个人的身心健康息息相关，直接影响着生活质量和工作效率。只有那些变压力为动力的人，才能在各种情境中应对自如、游刃有余。

教你几招缓解自己的压力的办法。

（1）打盹。学会在一切场合，如家中、办公室、走廊、汽车里打盹，只需10分钟就会使你精神振奋。

（2）想象。想象一个你所喜爱的地方，把思绪集中在所想象的东西上，并逐渐入境，由此达到精神放松。

（3）按摩。紧闭双眼，用自己的手指尖用力地按摩前额和后脖颈处，有规则地向同一方向旋转。

（4）呼吸。进行浅呼吸、慢吸气、屏气，然后呼气，每阶段持续8拍。

你有忍辱负重的承受力吗

测试导语

压力无所不在，无处不有，正视压力、解决压力给我们带来的困难，是我们每一个人都要面对的问题。对于强者，压力带来的是动力、成功；对于弱者，压力则意味着退却、失败。那么，你有忍辱负重的承受力吗?

进行下面的测试，如果提示的答案与你的反应类似，请在括号里填"A"，不是则填"B"。

测试开始

1. 在餐厅里把还没喝完的酒打翻了。你的反应是：

（　）很愉快

（　）不知所措

（　）不在乎

（　）说不出话来

（　）自然地笑

（　）脸红不好意思

2. 轮到自己面试时，听到主考官用生硬、不和善的声音叫你的名字。你的反应是：

（　）有一股冲动

（　）手脚颤抖

（　）很镇静

（　）冷静

（　）冒冷汗

（　）感到不安

3. 从外国旅行回来，海关要你打开装有超重烟酒的皮箱。你的反应是：

（　）很镇静

（　）很兴奋

（　）冷静

（　）感到不安

（　）冒冷汗

（　）手脚发抖

4. 车子半路爆胎，只好开到路旁。你的反应是：

（　）镇定

（　）生气

（　）冒冷汗

（　）保持平静

（　）感到不安

（　）很紧张

5. 警车半路把你拦下来，请你出示驾照。警官发觉你有点着急，于是开始问话。你的反应是：

（ ）友善回答

（ ）处于备战状态

（ ）手发抖

（ ）很镇静

（ ）感到不安

（ ）冒冷汗

6. 舞会中跳舞跳得正高兴，对方却说："你好像不太会跳。"你的反应是：

（ ）不在乎

（ ）不知所措

（ ）生气

（ ）脸红

（ ）很镇定

（ ）自然微笑

7. 和人聊天时，一不小心泄露了别人的秘密，虽然竭力找话搪塞、掩饰，对方还是觉察到了。你的反应是：

（ ）不知所措

（ ）脸红不好意思

（ ）结巴

（ ）很镇定

（ ）无所谓

（ ）手发抖

8. 和亲友激烈争论一件事，亲友以"再也不想和你谈了"一句话终止争论。你的反应是：

（ ）充满敌意

（ ）很镇定

（ ）感到不安

（ ）无所谓

（ ）忐忑不安

（ ）保持平静

9. 接到去机关报到的通知，按指定时间前往，已经等了一个多小时，仍无人接待。你的反应是：

（ ）产生敌意

（ ）生气

（ ）很镇定

（ ）心扑通扑通地跳

（ ）很愉快

（ ）手心冒汗

10. 突然有人请你在宴会中上台演讲。你的反应是：

（ ）心扑通扑通地跳

（ ）焦躁不安

（ ）很高兴

（ ）很沉着

（ ）不知所措

（ ）脸红不好意思

11. 买完东西回家，一打开门发现洗衣机里的水溢出来了，家中一片汪洋。你的反应是：

（ ）很镇定

（ ）万念俱灰

（ ）手发抖

（ ）生气

（ ）保持平静

（ ）无所谓

12. 讨论会上，被人批评："你难道没有自己的意见吗？"你的反应是：

（ ）充满敌意

（ ）保持平静

（ ）不知所措

（ ）汗流浃背

（ ）说不出话来

13. 搭乘电梯时，电梯突然停在两层楼之间。你的反应是：

（ ）很紧张

（ ）很镇静

（ ）生气

（ ）心扑通扑通地跳

（ ）不高兴

（ ）冷静思考

14. 在餐厅吃完午餐准备付钱时，发现忘了带钱包。你的反应是：

（ ）脸红不好意思

（ ）很镇定

（ ）心扑通扑通地跳

（ ）很高兴

（ ）不知所措

（ ）冒冷汗

15. 不幸被抓到没买票而坐霸王车。你的反应是：

（ ）脸红不好意思

（ ）很镇定

（ ）手发抖

（ ）无所谓

（ ）很丢脸

（ ）自然地笑

16. 你准备一些有关的材料，以便和招聘公司的人事科长面谈时用。面试时，人事科长却说："你提出的资料不足以当推荐函。"你的反应是：

（ ）感到不安

（ ）很镇静

（ ）说不出话来

（ ）脸红不好意思

（ ）保持平静

（ ）不知所措

17. 讨论会上，大家认为你的论点错误，并嘲笑你。你的反应是：

（ ）脸红不好意思

（ ）无所谓

（ ）很镇定

（ ）生气

（ ）保持平静

（ ）不知所措

18. 上司对你的工作不满，责备了你几句。你的反应是：

（ ）镇定

（ ）脸红不好意思

（ ）保持平静

（ ）感到不安

（ ）说不出话来

（ ）无可奈何地笑

评分标准

选 A 即得 1 分，选 B 不得分，把选 A 的总数加起来，就是测验的得分。对照下表看看你的压力抵抗力如何：

14 ~ 16 岁	17 ~ 21 岁	22 ~ 30 岁	31 岁以上	对压力的抵抗力
96 ~ 108 分	98 ~ 108 分	100 ~ 108 分	104 ~ 108 分	非常强
88 ~ 95 分	90 ~ 97 分	88 ~ 99 分	92 ~ 103 分	强
73 ~ 87 分	70 ~ 89 分	66 ~ 87 分	70 ~ 91 分	普通（尚可）
47 ~ 72 分	50 ~ 69 分	50 ~ 65 分	50 ~ 69 分	普通（稍低）
0 ~ 46 分	0 ~ 49 分	0 ~ 49 分	0 ~ 49 分	很弱

测试结果

非常强：精神上的压力抵抗力非常强。只有在事态严重时无法保持平静。一般来说，不知所措的时候不多。

强：精神上的压力抵抗力比较强。不轻易动摇，即使因手脚不利落而遭受嘲笑，也不会失控发脾气。

普通（尚可）:精神上的压力抵抗力于平均水准中算好。

普通（稍低）:精神上的压力抵抗力于平均水准中稍低。精神一有负担，往往无法保持镇定。遭受失败时，会出现精神失衡、严重焦躁不安的情形。

很弱：一遇到难题就感到不安，容易手忙脚乱。希望对一些轻微状况能以轻松的心态面对，并努力保持镇静。

心理视点

精神压力即心理压力，现代生活中每个人都有所体验。心理压力可来自于各个方面，总的来说有社会、生活和竞争3个压力源。如家庭生活的负担、学习的繁重、人际关系的紧张等。总之，不论年长还是年少或多或少都有这种压力感。虽然这是社会文明时代产生的一种自然形态，但是，久而久之，往往会造成某种心理障碍或生理机能失调。因此减轻自己的精神压力是必要的。为了减轻精神压力，可以从以下几个方面着手。

（1）正确认识压力。人生活在社会中，有点压力是正常的，比如一个习惯于紧张工作的人，一旦退休却感到非常不适，觉得无聊，甚至苦闷。长期的养尊处优、没有压力感的人实际上很难经受困难的考验，压力会加速机体的衰退。因此对正常的压力并不需要全面排除，但是，这应当有个尺度，太大的压力、太重的心理负担当然要想办法减轻了。

（2）主动疏泄。当感到压力大时，应当学会主动疏导发泄，把自己的体验讲给亲人、同学、朋友，把烦恼释放出来。这样就会觉得轻松一些。

（3）增强信心，提高承受压力的能力。应当加强意志力的训练，培养自己不畏强手、敢于拼搏的精神。

你会如何面对失败

测试导语

人生难免会遇到失败，但各人采取的态度不同。那么，你是一个只知抱怨和后悔的人，还是能够豁达地坦然面对失败的人呢？下面这个有趣的测试将帮助你回答这个问题。

测试开始

你去参加电视台智力竞赛节目，该竞赛规定，连续正确回答到第3问时，可得奖金1000元；连续正确回答到第5问时，可得奖金3000元；连续正确回答到第10问时，可得5000元；连续正确回答到第20问时，可得奖金20000元外加夏威夷旅行一次。但是倘若中途答错，则前功尽弃，只能得到“参与奖”——一支圆珠笔作为纪念。现在你已经顺利地答完了第3问，如果就此打住，你可以得到1000元奖金，可你选择了继续挑战，结果失败了，只得到一支圆珠笔。此时你作何感想？从A ~ D中选择一项。

A. 不管怎样已答到第4问，挺高兴的

B. 凭自己的能力应该更好些，下次有机会再试试

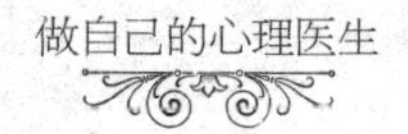

C. 后悔，答完第 3 问时停止就好了

D. 这个节目游戏规则定得不合理

测试结果

选择 A 的人：不会无谓地逞强，是个能按自己主意办事的务实派，竞争意识不强烈，但知足常乐。

选择 B 的人：坦然面对失败，将失败的苦涩转至期待下一次的成功上，竞争意识强烈，斗志旺盛，富于实干精神，认准一个目标能百折不挠地干下去。

选择 C 的人：拘泥于过去的成绩，对眼下的失败不是考虑通过今后的努力来改变，而是转向对自己决策的责怪，态度消极，属保守型。

选择 D 的人：不服输，竞争意识强烈，但在竞争中往往以自我为中心，一旦遇到挫折，常常把责任推向客观因素，很少自省。

心理视点

没有人不向往成功，但是向往成功却不愿意与失败交手，恰如要成为一名赛跑健儿而只会在跑道旁边比划那样不切实际。失败了，我们要勇敢地去面对。失败了，别泄气，不要幻想奇迹的降临，不要以为万事都能如意，心想便能事成。嘲笑与冷眼的飞来，只会使我们多一份冷静与思考。

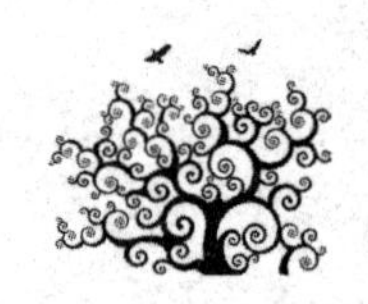